JN191029

第3版

# 冠橋義歯補綴学 テキスト

■編集委員

石神　元
魚島 勝美
江草　宏
越智 守生
木本 克彦
窪木 拓男
五味 治徳
近藤 尚知
佐藤　亨
澤瀬　隆
田中 昌博
中本 哲自
馬場 一美
藤澤 政紀
松香 芳三
松村 英雄
南　弘之
山口 泰彦

永末書店

# 編集委員／執筆者一覧

【編集委員】

石神　元　　魚島 勝美　　江草　宏　　越智 守生　　木本 克彦　　窪木 拓男

五味 治徳　　近藤 尚知　　佐藤　亨　　澤瀬　隆　　田中 昌博　　中本 哲自

馬場 一美　　藤澤 政紀　　松香 芳三　　松村 英雄　　南　弘之　　山口 泰彦

【執筆者】

會田 雅啓　　元日本大学松戸歯学部　クラウンブリッジ補綴学講座　教授

阿部 泰彦　　広島大学大学院　医系科学研究科　先端歯科補綴学研究室　准教授

石神　元　　朝日大学歯学部　口腔機能修復学講座　歯科補綴学分野　教授

魚島 勝美　　新潟大学大学院　医歯学総合研究科　生体歯科補綴学分野　教授

江草　宏　　東北大学大学院　歯学研究科　分子・再生歯科補綴学分野　教授

荻野 洋一郎　九州大学大学院　歯学研究院　口腔機能修復学講座　クラウンブリッジ補綴学分野　講師

越智 守生　　北海道医療大学歯学部　クラウンブリッジ・インプラント補綴学分野　教授

門川 明彦　　鹿児島大学大学院　医歯学総合研究科　咬合機能補綴学分野　助教

木本 克彦　　神奈川歯科大学大学院　歯学研究科　口腔統合医療学講座　教授

窪木 拓男　　岡山大学大学院　医歯薬学総合研究科　インプラント再生補綴学分野　教授

黒嶋 伸一郎　長崎大学大学院　医歯薬学総合研究科　口腔インプラント学分野　准教授

小泉 寛恭　　日本大学歯学部　歯科理工学講座　准教授

五味 治徳　　日本歯科大学生命歯学部　歯科補綴学第2講座　教授

小峰　太　　日本大学歯学部　歯科補綴学第Ⅲ講座　准教授

古谷野 潔　　九州大学大学院　歯学研究院　口腔機能修復学講座　クラウンブリッジ補綴学分野　教授

近藤 尚知　　岩手医科大学歯学部　補綴・インプラント学講座　教授

佐藤　亨　　東京歯科大学　クラウンブリッジ補綴学講座　教授

佐藤 博信　　福岡歯科大学　口腔医療センター　センター長　客員教授

佐藤 正樹　　大阪歯科大学歯学部　有歯補綴咬合学講座　講師

澤瀬　隆　　長崎大学大学院　医歯薬学総合研究科　口腔インプラント学分野　教授

新谷 明一　　日本歯科大学生命歯学部　歯科補綴学第2講座　准教授

菅沼 岳史　　昭和大学歯学部　スペシャルニーズ口腔医学講座　顎関節症治療部門　教授

平　曜輔　　長崎大学大学院　医歯薬学総合研究科　歯科補綴学分野　准教授

田中 順子　大阪歯科大学歯学部　有歯補綴咬合学講座　准教授
田中 晋平　昭和大学歯学部　歯科補綴学講座　講師
田中 昌博　大阪歯科大学歯学部　有歯補綴咬合学講座　教授
津賀 一弘　広島大学大学院　医系科学研究科　先端歯科補綴学研究室　教授
鳥井 克典　大阪歯科大学歯学部　有歯補綴咬合学講座　講師
仲西 康裕　北海道医療大学歯学部　クラウンブリッジ・インプラント補綴学分野　講師
中本 哲自　松本歯科大学　歯科補綴学講座　教授
野本 俊太郎　東京歯科大学　クラウンブリッジ補綴学講座　講師
橋本 和佳　愛知学院大学歯学部　冠・橋義歯学講座　准教授
馬場 一美　昭和大学歯学部　歯科補綴学講座　教授
廣瀬 由紀人　北海道医療大学歯学部　クラウンブリッジ・インプラント補綴学分野　准教授
藤井 孝政　大阪歯科大学歯学部　有歯補綴咬合学講座　助教
藤澤 政紀　明海大学歯学部　機能保存回復学講座　歯科補綴学分野　教授
古川 辰之　神奈川歯科大学歯学部　総合歯科学講座　助手
古地 美佳　日本大学歯学部　総合歯科学分野　講師
星　憲幸　神奈川歯科大学大学院　歯学研究科　口腔統合医療学講座　准教授
舞田 健夫　北海道医療大学歯学部　高度先進補綴学分野　教授
前川 賢治　岡山大学大学院　医歯薬学総合研究科　インプラント再生補綴学分野　准教授
松浦 尚志　福岡歯科大学　咬合修復学講座　冠橋義歯学分野　准教授
松香 芳三　徳島大学大学院　医歯薬学研究部　顎機能咬合再建学分野　教授
松村 英雄　日本大学歯学部　歯科補綴学第III講座　教授
南　弘之　鹿児島大学大学院　医歯学総合研究科　咬合機能補綴学分野　教授
山口 泰彦　北海道大学大学院　歯学研究院　口腔機能学講座　冠橋義歯補綴学教室　教授

（五十音順）

　最近の歯科医療は，治療のみならず疾病の予防と健康増進を基軸としたものに変わりつつあり，治療においては生体に対する侵襲を最小限とする Minimal Intervention（MI）という考え方が定着している．この MI の概念はあらゆる歯科領域に浸透しつつあり，補綴歯科領域においても例外ではない．

　本書は大学歯学部に在籍する学生が，歯冠補綴学（歯冠修復学）および架橋義歯補綴学（固定性義歯補綴学）の領域を受講する際の教科書として編纂された．項目の順序設定が教育基準等と異なる面もあるが，以下の点を考慮して目次を編成した．

　この科目は従前より歯科理工学および保存修復学と密接な関係にある．したがって，診察，検査および処置項目が保存修復学に近いと思われる，単独冠の形成から装着までについて，器材解説を含めた一連の流れとして記述した．

　このことで，仮に講義と実習が特定の学年で同時進行したとしても，学生が両方の内容を相互によく理解できるよう，内容を配置した．

　次に，架橋義歯補綴学を欠損補綴学のスタート，あるいは少数歯欠損歯列に対する固定性補綴の学問ととらえ，補綴治療の診察，検査および処置を配置した．この固定性義歯補綴の項目においては，単独冠とブリッジの相違点も強調して記載されている．さらに，本書では，関連領域として歯科補綴学の中で教育されるべき単元も加えられている．

　学術用語については基本姿勢として，公益社団法人日本補綴歯科学会が定めたものを採用した．一方，歯学教育の国際化に対応すべく，英単語は米国の学術雑誌『The Journal of Prosthetic Dentistry』に掲載された用語集『The Glossary of Prosthodontic Terms 2017（GPT-9）』を参考に，現状に即した用語を選定した．意外なことに，GPT においては crown, bridge など，本書の根幹にかかわる単語を基本的に使わないようにする，とのいわば移行的記述があった．これを受けて，本書名も日本語の冠橋義歯補綴学の単語を復活させた次第である．

　第3版においては，日本語学術用語を可及的に歯科医師国家試験出題基準に整合させ，診療の流れにおける重複記述を整理し，一方では保険改定で導入された新素材，新技術をより詳しく解説している．

　本書が，歯科補綴学の教科書として学生教育の現場に活用され，基本的補綴歯科診療を的確に実践できる歯科医師が世に輩出されることを期待している．


平成 31 年 2 月


冠橋義歯補綴学テキスト
編集委員

# ■ 平成 30 年版　歯科医師国家試験出題基準と本書との対照表 ■

## 【歯科医学総論】

| 総論 | 大項目 | 中項目 | 本書の対応項目 |
|---|---|---|---|
| Ⅴ　診察 | 1 診察総論 | ア 医療面接 | sec.3–1–1 |
| | | イ 診察の基本 | |
| | | ウ 全身の診察 | |
| | | エ 救急時の診察 | |
| | | オ 根拠に基づいた医療〈EBM〉 | sec.1–1–3, sec.3–1–3 |
| | 5 高齢者への対応 | ア 診察 | sec.6–5–1 |
| | 6 全身疾患を有する者への対応 | ア 留意すべき疾患 | sec.6–5–2 |
| | | イ 身体的特徴 | |
| | | ウ 心理社会的特徴 | |
| | | エ 医療情報の収集 | |
| | | オ 診察 | |
| | | カ 医療連携、チーム医療 | |
| Ⅵ　検査 | 1 口腔検査、顎口腔機能検査 | ア 口腔検査 | sec.3–1–2 |
| | | イ 顎口腔機能検査 | |
| | 5 その他の検査 | ア 皮膚検査 | sec.2–2–11 |
| Ⅶ　治療 | 1 治療の基礎 | ア 治療計画 | sec.3–1–3 |
| | | ウ ライフステージ別の治療 | sec.6–5–1 |
| Ⅷ　歯科材料と歯科医療機器 | 2 診療用器械・器具 | ア 診療用器械 | sec.2–2–1 |
| | | イ 切削・研削工具、研磨材 | |
| | 3 印象用材料 | イ 弾性印象材 | sec.2–2–2, sec.4–5–1 |
| | | エ 印象用トレー | sec.2–2–2 |
| | | オ 咬合採得用材料 | sec.2–2–3, sec.4–5–2 |
| | 4 模型用材料、ワックス | ア 歯科用石膏 | sec.2–2–5 |
| | | イ 歯科用ワックス | sec.2–2–7, sec.4–5–4 |
| | 6 歯冠修復・義歯用材料 | ア 高分子材料 | sec.2–2–4, sec.4–5–3 |
| | | イ セラミックス | sec.4-3-1, sec.4-3-3, sec.5-1-1, sec.5-1-3 |
| | | ウ 金属材料 | sec.2-2-8, sec.3-2-5, sec.4-5-5, sec.4-6-3 |
| | | エ 複合材料 | sec.4-2-1, sec.4-2-3, sec.5-3-3 |
| | | キ 支台築造材 | sec.3-2-3, sec.3-2-8 |
| | 7 成形技術・機器 | ア レジンの成形技術・機器 | sec.4-2-3 |
| | | イ セラミックスの成形技術・機器 | sec.4-3-3, sec.5-1-3, sec.5-2-3 |
| | | ウ 金属の成形技術・機器 | sec.2-2-8, sec.4-5-5 |
| | | エ CAD/CAM | sec.5-1-3, sec.5-4-1, sec.5-4-3, sec.5-4-4 |
| | 8 接着処理・技術 | ア 接着性モノマー | sec.4-6-4, sec.5-1-6, sec.5-2-4 |
| | | イ 歯質接着処理 | sec.4-6-4, sec.5-1-6, sec.5-2-4 |
| | | ウ 歯科材料接着処理 | sec.4-6-4, sec.5-1-6, sec.5-2-4 |
| | 9 装着用材料 | ア 合着・接着用セメント | sec.2-2-10 |
| | | イ 仮着用セメント | sec.2-2-4, sec.4-5-9 |

# 【歯科医学各論】

| 各論 | 大項目 | 中項目 | 本書の対応項目 |
|---|---|---|---|
| Ⅱ 歯・歯髄・歯周組織の疾患 | 1 歯の硬組織疾患 | ア 歯の硬組織疾患の病因と病態 | sec.1-1-4 |
| | 3 歯周疾患 | ウ 歯周疾患の治療 | sec.6-1-1, sec.6-1-2, sec.6-1-3, sec.6-1-4, sec.6-1-5 |
| Ⅲ 顎・口腔領域の疾患 | 3 主として機能に関連する疾患の病態・診断・治療 | ウ 顎関節・咀嚼筋疾患の病態・診断・治療 | sec.6-4-1, sec.6-4-2, sec.6-4-3, sec.6-4-4 |
| | 4 主として全身に関連する疾患の病態・診断・治療 | エ 口腔症状を呈するアレルギー性疾患・免疫異常 | sec.2-2-11 |
| | | シ 口腔・顎顔面領域に関連して現れる精神・心身医学的病態 | sec.6-5-2 |
| | | ス 全身管理に留意すべき疾患・状態 | sec.6-5-2 |
| Ⅳ 歯質・歯・顎顔面欠損と機能障害 | 1 病態 | ア 咬合・咀嚼障害 | sec.1-1-4, sec.1-1-5 |
| | | イ 摂食嚥下障害 | |
| | | ウ 構音・発語障害 | |
| | | エ 審美障害 | |
| | | オ 心理社会的障害 | |
| | | カ 口腔機能障害・口腔顔面痛 | sec.1-1-4, sec.1-1-5, sec.6-4-1, sec.6-4-2 |
| | | キ ブラキシズム | |
| | | ク 睡眠時無呼吸 | sec.1-1-4, sec.1-1-5 |
| | 2 診察、検査、診断 | ア 診察 | sec.3-1-1 |
| | | イ 検査と評価 | sec.6-4-3, sec.3-1-2 |
| | | ウ 診断 | sec.6-4-3, sec.3-1-3, sec.1-1-8 |
| | | エ 治療計画の立案 | sec.1-1-8, sec.6-5-1 |
| | 3 クラウンブリッジによる治療 | ア クラウンブリッジの設計 | sec.6-1-1, sec.6-1-2, sec.6-1-3, sec.6-1-4, sec.4-3-1, sec.5-1-1, sec.5-1-3, sec.4-2-1, sec.5-4-1, sec.1-1-1, sec.1-1-2, sec.1-1-6, sec.1-1-7, sec.2-1-1, sec.2-1-2, sec.4-1-1, sec.4-1-2, sec.4-6-1, sec.4-7-1, sec.4-8, sec.5-2-1, sec.5-3-1 |
| | | イ 臨床操作 | sec.6-5-1, sec.2-2-1, sec.2-2-2, sec.4-5-1, sec.2-2-3, sec.4-5-2, sec.2-2-4, sec.4-5-3, sec.3-2-5, sec.3-2-3, sec.3-2-8, sec.5-4-3, sec.5-4-4, sec.4-6-4, sec.5-1-6, sec.5-2-4, sec.2-2-10, sec.4-5-9, sec.2-1-3, sec.2-2-9, sec.3-1-4, sec.3-2-1, sec.3-2-2, sec.3-2-4, sec.3-2-6, sec.3-2-7, sec.4-2-2, sec.4-3-2, sec.4-4-1, sec.4-4-2, sec.4-5-8, sec.4-5-10, sec.4-6-2, sec.5-1-2, sec.5-2-2, sec.5-3-2, sec.5-3-4, sec.5-4-2, sec.6-2-2 |
| | | ウ 技工操作 | sec.5-4-3, sec.5-4-4, sec.2-2-5, sec.2-2-7, sec.4-5-4, sec.4-3-3, sec.2-2-8, sec.4-5-5, sec.4-6-3, sec.4-2-3, sec.5-3-3, sec.5-2-3, sec.2-2-6, sec.4-5-6, sec.4-5-7, sec.5-1-4, sec.5-1-5 |

# 冠橋義歯補綴学概説

概論 | **1**

## 1. クラウンブリッジ補綴学とは

### 1）補綴とは

**補綴**とは、失われた人体の形態や機能を人工の装置で補うことであり、その語源は、義眼、義手、義足などに対する呼称である prosthesis である。一方、歯科では、口腔内の歯質欠損ならびに歯列欠損を治療する**クラウン**、**ブリッジ**および**義歯**が、**補綴装置**と呼ばれる。

### 2）クラウンブリッジ補綴学の目的

**歯科補綴**は、齲蝕や咬耗、外傷などで崩壊した歯冠を修復する歯冠補綴と、歯根ごと喪失した歯列欠損部を補う欠損補綴とに大別される。欠損補綴の方法としては有床義歯、ブリッジ、インプラント義歯などがあげられる。さらには顎骨、顎顔面部の軟組織を含む欠損に対しては、顎顔面補綴治療が行われる。

したがって冠橋義歯補綴学（クラウンブリッジ補綴学〈以後、本書ではクラウンブリッジと表記〉）の目的は、歯質の欠損、歯の形態異常、色調の不良、歯列の欠損、といった状態をクラウンやブリッジで修復し、形態、審美と機能を回復し、さらに良好な状態を維持するために必要な理論と技術を習得することにある。

## 2. クラウンブリッジの特徴

歯冠補綴、欠損補綴の一法としてのクラウンブリッジの特徴は、**補綴装置**に加わる咬合力を歯根膜が負担する点にある。これは歯冠補綴の場合はもちろん、ブリッジにおいても同様である。粘膜負担を併用する可撤性の部分床義歯と比較することで、双方の特徴が明確となる（**図1**）。すなわち、装着感、審美性、発音、咀嚼効率といった点ではブリッジが優れており、清掃性、修理のしやすさ、歯質削除の少なさといった点では部分床義歯のほうが有利である。

ブリッジの場合、欠損部を補う人工歯であるポンティックに加わる咬合力は、連結部を介して支台装置に伝わり、その咬合力は支台歯の歯根膜で負担される。

クラウン、とりわけ歯冠すべてを覆う全部被覆冠の場合は、歯冠の崩壊が著しい症例が適応症となるが、ブリッジの場合は欠損部の隣在歯が健全であっても、支台装置を装着する必要上、歯質を切削する必要がある。また、欠損歯数が多くなるに従い、残存する支台歯の負担が増大する。したがって、症例に応じてクラウンブリッジ、インプラント、部分床義歯を複合的に組み合わせた対応が必要となる。

## 3. クラウンブリッジ治療と EBM

医療分野での機器、材料、薬品、そして技術の進歩は目覚ましいものがあり、補綴歯科臨床においてもさまざま情報をすべて把握することは困難である。そのようななかで、臨床的な問題に対する判断基準として、**根拠に基づいた診療**（**EBM**）、**歯科診療**（**EBD**）の概念が普及している。

クラウンブリッジに関する EBM としては、ガイドライン、テクニカルアプレー

---

クラウンブリッジ補綴学,
固定性義歯補綴学
fixed prosthodontics

補綴
prosthetics

クラウン, 冠
crown,
restoration

ブリッジ, 橋義歯
fixed partial denture,
fixed complete denture,
fixed dental prosthesis,
bridge（俗語）
fixed bridge（廃止語）

義歯
dental prosthesis,
denture

補綴装置
prosthesis

歯科補綴,
歯科補綴学
prosthodontics,
prosthetic dentistry

根拠に基づいた診療
EBM
evidence based medicine

根拠に基づいた歯科診療
EBD
evidence based dentistry

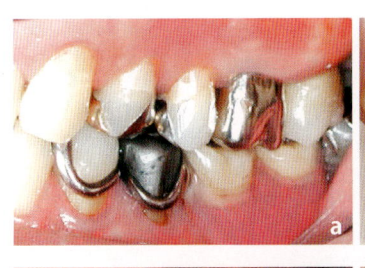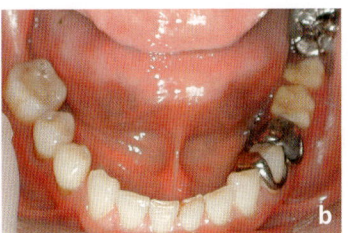
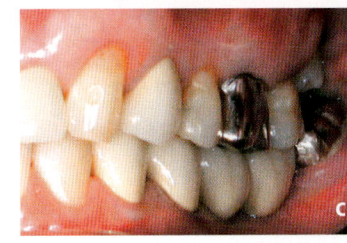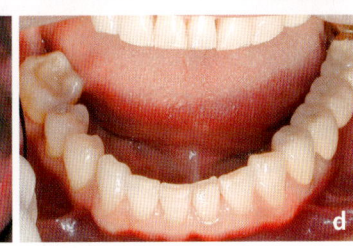

図1　ブリッジと部分床義歯の違い
a，b：治療前，部分床義歯の装着感と審美性が気になっていた．
c，d：ブリッジで治療し審美性，装着感が改善した．

表1　公益社団法人日本補綴歯科学会により作成された，クラウンブリッジ関連のガイドライン，テクニカルアプレーザル，ポジションペーパー

| |
|---|
| 咬合異常の診療ガイドライン |
| 顎機能障害の診療ガイドライン |
| 咀嚼障害評価法のガイドラインー主として咀嚼能力検査法ー |
| 補綴歯科治療過程における感染対策指針 |
| 接着ブリッジのガイドライン2017改訂版 |
| 歯の欠損の補綴歯科診療ガイドライン2008 |
| 歯の欠損の補綴歯科診療ガイドライン2008　別冊資料 |
| 顎関節症に関するガイドライン |
| 一般的な開業歯科医における，顎関節症初期治療としてのスタビライゼーションスプリントのデザインならびに製作方法に関する，テクニカルアプレイザル |
| 歯の欠損の補綴歯科診療ガイドライン　追補版 |
| 咬合違和感症候群 |
| ブラキシズムの診療ガイドライン　睡眠時ブラキシズム患者に対する各種検査について2016 |

ザル，さらには専門学会の公式見解であるポジションペーパーがある（**表1**）．特に診療ガイドラインは，**臨床に関する疑問（CQ）** に対し根拠に基づく解説を提供し，治療方針決定に寄与する手段の1つとなっている．また，クラウンブリッジ治療に必要な検査項目を入力することで症例の難易度を判定するシステムも開発されて発されており[1]，判定に必要となる入力シートは（公社）日本補綴歯科学会のウェブサイト（http://www.hotetsu.com/s2_07.html）で確認できる．

臨床に関する疑問
CQ
clinical question

## 4. 歯質欠損の病因と病態

歯質欠損にはさまざまな病因があるが，代表的なものとしてとして次の病因があげられる．1）齲蝕，2）外傷，3）咬耗症・摩耗症，4）侵蝕症，5）形成不全歯．それぞれの病態は以下のとおりである．

### 1）齲蝕

齲蝕は一般的にはエナメル質から始まり，象牙質，歯髄へと感染が進行する．また，加齢や歯周疾患により歯根部分が露出している場合は，セメント質から歯髄へと感染が進行する場合もある．

齲蝕を放置すると，その進行に伴い疼痛を生じるため，保存修復的な治療が選択されるが，感染が歯髄へと進行した場合には抜髄，根管充塡などの歯内療法が必要となる．さらには，歯の移動による咬合の変化，咬頭干渉を生じる場合もある（図2）．

### 2）外傷

転倒や殴打などの外的な力により，歯に外傷が生じる場合がある．多くは上顎前歯部にみられるが，衝撃が強い場合は外傷が下顎前歯部まで及ぶ場合もある．

外傷はエナメル質に限局したもの，象牙質まで及ぶもの，歯髄にまで達したものに分類されるが，歯冠部や歯根が破折，分離する場合もある．

### 3）咬耗症，摩耗症

咬耗症は対合歯との接触が原因で起こるため，加齢に伴い生理的に起こりうる硬組織疾患である．エナメル質に限局した軽度なものから，象牙質や歯冠部歯質の大半を失った重度なものもある（図3）．また，ブラキシズム習癖者はその進行が速い．

摩耗症は研磨剤を含む歯磨剤や硬い歯ブラシ，強圧でのブラッシングが原因で起こる場合と，上下の歯で釘やピンなどの器具をくわえる習慣のある職業の人にみられる．前者は主に臼歯部歯頸部の歯質が摩耗し，後者は習慣的に器具をくわえる部位に摩耗がみられる．

### 4）侵蝕症

外的かつ直接的な酸と歯質の接触により起こる．エナメル質表層の脱灰や着色などがみられる（図4）．

### 5）形成不全歯

歯胚に対し全身的または局所的に何らかの障害が及んだ場合に，エナメル質や象牙質の形成不全が発症する．障害が軽度の場合には，エナメル質に限局性の白斑や着色を認める．障害が重度の場合は，エナメル質の表面に環状の凹窩や溝などを生じる（図5）．

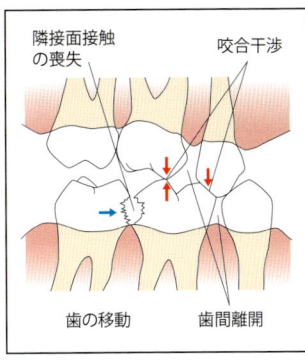

図2　歯質欠損を放置した場合の歯の移動による障害.

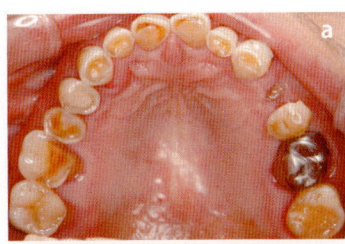

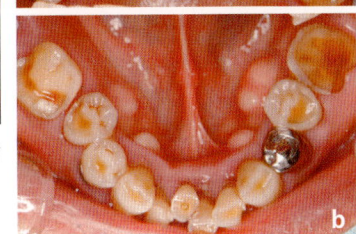

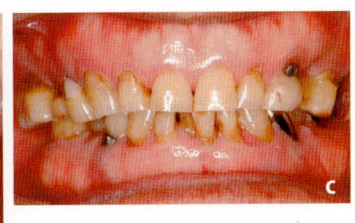

図3　ブラキシズムによる咬耗 [2]
a, b：強いブラキシズムにより咬合接触部位が咬耗した口腔内
c：咬合面と軸面の境界は明瞭であり，正面観では咬合平面が平坦になっている.

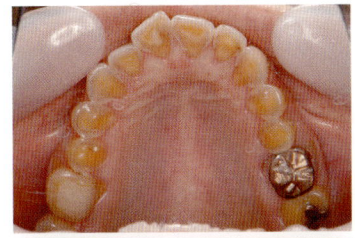

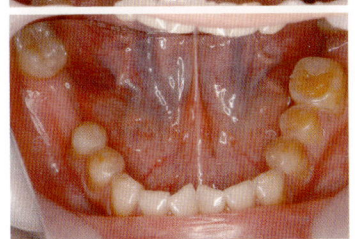

図4　侵蝕症の口腔内写真
頻回の嘔吐によりエナメル質が侵蝕された口腔内. 咬合に関与しない部位にも実質欠損が及び，咬合面と軸面の境界は丸みを帯びている. 下顎前歯切縁に歯質欠損はない.

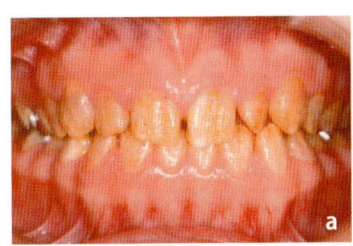

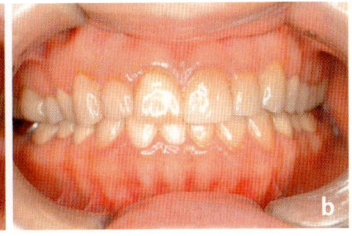

図5　エナメル質形成不全 [3]
a：歯は褐色を帯び，粗造な表面性状を呈する.
b：前歯をポーセレンラミネートベニアで，臼歯をクラウンで修復した口腔内

## 5. 欠損歯列の病因と病態

　歯列の欠損を生じる病因としては，先天性の欠損と後天性の欠損に大別される. 後者には，齲蝕，歯周病，外傷などにより抜歯を余儀なくされるものが大半を占める.

　歯列に欠損を生じると，咀嚼，発音，審美性に支障をきたす. その状態を放置すると歯の移動が生じ，歯列が乱れ，齲蝕，歯周病，咬合異常を引き起こす. このような状態を改善する，あるいは予防するうえでクラウンブリッジによる治療が重要である（図6）.

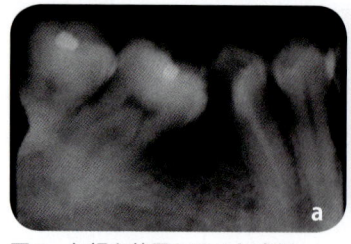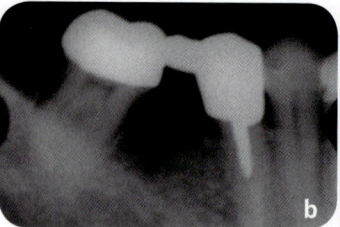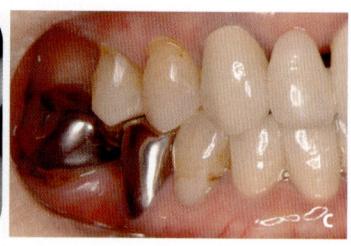

図6　欠損を放置していた症例
a：⑥欠損を放置していた．⑦が近心傾斜し，⑤の遠心に齲蝕が認められる．
b：矯正処置によるアップライトに続き，ブリッジ装着後10年経過した．
c：上顎前歯はブリッジ装着後22年，⑦6⑤ブリッジは装着後21年経過した．形態，機能とも十分満足した状態が保たれている．

表2　クラウンの生物学的要件

| |
|---|
| 1. 形成面を適切に被覆する良好な適合性 |
| 2. 対合歯との適切な咬合接触関係 |
| 3. 隣在歯との適切な隣接接触関係 |
| 4. 適切な豊隆，鼓形空隙を備えた歯冠形態 |
| 5. 装着後の清掃性，自浄性 |

## 6. クラウンブリッジの要件

　人工装置であることを念頭におくと，生体への適合が得られることで生体に対する安全性が図られることとなる．その結果，社会生活に調和した状態で長期に円滑な機能が保たれることが必要である．

　口腔内に装着されたクラウンやブリッジが長期間にわたって機能，形態，審美性を確保し続けるには，以下にあげるさまざまな要件を満たす必要がある．

### 1）生物学的要件

　クラウンは支台歯の形成面を過不足なく被覆し，適合していなければならない．これにより外部からの刺激や侵襲から支台歯を守ることができ，支台歯が生活歯の場合は歯髄の保護にもつながる．咀嚼，発音などの機能を円滑に営み，自浄性，清掃性に優れ，長期の維持管理を果たすためには，**表2**のような要件が必要である．

### 2）機能的要件

　咀嚼や構音などの諸機能を単に回復するだけでなく，その機能が長期間持続されなければならない．そのためには安定した下顎位で咬合すること，適切な咬合高径が保たれていること，そして偏心運動時の干渉がないことがあげられる．これらの要件を満たしたうえで，支障のない咀嚼，嚥下，発音といった口腔の機能が営まれる．

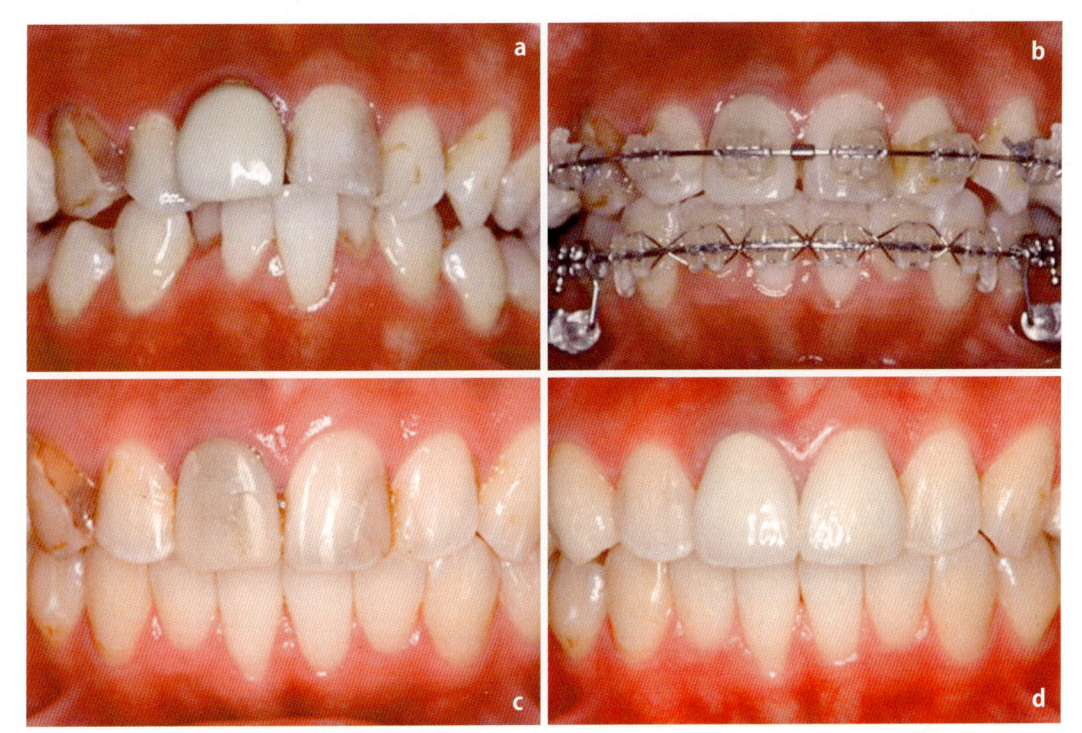

図7　歯列の乱れと色調の不調和を訴えた症例
a：初診時．色調，形態，排列の改善を希望していた．b：矯正治療中．c：歯の形態と排列が改善した．
d：クラウン，ラミネートベニアにより色調も改善した．

### 3) 力学的要件

　クラウンブリッジには，咀嚼力や咬合力といった機能的な力以外にも，クレンチングやグラインディング，タッピングなどの非機能的な力が加わる場合がある．これらのさまざまな力に長期間耐えうる機械的強度や，耐摩耗性などを備えていなければならない．過大な力に対しては，機械的強度を追求するのみならず，力の分散を考慮した咬合様式の付与に対する配慮が必要である．

　また，脱離に抵抗する保持力も力学的要件としては重要である．保持力に影響する因子として支台歯形態，合着（接着）材料，変形に抵抗する強度などが挙げられる．

### 4) 材料学的要件

　生体に対し無害な材料を使用しなければならないことはいうまでもないが，口腔内という過酷な環境のなかで長期間にわたって，物理的，化学的に安定した物性が求められ，為害作用，細胞毒性，機械的強度，耐食性，変色，溶解などに加え，技工操作時の加工性，操作性が因子となる．

### 5) 審美的要件

　ただ単に補綴装置の色調が周辺の残存歯の色調と適合していればよいということではなく，形態，大きさ，咬合なども審美性を維持，向上させるうえで重要な要素である（図7）．また，補綴装置の色調や形態の決定には，患者の意見も取り入れることが重要である．

## 7. クラウンの種類

クラウンの種類は**表3**のとおりである.

表3 クラウンの種類

| 全部被覆冠 | 全部金属冠 | |
|---|---|---|
| | 前装冠 | レジン前装冠 |
| | | 陶材焼付冠 |
| | ジャケットクラウン | オールセラミッククラウン |
| | | レジンジャケットクラウン |
| 部分被覆冠 | プロキシマルハーフクラウン | |
| | 3/4クラウン | |
| | 4/5クラウン | |
| | 7/8クラウン | |
| | ピンレッジ | |
| | アンレー | |
| | 接着ブリッジの支台装置 | |
| | ラミネートベニア | |
| 歯冠継続歯（ポストクラウン） | | |

## 8. 歯冠修復および固定性装置による補綴臨床決断とインフォームドコンセント

### 1) 補綴治療における臨床決断

#### (1) 患者が抱える問題点の抽出

医療面接により，患者が抱えている問題点，患者が解決したいと思っている問題をリストアップする．たとえば，審美障害，発音障害，咀嚼障害などが該当する．加えて，このような問題を引き起こした患者が内在する問題を抽出する．さらに，治療に対する要望，たとえば，費用，治療期間，治療の永続性，自己管理法，治療後の管理に要する負担なども抽出しておく．

#### (2) 歯冠補綴治療における治療オプションの選定

クラウンによる補綴治療（**表3**）のメリットデメリットを臨床エビデンスに則って患者の立場に立って説明し，治療オプションを決断する．

#### (3) 欠損補綴治療における治療オプションの選定

欠損補綴の決断はさらに複雑になる．臼歯の片側遊離端欠損を例にとると，治療オプションとしては，①固定性ブリッジ（延長ブリッジ），②可撤性部分床義歯，③インプラント義歯，④智歯の移植＋固定性ブリッジ，⑤欠損を放置（短縮歯列）などが挙げられる．患者には複数の治療オプションを提供する．これは，治療を

受けないという患者の権利を守るためにも，単一治療の押しつけにならないためにも必要である．また，治療は患者が内在する病因を除去し，治療の永続性を担保するものであることも忘れてはならない．

## （4）患者の医療面の絶対的リスクや嗜好による治療オプションの絞り込み

これら多数のオプションから，患者の病状や嗜好，術者の技量に伴いオプションを絞り込む．たとえば，保険外治療や外科的処置を好まない患者では，インプラント義歯がオプションから外れる．生活歯の切削を好まない患者では，固定性ブリッジがオプションから外れる．今回は議論を単純にするために，最も一般的な片側遊離端欠損の治療法であるインプラント義歯，固定性ブリッジ，可撤性部分床義歯，欠損を放置（短縮歯列）の4つのオプションを例に取り上げる（**図8**）．

## （5）治療オプションの効果や負担の比較

患者が抱えている問題や患者が解決したいと思っている問題を，これらの治療オプションがどの程度解決できるのか，エビデンスに基づき比較する．この際，比較可能な最も適切な指標をアウトカム指標（エンドポイント）と呼び，CQ（clinical question）を基に研究仮説という形に操作化して，文献検索を行う．一般的には，アウトカム指標には，ソフトな指標である患者立脚型アウトカム（たとえば，Oral Health-related QOL: OHRQOL）や，ハードな指標である咀嚼能率等（代替エンドポイント）がある．文献の代わりに，臨床エビデンスを統合した診療ガイドラインやシステマティックレビューが利用できる場合もある．効果だけではなく，治療法により患者が被る負担も合わせて比較するのがよい．

## （6）患者の価値観の統合

個々の患者で大切にしていることの優先順位が異なる．外科的な侵襲を極端に避けたいという患者もいる．また，審美性に対する要求や費用に対する許容度も患者ごとに大きく異なる．このように，患者がどのような価値観をもつかという情報収集を担当医師が積極的に行うべきである．

## （7）患者へのインフォームドコンセントと臨床決断

これら複数の指標を比較し，各治療の特徴を「効果」だけでなく，患者が被る「負担」を含めて患者にわかりやすく伝える．担当医師と患者は，治療法の選択を共同で行う（shared decision making）．患者が一番関心のある問題点を解決する「効果」については，同様の患者が実感した成功頻度や感想などを示して，具体的に伝えるのがよい．その治療を行うことによって患者が被る負担を包み隠さず伝える．たとえば，外科的な侵襲，費用，治療期間，治療の永続性（どれぐらい長持ちするのか），治療に伴う違和感，治療後のトラブル，メインテナンスに必要な費用などである．補綴治療に伴い発生する違和感などについては，患者に補綴装置の形態を模したものなどを試適しその違和感を具体的に経験させるのもよい．あくまでも患者の利益を長期にサポートするのが，補綴治療のあり方であることを忘れず，患者が治療によるメリットを享受するまでの負担を上手に乗り越えられる方法を併せて伝えるのがよい．

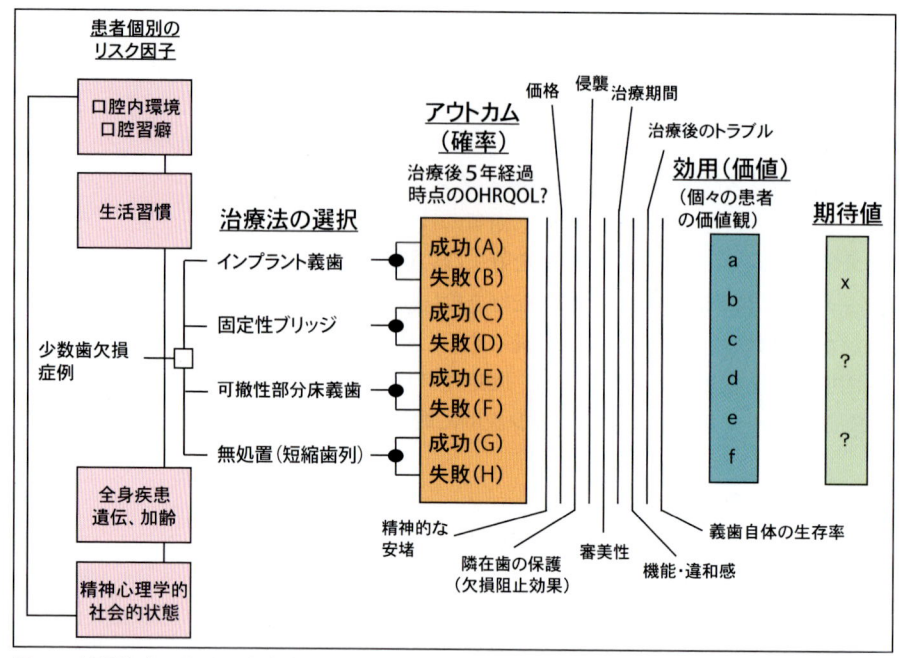

**図8** 補綴治療における臨床決断の概念モデルと決断分析

臨床決断では，多数の要因（効果と負担）を同時に判断することが多い．したがって，これら多要因を統合した包括的な尺度，たとえば，口腔関連QOL（OHRQOL）などがアウトカム因子として用いられることが増えた．どの治療オプションを実施してもうまくいく場合とうまくいかない場合があり，その成功と失敗の頻度を具体的に患者に示すことが求められる時代になった．加えて，目の前の患者がこの成功や失敗にどの程度の価値を見いだすかが重要であり，個別の患者で異なるこの効用値を測定する試みがなされるようになった．図中の分岐点の意味は，□が選択点，●は確率論的に生じる自然発生点である．決断分析では，図中の各治療オプションの期待値xを算出・比較する．この際，インプラント義歯の期待値は，$x = A \times a + B \times b$ となる．

**section 1　文献**

1）日本補綴歯科学会医療問題検討委員会編：症型分類：歯質欠損，部分歯列欠損，無歯顎について．補綴誌 49: 373-411, 2005.

2）藤澤政紀，牧田眞一郎：ブラキシズムを考慮した補綴治療－条件の異なる4症例から考える破壊的な力への対応－．補綴臨床 46: 446-459, 2013.

3）照井淑之，藤澤政紀，岡田治郎ほか：審美障害を主訴としたエナメル質形成不全症例．補綴誌 47: 763-768, 2005.

4）窪木拓男，山下　敦：EBDの具体的展開2　欠損歯列を有する患者の治療における evidence に基づいたアプローチ－下顎片側遊離端症例をベースにした考察－．歯界展望 95: 65-80, 2000.

5）Kimura A, Arakawa H, Noda K, et al: Response shift in oral health-related quality of life measurement in patients with partial edentulism. J Oral Rehabil 39: 44-54, 2012.

6）Noda K, Arakawa H, Kimura-Ono A, et al: A longitudinal retrospective study of the analysis of the risk factors of implant failure by the application of generalized estimating equations. J Prosthodont Res 59: 178-184, 2015.

7）Fueki K, Igarashi Y, Maeda Y, et al: Effect of prosthetic restoration on oral health-related quality of life in patients with shortened dental arches: a multicentre study. J Oral Rehabil 42: 701-708, 2015.

8）大西弘高，尾藤誠司 監訳：価値に基づく診療 VBP実践のための10のプロセス．1, 東京：メディカル・サイエンス・インターナショナル, 2016.

# 金属冠による補綴処置

## 金属冠概説 | 1

### 一般目標

1. 金属冠を適切に選択して臨床応用するために，その種類や臨床的意義，適応症および金属冠の種類に応じた支台歯の形態を学ぶ．

2. 金属冠選択の原則と実際の臨床における適用は，必ずしも一致せず，臨床では患者のさまざまな状況を勘案して選択する必要があることを理解する．

### 到達目標

1. 金属冠の種類を列挙できる．

2. 金属冠の臨床的意義を説明できる．

3. 金属冠の適応症を説明できる．

4. 金属冠の支台歯形態を説明できる．

## 1. 種類と臨床的意義

### 1）全部金属冠

　歯冠全体を被覆する**全部被覆冠**は，使用する材質によって数種類ある．このうち，金属のみを用いて製作するものを**全部金属冠**（**図1**）と呼ぶ．現在のところ金属を鋳造して製作することが一般的であるため，全部鋳造冠がほぼ同義として使用されることが多い．しかしながら，近年では金属を用いて CAD/CAM によって製作する全部被覆冠が増えており，レーザー 3D プリンターによる全部被覆金属冠製作も可能であることから，全部鋳造冠より全部金属冠とするほうが妥当であろう．

　全部金属冠の臨床的意義は，**表1**のとおりである．

全部被覆冠
complete crown,
full veneer crown

全部金属冠
complete metal crown,
full metal crown

### 2）3/4 クラウン，3/4 冠

　**3/4 クラウン**とは審美性が要求される前歯部に適用するクラウンで，後述する**4/5 クラウン**，アンレー，7/8 クラウンとともに**部分被覆冠**に分類される補綴装置の1つである．3/4 とは，4 面のうち 3 面を金属が被覆することを示す．唇側面以外，すなわち近遠心面および口蓋側面または舌側面を被覆する金属冠である．

　接着性レジンが一般的になって以降，前歯部の単独修復手段としての適応はほとんどなくなった．主にブリッジの支台装置として前歯部の審美性を確保するために用いられてきたが，唇側面を温存するとはいえ，隣接面の金属色が審美性を阻害することから，現在ではほとんど用いられることはない．

　臨床的意義は，健全な唇側エナメル質が存在する場合にこれを削除せず，一定の審美性を確保できることであるが，接着ブリッジの普及によって，その妥当性は次第に低くなりつつある．

3/4 クラウン，
3/4 冠
three-quarter crown

部分被覆冠
partial veneer crown,
partial coverage restoration

### 3）4/5 クラウン，4/5 冠

　臼歯部において頬側面以外の 4 面を削除して金属冠を適用する場合，これを**4/5 クラウン**（**図2**）と呼ぶ．現在では前歯部 3/4 クラウンの適応が減少しているのに対し，特に上顎小臼歯部の 4/5 クラウンは，現在でも単独冠として用いられることがある．ブリッジの支台装置としても用いることができるが，下顎では咬合面が金属で被覆されることから，審美面でのメリットはほとんどない．

　一方，大臼歯では頬側面のエナメル質も削除して全部被覆冠としても審美性にはほとんど影響がないことから，4/5 クラウンが用いられることはほとんどない．形成限界の形態が複雑になって適合が悪くなりやすいこと，二次齲蝕の発生部位となるクラウンのマージンが長くなることなどの欠点が長所を上回る可能性が高くなるからである．

　ただし，残存する健全歯質はできるだけ温存したいという患者心理に配慮する形で，3/4 クラウンや 4/5 クラウンを用いることも考えられるので，臨床的にはあらゆる状況に応じて臨機応変に対応することも忘れてはならない．

　4/5 クラウンの臨床的意義は，**表2**のとおりである．

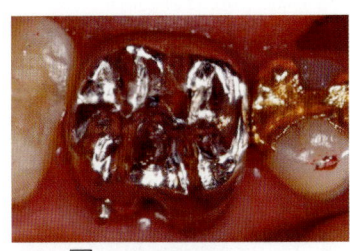
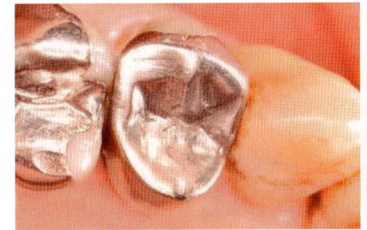
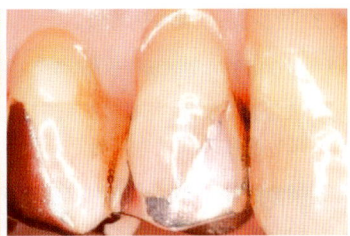

図1　⌐6⌐の全部金属冠　　　　図2　上顎小臼歯部の 4/5 クラウン

**表1　全部金属冠の臨床的意義**

1. 金属のみを用いて製作することから機械的強度に優れ，咬合力の強い部位に用いても破損が少ない
2. 延展性や強度が適切な合金を選択することにより，対合天然歯の摩耗を最小限に抑えることが可能である
3. 形成限界を適切に設定することにより，二次齲蝕の発生を予防することが可能である
4. 形態再現性に優れている
5. 複数歯の永久固定装置やブリッジの支台装置として用いることができる

**表2　4/5 クラウンの臨床的意義**

1. 頰側面を温存することで，ある程度の審美性を確保できる.
2. 上顎小臼歯で，近心の削除量を最小限に抑えることができれば効果的である
3. 有髄歯のみならず無髄歯でも条件次第で適用することができる
4. 無髄歯に適用する場合には咬合形態に応じて頰側咬頭頂を被覆するなど，残存歯質の破折に配慮する必要がある
5. 複数歯の永久固定やブリッジの支台装置として用いることができる.
6. ブリッジの支台装置として用いる場合には，支台装置間の平行性確保に留意する

## 4）アンレー

　多くの場合，インレーは咬頭頂を被覆しないが，歯冠の崩壊が激しく，小臼歯や大臼歯の咬頭頂をも被覆する必要がある場合，これを**アンレー**と呼ぶ（**図3**）.つまりアンレーでは，咬合面がすべて金属で被覆される. 全部被覆冠では形成限界が全周歯肉縁近辺もしくは歯肉縁下となるが，アンレーでは，近遠心隣接面を除いて歯肉縁近くに形成限界を設置することはほとんどない.近遠心隣接面には，該当する歯がアンレーの適応となった時点で，すでに歯肉縁下に及ぶ齲蝕が存在することが多く，やむを得ず形成限界が歯肉縁下となることが多い.

アンレー
onlay

　アンレーと全部被覆冠との大きな違いは，支台歯による装置の保持力にある.歯冠高径の大きさにもよるので，一概に断ずることはできないが，アンレーでは軸面のうち支台歯に接触する面積が一般的に小さくなるために，脱離に抵抗する力も小さくなる. したがって，ブリッジの支台装置として用いることは不可能ではないが，咬合付与に際して特段の配慮が必要であり，注意が必要である. また，他の部分被覆冠と同様に，内側性の窩洞と外側性の**支台歯形態**が同時に存在することになるので，全体としてその形態は複雑になり，適合が悪くなりやすいことにも注意が必要である. したがって，単に歯の削除量を最小限に抑えることのみに捕われず，症例に応じて慎重に補綴装置の選択をすることが重要である.

支台歯形態
abutment tooth form

　アンレーの臨床的意義は，**表3**のとおりである.

**表3　アンレーの臨床的意義**

1. 健全歯質の削除量を少なくすることができる

2. 咬合面に限局した齲蝕を原因として無髄歯になった場合など，残存する健全歯質が非常に多い症例では無髄歯にも適用することが可能である

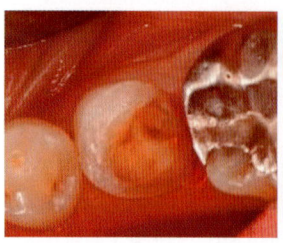 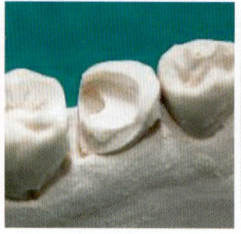 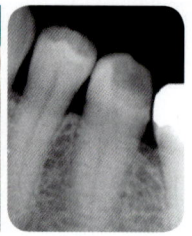

**図3　アンレー形成と支台歯のエックス線写真**

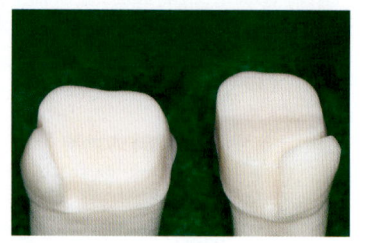

**図4　7/8 クラウンの形成**

**表4　金属冠の利点と欠点**

| 利点 | 欠点 |
| --- | --- |
| 強度が高く，長期にわたって形態の安定性が確保できる | 審美性に劣る |
| 合金の適切な選択によって対合歯の摩耗を最小限に抑えることができる | 適合が悪い場合の調整が困難である |
| 鋳造法やCAD/CAM法など，製作方法に関する自由度が高く，状況に応じて選択することができる | 口腔内に異種合金が存在する場合に，溶出するイオンの量が増加する可能性や，腐食が促進される可能性がある |
| | 材料価格に変動幅がある |

## 5）7/8 クラウン，7/8 冠

　**7/8 クラウン**とは，上顎大臼歯の近心頬側面のみを残して支台歯形成し，審美性をある程度確保することを目的とするクラウンである（**図4**）．大臼歯の軸面は4面であるが，これらをさらに2分割して考え，7/8 クラウンと呼ばれる．

　しかしながら，上顎大臼歯部において近心隣接面が審美性に与える影響は多くの場合かなり限定的で形成も複雑になることから，適応はほとんどないと考えてよい．臨床的意義という観点からも，あまり推奨できない．

## 2. 特徴と適応症

　金属冠の利点と欠点は**表4**のとおりである．

## 1）全部金属冠

### （1）歯冠崩壊が著しい歯の形態と機能回復

　主に大臼歯部に用いられる．小臼歯部に対する適用に際しては，審美性に大きく関わることがあるので，その可否を患者とよく相談する必要がある．

　齲蝕や破折などによる歯冠の欠損範囲が限定的である場合には，通常はレジンなどを用いた成形修復や，各種インレーなどによる修復が第一選択となる．しかしながら，修復後の機能回復に鑑みて，歯冠の崩壊程度が著しく，修復後の咬合負担に残存歯質が耐えられないと考えられる場合には，全部金属冠の適用は最も優れた歯冠修復法である．

　しかしながら，どの程度まで残存歯質が少なければ全部金属冠を適用するのが

妥当であるかに関する明確な基準はない．残存健全エナメル質は極力削除せず，可能なかぎり部分被覆冠や成形修復を行うべきだとの考え方もある．広範囲にエナメル質を削除する全部金属冠には，該当歯に何らかの問題が生じた時に選択できる「次の手」が残される可能性が低くなるからである．

たとえば，クラウンのマージンが歯肉縁下にある場合，マージン部に生じた二次齲蝕は，ただちに当該歯の抜歯につながる可能性を示しているのに対し，マージンが縁上のエナメル質上に設定されていれば，再治療の可能性が高まるということである．患者ごとに異なる口腔内の状況や咬合，嗜好，考え方などあらゆることに配慮して，全部金属冠適用が最適であるとの判断をすることが重要である．

## （2）ブリッジの支台装置

大臼歯部および小臼歯部の少数歯欠損をブリッジで補綴する場合に，その強度の高さゆえに，最も信頼性の高い支台装置となりえる．特に大きな咬合力を負担する大臼歯欠損のブリッジ適用にあたっては，支台歯の歯冠高径や動揺について適切に診断のうえ，支台装置を選択しなければならない．

## （3）永久固定

歯周組織疾患などで動揺している歯の永久固定を行う場合に有効である．特に動揺している歯同士を固定する場合や，動揺が大きい歯を固定する場合には，装置の脱離を防止するために大きな保持力が求められるため，審美性が問題とならない部位では全部金属冠が第一選択となる．

## （4）齲蝕予防

一般には歯の切削によって二次齲蝕の可能性が高まると認識されていることが多い．しかしながら，227頁，section 6『3. 固定性補綴の術後管理』で述べられているとおり，適切な管理をすることによって，全部金属冠マージン付近の二次齲蝕は防げる．したがって，意図的に臨床的な歯冠をすべて金属で覆うことによって，齲蝕の可能性を小さくすることも可能である．たとえば，唾液の分泌低下による下顎の歯の舌側歯頸部齲蝕を予防するために，レジン充塡による処置が可能である場合にも，全部金属冠を適用することがある．しかしながら，適切な管理はいずれも必須である．

## 2）3/4 クラウン

### （1）前歯部欠損に対するブリッジの支台装置

脱離に対する抵抗形態を付与するために，通常は近遠心隣接面の削除が必要であり，特に上顎では審美性に難があることから，近年ではほとんど用いられることはない．咬合の関係で接着ブリッジの適用が困難な場合，かつ歯の捻転や位置によって審美性への影響が最小限である場合や，患者の強い希望などによりまれに適応となることがある．

### （2）歯質欠損が口蓋側または舌側に限局する前歯の歯冠修復

ブリッジの支台装置と同様，特殊な症例における前歯部の歯冠修復や動揺する歯の固定に用いられることがある．

### 3) 4/5 クラウン

#### （1）頬側歯質が残存している小臼歯の歯冠修復

　審美性が問題となる，上顎小臼歯の歯冠修復に用いることができる．ただし，近心隣接面の形成量が大きくなると前方から見える金属量が多くなるため，その意義は小さくなることに注意すべきである．また，次項に示すとおり，全部金属冠の支台歯形態に比較して複雑な形態となることから，形成，印象採得，装着（適合）のいずれに関しても難易度が高くなることに注意すべきである．また，側方運動時の咬合接触状態によっては，頬側咬頭頂を広めに金属で被覆して，頬側歯質の破折防止に配慮する必要がある．

　状況によっては大臼歯の歯冠修復に用いることも可能であるが，全部金属冠と比較して，双方の利点と欠点をよく考えたうえでその適用を決定すべきである．

#### （2）臼歯部欠損に対するブリッジの支台装置

　ブリッジの支台装置として用いる場合，必要な支台歯間の平行性を確保することが難しくなる結果，不適合が起こりやすいことに注意が必要である．

#### （3）永久固定

　複数歯の固定を目的として，ある程度の審美性確保と歯質削除量を少なくするために用いることがある．しかしながら，ブリッジの支台装置と同様，良好な適合を得ることが困難な場合があるので注意すべきである．特に歯周疾患等で動揺が大きい歯の場合，印象採得時の歯の変位，印象採得から装着に至る期間での歯の移動等が起こりやすく，装着が困難となりやすい．

### 4) アンレー

#### （1）頬側，舌側，口蓋側の大部分が残存している臼歯の歯冠修復

　若年者に多い咬合面小窩，裂溝から広がった齲蝕による，咬合面に限局した歯質欠損や，咬合面と隣接面にとどまる歯質欠損に対する修復に用いる．咬頭の内斜面を残せる範囲で温存するインレーに対し，アンレーでは咬合面をすべて金属で被覆する点で異なる．ただし，全部金属冠に比較して保持力は劣るので，維持を向上させる補助形態の付与や，より接着力の強い合着材を用いるなどの配慮が必要である．

#### （2）臼歯部ブリッジの支台装置

　同じ部分被覆冠である 4/5 クラウンを用いる際と同様の配慮が必要となる．4/5 クラウンでは頬側の歯質を温存するが，アンレーでは主に頬舌側および口蓋側面の歯頸部寄りの歯質を可能な限り温存する点で若干異なる．

#### （3）永久固定

　動揺がある複数の臼歯を連結する目的で用いることがある．この場合，歯質の欠損を修復する目的で用いるわけではないので，削除量や範囲は最小限にとどめるべきである．しかし，保持力不足には注意が必要であり，また，隣接面の不潔域には配慮して，ある程度の隣接面削除が望ましいことが多い．

### （4） 歯冠高径の調整および咬合面の形態修正

対合歯の欠損などを原因として挺出した歯の，臨床的歯冠長を短くする目的で適用する．すなわち，理想的な咬合平面を構築するなどの目的で咬合面を削除して歯冠高径を減じた後，削除面を保護したり，機能的な形態を付与したりする目的で用いる．この場合，保持力が十分でないことがあるので，補助的維持形態の付与，すなわちグルーブの付与などに配慮が必要となることがある．

## 3. 支台歯形態

### 1） 全部金属冠 （図4 a）

#### （1） 咬合面形態と軸面形態

咬合面は，本来の大然歯咬合面から必要なクリアランスを一律に削除した形態であればよいが，それは現実的ではない．したがって，実際はほとんどが必要なクリアランスを確保したうえで，単純な平面から構成される逆屋根状の形態となる．

軸面は主に補綴装置を維持する部分であることから，その形態は重要である．特にいずれの部位においてもアンダーカットがないこと，不要な点角や線角が残っていないこと，できるだけ滑らかな曲面を構成要素とすることなどに配慮が必要である．また，理想的な歯冠形態を再現した時に，いずれの部位でも十分な金属の強度が得られる厚みを確保できるように形成する必要がある．

#### （2） 軸面のテーパー

片側2°〜5°が原則で理想とされているが，実際には両側5°の軸面形成をすることも非常に困難である．特に近遠心に歯が存在する支台歯の場合，形成時に隣在歯の豊隆部を避ける必要があり，テーパーが大きくなりがちである[1]．テーパーが大きくなりすぎると保持力の低下が避けられないので，できるだけテーパーを小さくする努力は必要だが，現実には片側10°の形成であれば現実的に許容範囲にあると考えてよい（図4 b）．

大臼歯全部金属冠の支台歯形成に際して，下顎では頰側の，上顎では口蓋側の軸面の傾斜が大きくなりやすい．これは，歯頸部と咬頭頂を結ぶ線を目安に軸面の削除をすることによって起こる．そこで，これらの軸面では2面を形成して，歯頸部側のテーパーをできるだけ小さくとどめる工夫が必要である（図6 a）．

#### （3） 形成限界の形態

全部金属冠の形成限界の形態は，シャンファーとするのが妥当である（図5）．ナイフエッジは削除量が少なくできるという点で有利だが，形成限界が明確ではなく，これを連続させることが非常に困難であるからである．しかしながら，歯頸部付近の歯冠形態によっては，必ずしもシャンファーとする必要はなく，ナイフエッジでも十分に明確で連続した形成限界を実現できることもある（図6 b）．いずれにしても，金属を用いる歯冠補綴ではマージンの厚みが小さくても強度が確保できる点が利点であるので，歯質の過剰な削除は避けるべきである．

支台歯形態
abutment tooth form

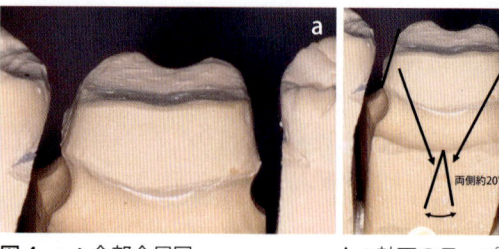
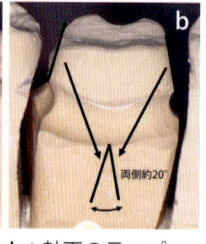
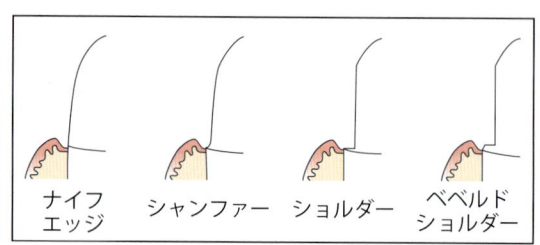

図4　a：全部金属冠　　　b：軸面のテーパー　　図5　歯頸部辺縁形態

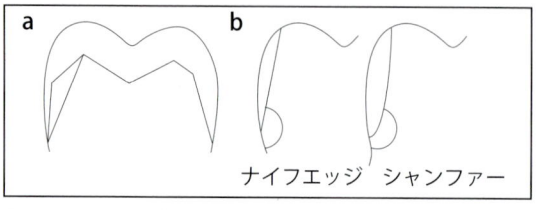

図6　a：2面形成　　b：形態に応じた形成限界の選択

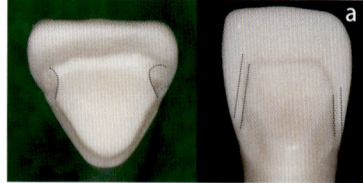
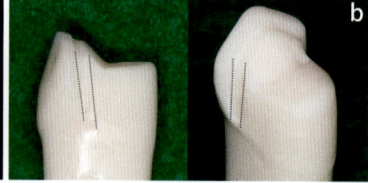
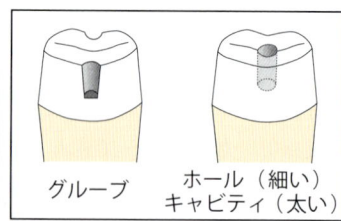

図7　a：3/4 クラウン　　b：4/5 クラウン　　図8　補助的保持形態

## 2）3/4 クラウン，4/5 クラウン（図7 a, b）

### （1）形成限界

　基本的には全部金属冠と同じでよいが，これら部分被覆冠の形成限界の総延長は全部被覆冠に比較して長いことから，辺縁の封鎖がより重要となる．したがって，咬合面や切縁のエナメル質に設定される形成限界のうち，ベベルの付与が可能な部位では，できるだけ付与して辺縁封鎖を図るべきである．

### （2）補助的保持形態（図8）

　全部被覆冠に比較して軸面の面積が小さい部分被覆冠では，必要に応じて**グループ**などの補助的保持形態を付与することが好ましい．ブリッジの支台装置として用いる場合や複数歯の連結をする場合のグループ付与にあたっては，それぞれの平行性に特段の配慮が必要であり，平行性が確保できないと適切な装着ができなくなることに注意すべきである．

グループ
groove

## 3）アンレー

### （1）形成限界と補助的保持形態

　近遠心軸面の形成限界は，歯冠の形態に応じてナイフエッジまたはシャンファーとする．一般的に頬側面，口蓋側面，舌側面の形成限界はかなり咬頭頂寄りに位置することとなり，歯冠の形態によっては明確な形成限界を形成することが困難となる．したがってこのような場合にはシャンファーによって明確な形成限界を連続させる必要がある．補助的保持形態は部分被覆冠に準じる．

# 金属冠による補綴処置

## 全部金属冠の支台歯形成から装着まで | **2**

### 一般目標

1. 全部金属冠を適切に適用するために，その支台歯形成から装着までの手順を正確に理解する.

2. 歯質欠損に対する歯冠修復の臨床的意義と方法を理解する.

3. 間接法による技工操作を理解するうえで必要となる作業用模型について学ぶ.

4. 正確な咬合接触関係を回復するために必要となる咬合器に関する基礎的知識を学ぶ.

5. クラウンの製作方法を理解するうえで必要となるワックスパターン形成の基本を学ぶ.

6. クラウン製作に必要となる金属材料の基礎的知識と鋳造に関する基本的操作を学ぶ.

### 到達目標

1. 全部金属冠の支台歯形成法と形成後の歯面処理を説明できる.

2. 歯肉圧排の種類と特徴を説明できる.

3. 印象材および印象方法の種類と特徴を説明できる.

4. アルジネート印象材の固定と印象材の消毒を説明できる.

5. 全部金属冠のための咬合採得材の特徴，種類および咬合採得法を説明できる.

6. 咬合器の種類と特徴を説明できる.

7. 作業用模型の構成，要件，種類および製作方法を説明できる.

8. プロビジョナルレストレーションの意義，種類および製作法を説明できる.

9. ワックスパターン形成法の種類，特徴およびワックスの取り扱いを説明できる.

10. 埋没材の種類，特徴および埋没方法を説明できる.

11. 鋳造に用いる金属材料，鋳造基本的操作および研磨操作を説明できる.

12. 仮着材の要件と種類を説明できる.

13. 適合検査法と咬合調整法を説明できる.

14. 合着材の要件と種類を説明できる.

# 1. 支台歯形成

## 1) 支台歯形成

金属冠をはじめとする歯冠補綴装置を装着するために，有髄歯もしくは無髄歯の歯冠を高速切削器具を用いて削除することを**支台歯形成**と呼ぶ．全部金属冠の支台歯形成は，最終的な歯冠形態を回復するための金属の厚みを確保するために行うものである（**図1**）.

**削除**する歯質の厚み，すなわち金属冠の厚みをクリアランスと呼ぶが，クリアランスは軸面および咬合面で，マージン部を除いて最低 0.5 ～ 1.5 mm 必要である（**図2**）.**形成**した面はアンダーカットがなく，できるだけ滑沢であることが望ましいが，一定以下の表面粗さは印象や補綴装置の適合に影響を及ぼさない範囲で合着材の被着面積を増やすことになるので，後述の切削に用いるバーの表面粗さを参考にされたい.

支台歯形成の質は直接印象の質にかかわり，印象の質は最終的な歯冠補綴装置の質，すなわち適合に影響するので，支台歯形成を注意深く行うことが非常に重要である.

支台築造を必要とする無髄歯の支台歯形成と，必要としない有髄歯の支台歯形成の手順や注意点は若干異なる．すなわち，支台築造後にはほぼ支台歯の形態が完成しているはずで，主にクリアランスの確認と形成限界の修正が重要なポイントとなる．一方，築造を必要としない有髄歯においては形成の順序やクリアランスの確保という点で，より注意すべき点が多い.

## 2) 全部金属冠のための支台歯形成

### （1）形成の順序

築造後の無髄歯の支台歯形成時には，まず対合歯とのクリアランスの確認を行うのが妥当であろう．間接法による支台築造では，咬合器上での咬合関係に基づいた築造体が装着されるが，口腔内での咬合面のクリアランスはしっかりと確認する必要がある．その後，軸面を整え，同時に形成限界を適切に連続させて，最終的な補綴装置による辺縁封鎖が行える形態にすることが重要である.

一方，築造を必要としない有髄歯の支台歯形成では，咬合面を先に削除するか，軸面を先に削除するかが問題となる．咬合面を先に削除してクリアランスを確保してから，軸面の形成を行うことが推奨されることが多いが，逆に軸面を先に形成することのメリットもある．歯冠高径が小さい下顎大臼歯などの場合，先に咬合面を削除して必要なクリアランスを確保してしまうと，残存する歯質の高さ，すなわち軸面の高さが低くなり，軸面の形成時に適切なテーパーを付与することが非常に難しくなる場合がある．このような場合には，極力テーパーを小さくするようにして先に軸面を形成し，その後に咬合面を削除し，さらに2面形成などの最終的な軸面の支台歯形態を整える方が容易になる（**図3～7**）.いずれにしても支台歯形成に先立って，患歯の状況を的確に判断することが重要である.

### （2）咬合面の形成

**咬合面**のクリアランスは 1 ～ 1.5 mm 必要である．一度削除を始めてしまうと，

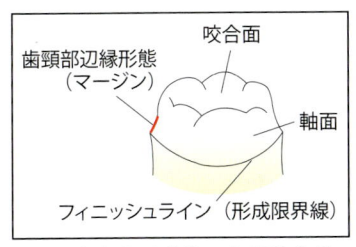

**図1** 支台歯形成後の各部位名称
（文献2を改変）

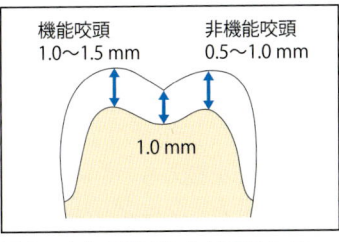

**図2** 支台歯形成とクリアランス
下顎臼歯の機能咬頭では側方運動に配慮してやや多めのクリアランスを確保する.

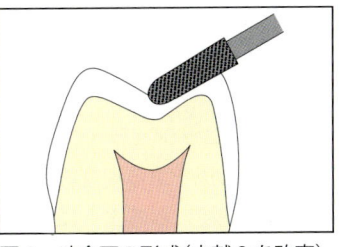

**図3** 咬合面の形成（文献3を改変）

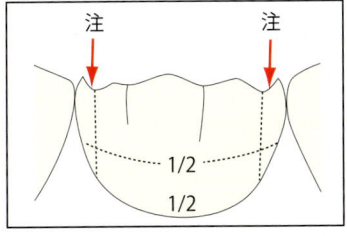

**図4** 隣接面における軸面の形成
（文献3を改変）

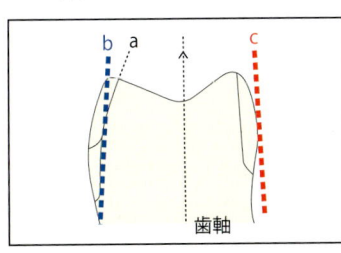

**図5** 頬舌側における軸面の形成
（文献3を改変）
a：頬側咬頭付近の軸面はクリアランスを確保するためにやや舌側方向へ傾ける.
b，c：頬側歯頸部付近の軸面および舌側，口蓋側面はできるだけ歯軸に平行とする.

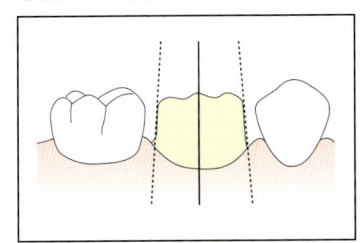

**図6** 歯軸とテーパーの関係（文献3を改変）

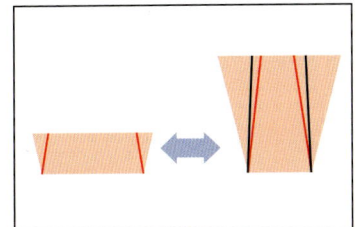

**図7** 形成順序とテーパー
赤線は同じ角度である. 支台歯の高さが低いほどテーパーが大きくなりやすい.

どの程度のクリアランスが得られているかがわかりにくくなるので，削除の前に，想定する深さのガイドグルーブを数本形成しておき，これを目安に全体の削除を進めるとよい.

また，必要に応じてワックスやシリコーンを用いて対合歯とのクリアランスを確認することも重要である.

### （3）軸面の形成

**軸面**は補綴装置の維持にとって最も重要な部分である. それゆえ，歯軸に平行ではない咬合力が加わったときに，補綴装置の脱離に抵抗できるよう，テーパーを極力小さくするべきである. まず，歯頸部側1/2を形成し，その後に2面を形成するように咬頭頂側を形成するとよいであろう.

近遠心に隣在歯がある場合に注意すべきことは，これらの削除を避けようとするあまり，テーパーが大きくなりすぎることである. 隣在歯の最大豊隆部と患歯の歯頸部の位置関係をあらかじめよく見ておくことが大切である. また，有髄歯など，隣接面の削除を必要とする場合には，隣在歯との接触点付近のエナメル質

軸面
axial surface

を一層残すようにして軸面を形成すると，隣在歯を傷つけることなく，かつ比較的適切なテーパーを付与しやすい．

### （4）フィニッシュライン

フィニッシュライン，形成限界線 finish line

　軸面の形成をある程度終えた段階で，軸面を整えるのと同時に形成限界も適切な形態と位置になるように形成する．フィニッシュラインの形態は，比較的辺縁封鎖が得られやすく，連続させやすいシャンファーがよいであろう．しかしながら，有髄歯においては歯髄への近接につながりやすく，無髄歯においては残存歯質の菲薄化につながるので，過剰な削除は避けなければならない．

　形成限界の上下的位置については諸説ある．過去に支台歯形成がされている場合や，歯肉縁下に齲蝕が及んでいる場合には，形成限界を歯肉縁下に設定せざるを得ない場合があるが，健全な有髄歯の場合や，部分的に健全なエナメル質が温存できる場合の形成限界は，必ずしも歯肉縁下に設定する必要はなく，歯肉縁もしくは歯肉縁上で，エナメル質内に設定することが望ましい．この場合，いわゆる低石灰化帯（エナメル質が薄い部分）の存在にはある程度注意が必要である．

　無髄歯の支台歯形成は，何らかのトラブルによる金属冠の再製作のために行うことが多く，また歯肉縁下に及ぶ齲蝕の処置を終えた後に行うことも多い．このような場合には，必然的に歯肉縁下に形成限界を設置することになる．補綴装置のマージンは必ず残存する健全歯質上に設定することが重要だからである．

## 3）歯髄，歯周組織の保護

### （1）歯髄の保護

　通常支台歯形成は，主にタービンとダイヤモンドポイントを使用して行う．したがって，切削時の高温が歯髄に悪影響を及ぼさないように配慮すべきである．現在ではタービンの性能が高く，比較的トルクが高いことが多い．このことはダイヤモンドポイントの使用法にも影響を及ぼす．つまり，タービンのトルクが十分に高ければ，いわゆるフェザータッチでなくとも，エナメル質，象牙質共に切削が可能であるということである．エナメル質を切削している場合には，ある程度強い力を加えて切削しても，十分な水冷が行われていれば問題は起きないが，象牙質切削時，特に歯髄に近接する部位の切削時には，フェザータッチの原則を守るべきである．また，歯髄の保護を心がけていたとしても，象牙質切削後には必ず歯髄の病理学的変化が起こることは認識しておくべきである．

　一般的に有髄歯の支台歯形成時には除痛法を用いる．特に若い患者の永久歯では歯髄腔が大きく，髄角が張り出しているため，象牙質の切削時に痛みを訴えることが多い．したがって，適切な支台歯形成を行うためには適切な除痛が必須である．しかしながら，患者が痛みを訴えないがゆえに，歯髄への近接に気づかないこともありえるので，歯髄の解剖学的な形態を念頭に支台歯形成を行うことが重要である．

### （2）歯周組織の保護

　形成限界の位置を歯肉縁下に設定する場合，特に注意しなければならないのは，歯肉への過度な傷害である．齲蝕によって失われた歯質が歯肉縁下に深く及

んでいる場合には，ある程度歯肉に傷害が及ぶことが避け難いこともあるが，そのような場合でも，形成時に歯肉圧排を行う，あらかじめ歯冠長延長術を行うなどの処置を施し，過度に生物学的幅径を侵害することがないように努めるべきである．必要に応じて，支台歯形成，印象に先立ってテンポラリークラウンの調整を厳密に行い，辺縁歯肉の健康を確保する必要がある．

## 4) 切削，形成時の注意

### （1）ポジショニング

　支台歯形成時の患者の体位と術者の位置は，いかに効率的に形成するか，視野を確保するかなどの点で非常に重要である．同じ技能をもった術者でも，適切なポジショニングで行う形成と，不適切な体勢で行う形成とでは結果に大きな差が生じる可能性が高い．最も適切な患者の体位と術者の位置は，形成部位や患者の体格，介助者の有無など，あらゆる環境によって左右されるので，一義的に決まるものではなく，状況に応じて判断すべきものである．いかなる状況においても一定の患者の体位や術者の位置で形成を行うことは，非効率的かつよい結果にもつながらないことを認識しておくべきである．

### （2）事故対策

　口腔内で高速回転切削器具を用いるということは，常に事故と隣り合わせであるということである．隣在歯の切削に留意することや，不必要な歯肉への傷害を避けることはもちろんであるが，患者の不意の体動や不十分な手指の固定によって，頬粘膜や舌を傷つけることは，決してあってはならない．これらを予防するために介助者を使うことも有効である．また，誤飲や誤嚥にも最大限の注意を払うべきである．

　ユニットのブラケットテーブルの上にはあらゆる鋭利な器具があり，切削に用いるバーやポイントにも鋭利なものが多い．患者のみならず術者もこれらによって傷つくことがないよう，細心の注意が必要である．

　万が一事故が起こった場合には，一刻も早く適切な対応が取れるように，あらかじめ何をすべきかを頭に入れておくべきであるし，インシデントレポートの提出など，事故後の対応についても学習しておくことが必要である．

### （3）感染対策

　歯科におけるあらゆる処置は，患者の身体に直接何らかの侵襲が加わるという点で外科処置であるという認識が必要である．支台歯形成も例外ではなく，特に歯肉縁下に及ぶ形成を行う場合には，直接目視できなくとも若干の出血があるという前提で，スタンダードプレコーションの概念に基づく対応が求められる．

　具体的には，口腔外バキューム，口腔内バキュームの適切な使用，マスクやグローブ，エプロンの着用による呼吸器や目の保護および着衣への汚染防止などである．

### （4）手指の固定

　正確な支台歯形成を行うためには，できるだけ肘を体幹に近づけ，適切なフィンガーレストをおくことが重要である．

### 5）切削，形成機器

　支台歯形成には主にタービン（50万回転／分程度），電気エンジン（マイクロモーター）（最大4〜5万回転／分程度）を用いる．これらを必要に応じて使い分けることが必要である．具体的には，エナメル質の切削と象牙質の概形成にはタービンを，最終的な形成面の研磨や形成限界の形成にはマイクロモーターや電気エンジンを用いるなどである．

### 6）切削工具

#### （1）切削工具の種類

　タービンやエンジンに装着して用いるバーやポイントには多くの種類がある．主にダイヤモンドポイント，カーバイドバー，カーボランダムポイント，ホワイトポイントなどである．またそれぞれの形態に関しては，各メーカーが独自のナンバリングで発売しているが，その用途はほぼ同じである．咬合面の削除，軸面の削除，形成限界の修正，点角，線角の整理など，それぞれの目的に応じて使用しやすいものが提供されているので，適切に選択して用いるべきである．

#### （2）表面粗さ

　上述の各種切削工具で歯質を削除した後の表面粗さを，**表1**に示す．エナメル質の切削時には目の粗いダイヤモンドポイントを使い，最終的な表面の修正には超微粒子（スーパーファイン）ダイヤモンドポイントかホワイトポイントを使用するとよいだろう．表面粗さを小さくすることで，最終的な金属冠の適合を改善することができる．

## 2. 印象 [11]

### 1）形成後の歯面処理 [11]

　支台歯形成は，歯質の切削量を最小限にとどめ，エナメル質をできるだけ温存することが原則であるが，やむをえず歯質の切削が象牙質に及んだ場合は，印象採得を行う前に，露出した象牙質表面を薄い被膜で被う必要がある（**図8**）．歯面コーティングには**表2**のようなねらいがある．

　歯面コーティングに用いられる材料としては，象牙質表層に樹脂含浸層を形成する接着性レジン，あるいはリン酸カルシウムや高分子薄膜を歯面上に生成する各種の知覚過敏抑制材が用いられる（**図9**）．

### 2）歯冠補綴における直接法と間接法

　歯，顎堤，顔面などの形態を再現するために，その陰型を製作する一連の操作を印象採得または**印象**という [6]．

　クラウンやブリッジは口腔内で直接製作することはできないため，支台歯や歯列など口腔内の形態を**印象採得**し，口腔外に復元した作業用模型を用いて製作される．この術式を「間接法」という．

　一方，成形充塡やコンポジットレジンによる支台築造のように，印象採得することなく，一連の処置を口腔内で行い治療を完了する術式を「直接法」という．間接

印象
impression

印象採得（を行う）
impression making,
make an impression

表1　切削工具と表面粗さ

| 通常のダイヤモンドポイント | 30 μm 程度 |
|---|---|
| 微粒子（ファイン）ダイヤモンドポイント | 10数μm 程度 |
| 超微粒子（スーパーファイン）ダイヤモンドポイント | 5 μm 程度 |
| ホワイトポイント | 5 μm 程度 |

表2　歯面コーティングのねらい

1. 細菌の直接的付着を防止する
2. 辺縁漏洩を防止する
3. 二次齲蝕を防止する
4. 知覚過敏を抑制する
5. 歯髄への刺激を抑制する
6. 局所麻酔の回数を減らす

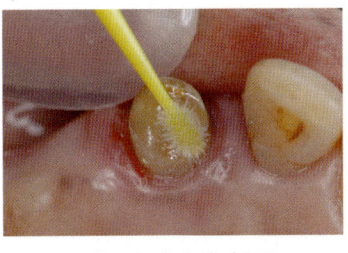

図8　形成した支台歯表面にコーティング材を塗布

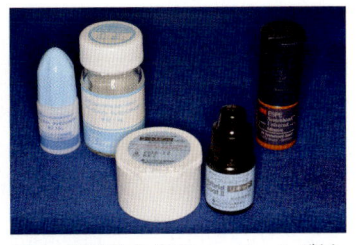

図9　代表的な歯面コーティング材

表3　弾性印象材の材質による分類

| ハイドロコロイド印象材 | ゴム質印象材 |
|---|---|
| アルジネート印象材 | ポリエーテルゴム印象材 |
| 寒天印象材 | 縮合型シリコーンゴム印象材 |
|  | 付加型シリコーンゴム印象材 |

法は，口腔内では直視も直達もできない，細かい部分の修復物形態付与が容易であることが直接法にはない利点であるが，診療回数や技工操作が増える欠点がある．

## 3）印象材の種類

　クラウンブリッジの製作のために用いられるすべての印象材は，硬化後に弾性をもっており，弾性印象材とも呼ばれる．**弾性印象材**はハイドロコロイド印象材とゴム質（ラバー）印象材に大別される（**表3**）．

　ハイドロコロイド印象材は，寒天印象材とアルジネート印象材が該当し，ゴム質印象材は，ポリエーテルゴム印象材，縮合型シリコーンゴム印象材，付加型シリコーンゴム印象材が該当する．各印象材の特徴を表に示す（**表4**）．歴史的には，ポリサルファイドゴム印象材が使用されていた時期もあった．

　ゴム質印象材は硬化前の流動性の違いにより，4つのタイプに区別される（**表5**）．

### （1）寒天印象材

　**寒天印象材**は，最も古くから使用されている印象材であり，可逆性ハイドロコロイド印象材とも呼ばれる．約100℃付近まで加熱することによって，ゲル状から流動性のあるゾル状に変化する．この状態で約60℃で保温しておき，印象採得時に口腔内で40℃付近まで温度が下がると，再び弾性のあるゲル状に変化する．

　寒天印象材のみを用いる場合（寒天印象）と，アルジネート印象材と組み合わせて用いる場合（寒天アルジネート連合印象）がある（32頁『（6）寒天アルジネート連合印象法』参照）．

弾性印象材
elastomeric impression
material

寒天印象材
reversible hydrocolloid
impression material,
agar impression material

**表4 印象材の特徴**

| 印象材 | 細部再現性 | 寸法安定性 | 利点 | 欠点 |
|---|---|---|---|---|
| 寒天 | 良 | 劣 | 親水性が高い<br>撤去が容易<br>安価 | 単独の場合水冷式トレーが必要<br>離液と膨潤がある |
| アルジネート | 劣 | 劣 | 操作が容易<br>歯列からの撤去が容易<br>安価 | 離液と膨潤がある |
| ポリエーテルゴム | 優 | 良 | 重合収縮が小さい | 吸水による寸法変化<br>硬化体が硬い |
| 縮合型シリコーンゴム | 優 | 良 | 永久歪みが小さい | 疎水性が強い |
| 付加型シリコーンゴム | 優 | 優 | 永久歪みが小さい | 硬化体が硬い |

**表5 ゴム質印象材の硬化前の流動性による分類**

| 低流動性 | パテタイプ |
|---|---|
| ↑ | ヘビーボディタイプ |
| ↓ | ミディアムボディタイプ（レギュラータイプ） |
| 高流動性 | ライトボディタイプ（インジェクションタイプ） |

　寒天印象材は親水性で歯肉へのぬれがよい，硬化後の弾性歪みが大きく歯列からの撤去が容易，印象採得直後の細部再現性がよいといった特徴がある．しかし，空気中で水分を放出（離液）あるいは水中で水分を吸収（膨潤）するため，寸法安定性に難点がある．

### （2）アルジネート印象材 [4,5]

　不可逆性ハイドロコロイド印象材ともいう．可溶性アルギン酸塩と硫酸カルシウムに水を加えると反応し，不溶性のアルギン酸カルシウムを生成することによって，ゾル状からゲル状へと変化する．水で練和する粉末状のタイプと，2つのペーストを専用の装置で自動練和するタイプがある．

　取り扱いが容易であり，印象材を口腔内から撤去する際の抵抗力が小さく，比較的安価である．しかし，細部再現性は他の弾性印象材より劣っており，離液や膨潤を生じるため寸法安定性にも難点がある．**アルジネート印象材**単独で印象採得する場合は，研究用模型や対合模型が製作される．

アルジネート印象材
irreversible hydrocolloid impression material, alginate impression material

### （3）ポリエーテルゴム印象材 [4,5]

　2つのペーストを練和すると，基本成分のポリエーテル分子がスルホン酸塩などの触媒下で重合し，弾性体となる．硬化後の印象材は水分を吸収すると寸法変化を生じる．硬化体が硬いため，口腔内から撤去するときの患者の苦痛や，石膏模型を外すときの模型の破損を生じる原因となりうる．また，硬化時間が比較的短いため，多数歯の印象採得を一度に行うには不向きである．

ポリエーテルゴム印象材
polyether elastomeric impression material

### （4）縮合型シリコーンゴム印象材 [4,5]

　2つのペーストを練和すると，基本成分であるシリコーンポリマーとアルキル

縮合型シリコーンゴム印象材
condensation silicone elastomeric impression material

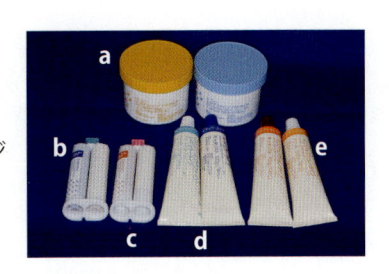

図10 付加型シリコーンゴム印象材
a：パテタイプ
b：ミディアムボディタイプカートリッジ
c：ライトボディタイプカートリッジ
d：ミディアムボディタイプチューブ
e：ライトボディタイプチューブ

シリケートが有機スズ触媒によって化学反応し，弾性体となる．

細部再現性に優れ，硬化後の印象材は永久歪みが小さい．しかし，硬化する際の副産物としてエチルアルコールが生成され，これが蒸発するため，寸法安定性に問題がある．また，疎水性が強いため，精密な印象を採得するためには，支台歯や歯肉溝を十分防湿する必要がある．

### （5）付加型シリコーンゴム印象材 [4,5]

チューブ，カップ，あるいはカートリッジの形態で提供されている（**図10**）．2つのペーストを練和すると，ビニルシリコーンポリマーと水素化シリコーンが白金系触媒によって化学反応し，弾性体となる．硬化反応は温度による影響を受けやすく，室温が高い場合は促進される．そのため硬化時間を長くするには専用の硬化遅延剤を加える．

細部再現性に優れ，硬化後の印象材は永久歪みが小さい．縮合型シリコーンゴム印象材のような硬化時の副産物がなく，ポリエーテルゴム印象材のような水分の吸収もないため，寸法安定性に優れている．歯肉縁下に流入しやすいように親水性を付与した製品もある．

しかし，硬化後の印象材はやや硬い（弾性歪みが小さい）ため，口腔内から印象を撤去する時や，印象から石膏模型を外す時に問題となることがある．

### 4）印象用器材

#### （1）印象用トレー

**印象用トレー**は，練和した印象材を口腔内に運び，歯列に圧接し，硬化した印象材を口腔外に取り出すために用いる．①**既製トレー**，②**個人**（各個）**トレー**，③**個歯トレー**の3つに大別される．

#### ①既製トレー

不特定多数の患者の歯列に合うように製作された既製品のトレーである．全顎歯列用（**図11**），部分歯列用（片側用，前歯部用，臼歯部用，局部用回転トレー）（**図12**）といったトレーがあり，目的に応じて適切な形と大きさを選択して使用する．印象材の保持様式によって，有孔トレー，網トレー，リムロックトレーに分類される．多くは滅菌して繰り返し使用される金属製のトレーであるが，使い捨て可能な樹脂製のトレーもある．また，特殊なものとして，寒天印象用の水冷式リムロックトレーや咬合印象用トレーがある（**図13**）．

#### ②個人トレー

個々の患者の歯列形態に合うように製作された自家製のトレーである（**図**

付加型シリコーンゴム印象材
addition-type silicone elastomeric impression material

印象用トレー
impression tray

既製トレー
stock tray

個人トレー
custom tray

個歯トレー
custom abutment tray

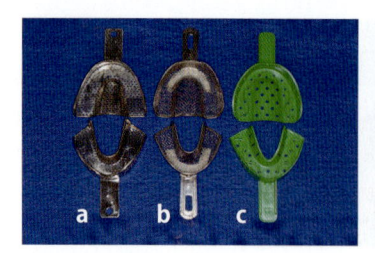

**図 11　全顎歯列用トレー**
a：有孔トレー
b：網トレー
c：樹脂製有孔トレー

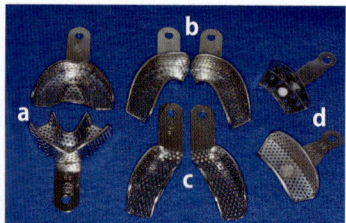

**図 12　部分歯列用トレー**
a：前歯部用，b：片側用，
c：臼歯部用，d：局部用回転トレー

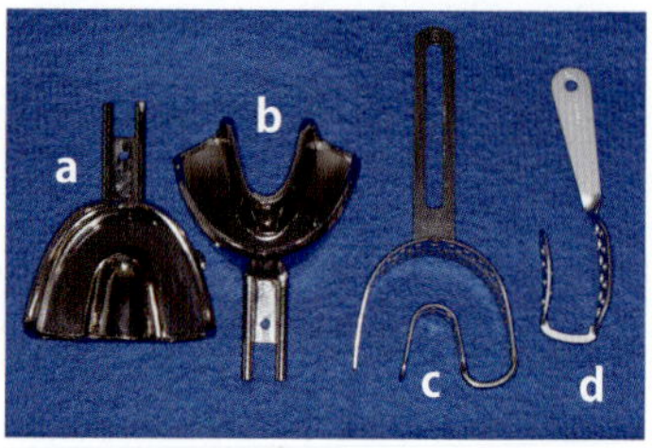

**図 13　水冷式リムロックトレー**
（a：上顎用，b：下顎用），
咬合印象用トレー
（c：全顎用，d：局部用）

14）．研究用模型上に，印象材の入る一定の厚さのスペースを設け，トレー用の常温重合レジンを用いて製作する．光重合型のレジンや加熱して軟化できる熱可塑性樹脂を用いて製作されることもある．

　印象材を保持するために，専用の接着材を個人トレー内面に塗布する．さらにアルジネート印象用の個人トレーでは，印象材保持用の小さな穴を多数開ける．

**③個歯トレー**

　支台歯の印象を歯肉縁下まで確実に採得するために，個々の支台歯に被せるよう製作された小型の自家製トレーである（**図 15**）．主に常温重合レジンを用いるが，銅板を加工して製作した個歯トレー（カッパーバンドトレー）が用いられることもある．個歯トレーを用いて支台歯に印象材を圧接し，その上から既製トレーか個人トレーを使用して歯列全体の印象を採得する．

**（2）シリンジ**

　寒天印象材用と，ゴム質印象材用のシリンジがある（**図 16**）．流動性のある印象材を口腔内に運び，支台歯の細部に行き渡らせるため，また，個歯トレー内面にゴム質印象材を注ぐ際にも用いる．ノズルの先端を歯肉溝や咬合面などの陥凹している部分に沿わせつつ印象材を注入することによって，印象材中への気泡の混入を防ぐ．寒天印象材用シリンジは，寒天印象材の入った容器を容易に着脱できる構造になっている．

**（3）スクリューバー，レンツロ**

　らせん状の細い金属線からなるバーであり，低速回転で使用する（**図 17**）．スクリューバーは築造窩洞や歯冠継続歯の印象を採得する場合にポスト内部に気泡を残すことなく印象材を奥底まで送り込むために用いられる．レンツロはスクリューバーよりもらせん部分が細いため送り込む効率が悪い．

### 5）歯肉圧排

　支台歯の形成が歯肉縁下に及ぶ場合，支台歯に密着している辺縁歯肉をよけて，歯肉溝を広げ，歯肉溝の奥底まで印象材を行きわたらせる必要がある．このように，支台歯周囲の歯肉を一時的に歯面から排除することを**歯肉圧排**といい[6]，機械的歯肉圧排，機械的・化学的歯肉圧排，および外科的歯肉圧排がある．

歯肉圧排
gingival displacement,
gingival retraction

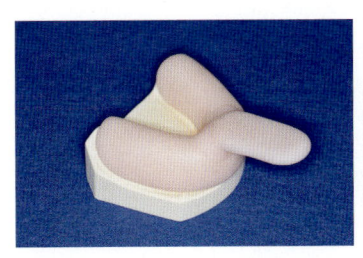

図14 常温重合レジン製の個人トレー

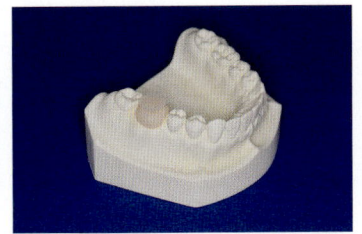

図15 個歯トレー

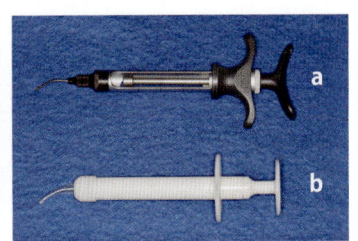

図16 a：寒天印象材用シリンジ
b：ゴム質象材用シリンジ

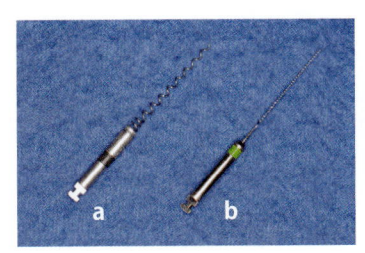

図17 a：スクリューバー
b：レンツロ

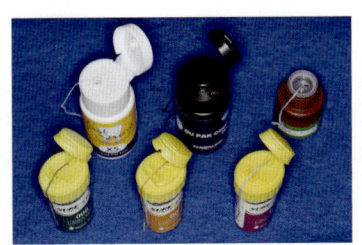

図18 圧排用コード

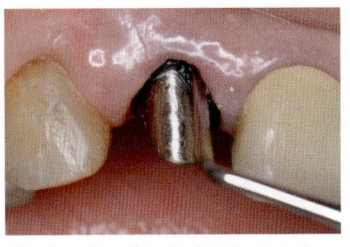

図19 ジンパックインスツルメントで圧排用コードを歯肉溝に挿入

### （1）機械的歯肉圧排

　圧排用コードには数種類の太さがある（**図18**）．選択した圧排用コードを，支台歯を一周できる長さに切り，ジンパックインスツルメントの先端で押さえながら歯肉溝に入れていき，支台歯全周を囲む（**図19**）．その際，強く押し込み過ぎて上皮付着を損傷しないよう注意が必要である．

　通常は圧排用コードを1本だけ歯肉溝に挿入する一重圧排法が行われるが，歯肉溝の拡大が十分でない場合は，細い圧排用コードを歯肉溝深く挿入した上にもう一本太い圧排用コードを挿入する二重圧排法が行われることもある．一重圧排法では印象採得の直前に圧排用コードを取り除くが，二重圧排法では1本目の圧排用コードを歯肉溝に残したまま，2本目の圧排用コードだけを除去して印象採得する．

### （2）機械的・化学的歯肉圧排

　塩化アルミニウムなど収斂作用のある薬剤や，硫酸鉄など止血作用のある薬剤を使用する．これらの薬剤をしみ込ませた圧排用コード（**図19**）を用いるか，圧排用コードに薬剤を塗布してから歯肉溝に挿入する．あるいは，薬剤を歯肉溝に塗布してから圧排用コードを挿入したり，歯肉溝に挿入した圧排用コードの上から薬剤を塗布することもある（**図20, 21**）．

　これらの薬剤によって歯肉溝からの滲出液が減少するため，圧排用コード単独の場合よりも効果的に歯肉溝内部に印象材を送り込むことができる．しかし，いったん広がった歯肉溝は圧排用コードを取り除くと数分以内に閉じるため，歯肉圧排後は速やかに印象採得を行う必要がある．

### （3）外科的歯肉圧排

　電気メスやレーザーを用いて歯肉溝を広げる方法である．電気メスを用いる場

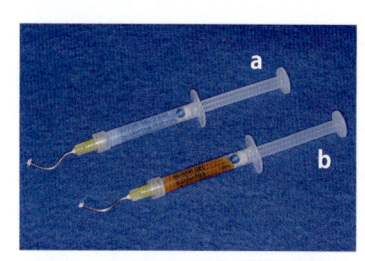

**図20** a：塩化アルミニウム製剤
b：硫酸鉄製剤

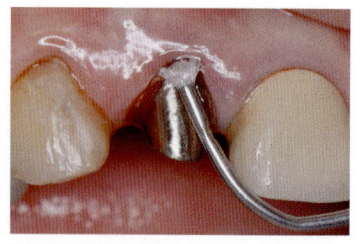

**図21** 塩化アルミニウム製剤による歯肉溝滲出液の抑制

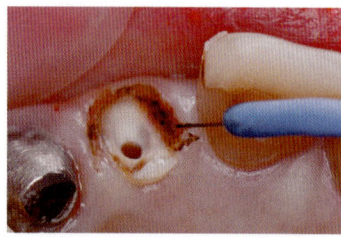

**図22** 電気メスを用いた歯肉圧排

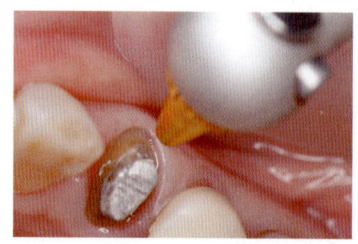

**図23** 炭酸ガスレーザーを用いた歯肉圧排

合は歯肉に局所麻酔を施し，歯肉溝内縁上皮を切除する．増殖した歯肉縁の切除や，歯肉整形を歯肉圧排と合わせて行うこともできる（**図22**）．その後，圧排用コードを挿入して，歯肉溝をさらに広げることもある．電気メスは出血が少ないことが利点の1つであるが，心臓ペースメーカーを使用中の患者には禁忌である．上皮付着を破壊すると歯肉退縮を生じる可能性があるため，出力，操作方法，支台歯周囲組織への誤接触に十分注意しなければならない．

　歯肉溝の明示や辺縁歯肉の形態修正を行うことができるレーザーとしては，炭酸ガスレーザー（**図23**）とEr:YAGレーザーが代表的である．レーザーは局所麻酔を必要としない場合が多く，出血も少ない．しかしレーザー光線は目に見えないため，組織などに反射したレーザーが誤って目に当たらないよう，患者，術者，介助者は専用のアイガードを必ず装着すべきである．

### 6）印象方法

　次に示すいずれの場合でも，必要に応じて支台歯以外の歯間部やポンティック基底部のアンダーカットを，ワックスなどであらかじめ封鎖（ブロックアウト）しておく．

### （1）単一印象法

　**単一印象法**は，各タイプのゴム質印象材やアルジネート印象材を，単独で使用する印象法である（**図24**）．ゴム質印象材では，ミディアムボディタイプかライトボディタイプを使用する．トレーは既製トレーか個人トレーを用いるが，アルジネート印象材は概形印象を採得するために既製トレーを用いることが多い．

単一印象法
single impression

### （2）二重同時印象法（1回法）

　**二重同時印象法**とは，パテタイプとライトボディタイプ，ヘビーボディタイプ

二重同時印象法
double mix impression

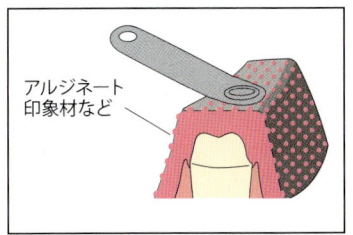
図 24　単一印象法の断面図

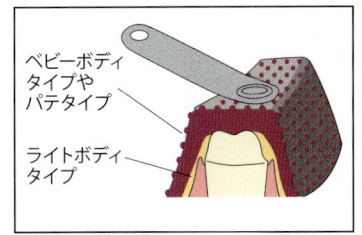
図 25　二重同時印象法（1 回法）の断面図

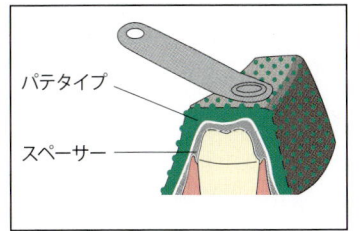
図 26　連合印象法（2 回法）の一次印象の断面図

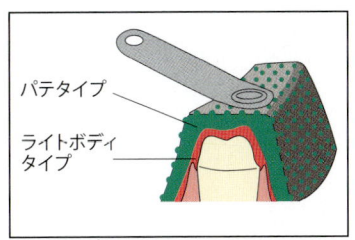
図 27　連合印象法（2 回法）の二次印象の断面図

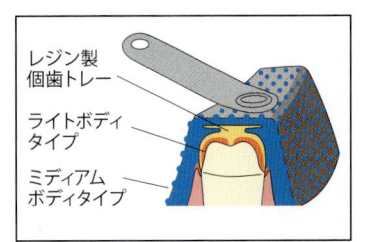
図 28　個歯トレー印象法の断面図

とライトボディタイプ，あるいはミディアムボディタイプとライトボディタイプというように，流動性の異なる 2 つのゴム質印象材を，ほぼ同時に練和して用いる印象法である（**図 25**）．

　練和したライトボディタイプをシリンジに入れ，もう一方の印象材をトレーに盛る．トレーは既製トレーと個人トレーのどちらでも可能である．シリンジでライトボディタイプを歯肉溝に注入し，支台歯全周を覆う．そのライトボディタイプが硬化する前に，トレーに盛られた印象材を被せ，硬化後に口腔内から外す．

### （3）連合印象法（2 回法）

　**連合印象法**は，ゴム質印象材のパテタイプを既製トレーに盛り，印象材と歯列の間にスペーサー（パラフィンワックス，ガーゼ，ビニールシートなど）を 1 枚介在させ，印象を採得する（一次印象）（**図 26**）．スペーサーによって二次印象のためのスペースが確保される．一次印象を歯列から撤去した後，続いて二次印象を行う．

　二次印象の手順は，使用したスペーサーを印象面から外し，ライトボディタイプをシリンジと一次印象内面の両方に入れ，支台歯および歯列の型をとる（**図 27**）．

連合印象法
combined impression

### （4）個歯トレー印象法

　**個歯トレー印象法**は，まず準備しておいた個歯トレーの辺縁を，支台歯に確実に合うよう，口腔内で形態修正する．個歯トレーと個人トレーには，印象材専用の接着剤を塗布しておく．シリンジを用いて個歯トレーの内面にライトボディタイプを満たし，支台歯に圧接する．その上から歯列印象用のトレー（既製トレーか個人トレー）に盛った印象材（ヘビーボディタイプかミディアムボディタイプ）を圧接し（**図 28**），印象材が硬化したら，個歯トレーごと口腔内から撤去する．

個歯トレー印象法

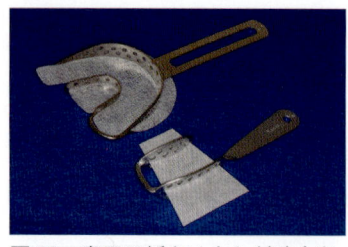
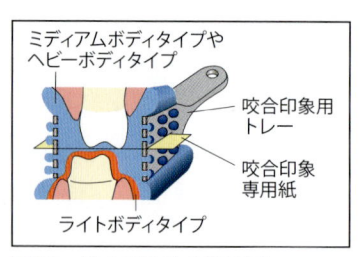

図 29 専用の紙をはさんだ咬合印象用トレー

図 30 咬合印象法の断面図

ミディアムボディタイプやヘビーボディタイプ
咬合印象用トレー
咬合印象専用紙
ライトボディタイプ

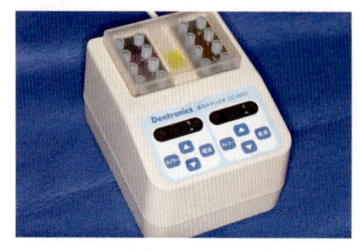
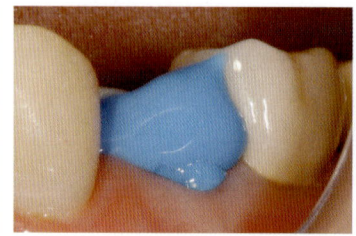
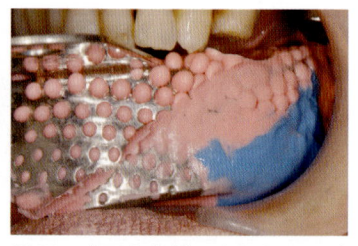

図 31 コンディショナーで加温される寒天印象材

図 32 寒天印象材を支台歯周囲にシリンジで注入

図 33 寒天印象材の上からアルジネート印象材を圧接

## （5）咬合印象法

**咬合印象法**は，咬合印象用トレー（**図 29**）を用い，支台歯のある歯列と対合歯列，およびその咬合関係を同時に印象採得する方法である（**図 30**）．このほかに，咬合印象用トレーを用いずにパテタイプとライトボディタイプのシリコーン印象材と個歯トレーを用いる方法もある（36 頁参照）.

咬合印象法
bite impression

## （6）寒天アルジネート連合印象法

**寒天アルジネート連合印象法**は，コンディショナー（**図 31**）で加温したシリンジ用寒天印象材を支台歯周囲に注入し（**図 32**），その上からトレーに盛ったアルジネート印象材を圧接して印象採得する方法である（**図 33**）．分類上は前述の連合印象法ではなくむしろ二重同時印象法に属する.

寒天アルジネート連合印象法
agar-alginate combined impression

## 7）アルジネート印象材の固定

印象採得したアルジネート印象材の表面に練和した石膏が触れると，石膏模型の表面荒れが生じる場合がある．このような表面荒れを防ぐために印象採得物の固定が行われる．固定は，採得した印象を硫酸カリウムや硫酸亜鉛を 2％含有する固定用薬剤に浸漬するか，固定用薬剤を印象面に噴霧する．これらは石膏模型の表面性状の悪化を防ぐのが主目的であり，印象材自体の離液や膨潤による変形を完全に防ぐものではない．また，次亜塩素酸ナトリウムなどの消毒薬が固定用薬剤とともに配合された製品もある.

## 8）印象採得物の消毒

口腔内から撤去した印象採得物は血液や唾液に直接触れたものであるから，院内感染を防止するために，適切な感染対策を講じなければならない．感染対策の基本はスタンダードプレコーション（標準的予防策）であり，これは特定の感染

症に罹患している患者に対してだけではなく，すべての患者からの印象採得物が感染性物質として取り扱われ，消毒が必要であることを意味している．

印象採得物の消毒は，薬剤に抵抗性の強い HCV（C 型肝炎ウイルス），HBV（B 型肝炎ウイルス），HIV（エイズウイルス）などに対しても消毒効果を発揮し，かつ印象材の寸法精度や表面性状に問題が生じない方法が必要とされる．

消毒の効果を上げるために，採得された印象表面を消毒前に水洗することが推奨されている．さらにこのとき，感染源を周囲に拡散させないよう，閉鎖された空間で水洗することが望ましい．印象採得後のシリコーンゴム印象材，寒天印象材，アルジネート印象材は，次のいずれかの方法で消毒を行う [7-10]．

1. 0.1 ～ 1.0% 次亜塩素酸ナトリウム溶液に 15 ～ 30 分間浸漬する
2. 2 ～ 3.5% グルタールアルデヒド溶液に 30 ～ 60 分間浸漬する
3. 0.1% ポビドンヨード溶液を印象面に 10 分間噴霧する
4. 0.5% グルタールアルデヒドと塩化ベンザルコニウムの合剤（MD520）に 5 分間浸漬するか，専用の装置（ハイゴジェットシステム）で MD520 を 10 分間噴霧する

ただし，次亜塩素酸ナトリウムやポビドンヨードは金属を腐食ないし変色しやすいこと，飛散したグルタールアルデヒドは呼吸器系に刺激があり，喘息などがあれば悪化しかねないことを配慮しなければならない．

寒天印象材やアルジネート印象材は消毒液への浸漬によって膨潤し，寸法変化を生じやすいため，浸漬時間は最小限とする．ポリエーテルゴム印象材も長時間の浸漬では吸水による寸法変化があり，したがって消毒の観点からは，シリコーンゴム印象材が最も推奨される．

## 3. 顎間関係の記録（咬合採得）

### 1）クラウン製作時の咬合採得

**顎間関係**とは，上顎と下顎の空間的位置関係のことをいい，上下顎間の水平，垂直方向のすべての位置関係を含む．その記録を顎間記録という [12]．**咬合採得**とは，補綴装置の製作や咬合診断において，上下顎の歯列模型，あるいは顎堤模型をそれぞれの目的に応じた顎位で咬合器に装着するために，種々の材料や機器を用いて上下顎の顎間関係を記録することである [13]．間接法によってクラウンを製作する際には，上下顎の模型を咬合器に装着するために咬合採得は必要な術式である．

本項では，顆路の調節機構をもたない平線咬合器や平均値咬合器を用いて補綴装置を製作する際に行う咬合採得について述べる．上顎歯列と頭蓋の位置関係をフェイスボウによって調節性咬合器上に再現させる方法に関しては 133 頁，section 4-5『2．ブリッジの顎間関係の記録（咬合採得）』にて述べる．

上下顎歯列の位置関係の記録を**インターオクルーザルレコード**という．なかでも咬頭嵌合位におけるインターオクルーザルレコードの採得は非常に頻度が高く，最も日常的な診療操作の 1 つとなっている．咬頭嵌合位は上下顎の歯列が最も多くの部位で接触し，安定した状態にあるときの顎位である．また，咬頭嵌合

顎間関係
maxillomandibular relationship

顎間関係の記録
maxillomandibular relationship record

咬合採得
maxillomandibular registration

インターオクルーザルレコード
interocclusal record

位は習慣性開閉口運動の終末点であり，タッピング運動を行うことでも位置の確認ができる．この下顎位にて咬合採得が行われる．

### （1）咬合採得材の条件
口腔内で使用される咬合採得材には，以下の必要な条件が挙げられる [14]．

1. 硬化時間が短い．
2. 咬合時に下顎の偏位を起こさせない．
3. 流動性が良好で，軽く咬んで抵抗感がない．
4. 硬化時の収縮が少ない．
5. トリミングが可能で模型に合わせた際，変形や破折を生じない．

これらの条件を満たしたものが，より正確な顎間関係を咬合器上に再現できる．

### （2）咬合採得材の種類と性質
咬合採得に用いられる材料にはさまざまなものが挙げられる．為害性がなく，操作性がよいものが臨床では選択される．

#### ①パラフィンワックス
使いやすい材料で，しっかり咬み込ませることができる．しかし，変形しやすいので，口腔内から撤去するときには十分硬化させる．気温が高い場合は室温でも軟化が起こるため，咬合器への模型装着に用いるまでの保管には温度変化を与えないようにする．

また，ワックスの軟化温度や厚さにより咬合採得時に抵抗を受け，下顎が偏位することがある．

#### ②シリコーン咬合採得材
弾性を有し，化学反応によって硬化する．付加型は硬化時，硬化後の寸法変化が少なく，表面の再現性に優れている．消毒薬などに浸漬しても変形が少ない．

#### ③印象用石膏
非弾性であるため，アンダーカットのある部分には使用不可能である．咬合面部の印象を採り咬合状態を再現する．寸法変化として，0.1％前後の膨張傾向を示す．

#### ④酸化亜鉛ユージノールペースト
硬化後の強さがやや不十分なため，金属ワイヤーフレームに張ったガーゼにペーストを 2 mm 前後の厚さに塗布して用いる．硬化すると非弾性であり，寸法変化も小さく安定している．咬頭頂を残して隣接面部や裂溝部分などの細かな印象面は鋭利なナイフで除去する．

#### ⑤常温重合レジン
粉と液を混和して重合が進み，硬化する．硬化時の発熱や撤去時の変形，撤去後の収縮がある．

硬化後，対合歯の咬頭頂がわずかに印記される程度に平坦なレジンテーブルにする．厚みは 3 mm 程度とする．完成したレジンテーブルに少量のシリコーン咬合採得材をのせ，咬頭嵌合位にて顎間関係を記録するとより正確なレコードが得られる．

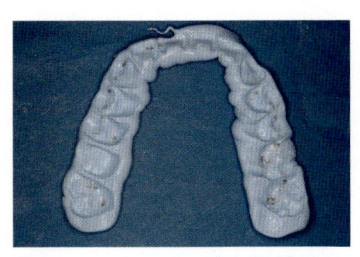
図34 シリコーン咬合採得材で採得したインターオクルーザルレコード

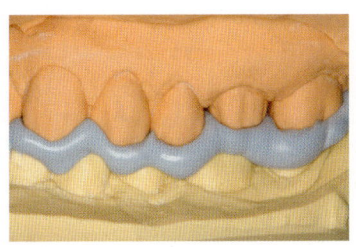
図35 トリミングを行わないで模型を嵌合させると顎間関係がくるう.

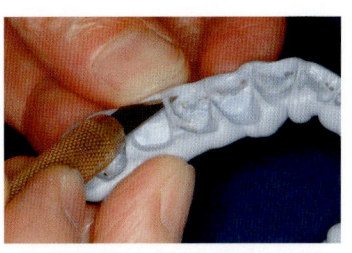
図36 複雑な印象面は模型への復位を阻害するためナイフにてアンダーカット部などを切除

## （3）咬頭嵌合位での咬合記録

臨床の場では，安価で操作性が容易なパラフィンワックスや，高価だが歯の位置関係，咬合面形態などが正確に復元されるシリコーン咬合採得材を用いてインターオクルーザルレコードが採得される.

しかし，パラフィンワックスでは模型上に戻した際，無理な嵌合をさせると変形し，生体と同じ咬合関係が再現できないこともある.

一方，シリコーン咬合採得材のレコードは下顎歯列上に印象材を注入し，軽く咬合させて採得する. 咬合面の再現性は非常に高い（**図34**）. しかし，隣接面や裂溝部分などの細かな凹凸が再現されているため，模型への適合を阻害する（**図35**）. 結果的に上下顎間関係が大きくずれてしまうことはよくみられる. それゆえ，鋭利なナイフにて隣接面や裂溝部分などの細かな凹凸やアンダーカット部を除去しておく必要がある（**図36**）.

クラウンの症例では作業用模型と対合歯列模型を両側ではなく，片側部分歯列模型にて製作することもある.

### ①両側歯列模型による嵌合

上下顎歯列模型間にレコードを介さず嵌合させて，模型ががたつかず安定するか判定する. 口腔内の咬頭嵌合位の歯の接触関係と模型が同様であることが確認できるならば，レコードを必要としない（**図37, 38**）.

### ②部分歯列模型による嵌合

日常の臨床においてよくみられる. 片側歯列のため上下顎模型間にインターオクルーザルレコードを用いて嵌合させる. シリコーン咬合採得材のレコードをトリミングせずそのまま用いて咬合器装着を行えば浮いてしまい，上下顎模型の位置関係は口腔内の咬頭嵌合を再現しない. この状態でクラウンを製作すれば咬合は常に高くなるため，支台歯部分のみレコードを介在させると模型が安定する（**図39**）.

## （4）生体と模型に生じる誤差

クラウン製作のために印象採得，咬合採得および咬合器装着と各過程を慎重に進めていく. しかし，松下は，模型の咬合器装着時の咬頭嵌合位の時点で口腔内の高さよりすでに約190μm咬合が高くなっていることを報告している[15]. その後のステップで徐々にマイナスになるが最終的に口腔内にクラウンを試適する際には約110μm高い状態である（62頁，**図158**参照）.

考えられる原因として，上下顎の歯列模型には膨張する石膏を用い，インターオクルーザルレコードには収縮するシリコーン咬合採得材を用いている. 材料学

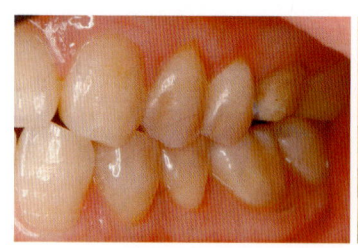 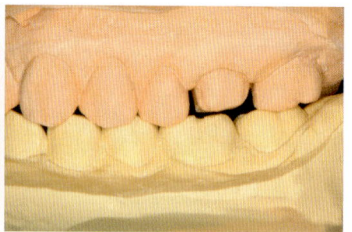 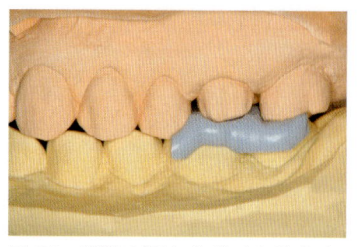

**図 37, 38**　口腔内の咬頭嵌合位の歯の接触関係と模型が同様であることが確認できるならば，咬合記録を必要としない.

**図 39**　模型の浮き上がりを防止するため支台歯部分のみレコードを介在させる.

的な性質に大きな隔たりがある．また，印象採得時には開口位で行い歯列模型を製作する．咬合採得時には閉口位にて行う．開口時には咀嚼筋群や口腔底周囲の筋群の働きによって下顎骨の幅径が減少し下顎骨が歪む．下顎位の違いによる生体の影響で誤差が生じる．これらの理由から，クラウンの製作過程で正確な咬合採得を行い，咬合器装着を行っても製作されたクラウンの咬合の高さを口腔内と限りなく近似させるには限界がある．そこで，口腔内と上下顎模型との咬合の高さの誤差が少ない術式として咬合印象法が考えられる．

### （5）咬合印象法

　**咬合印象**法とは，支台歯と対合歯およびその咬合関係を同時に採得する術式である．咬頭嵌合位にて印象採得と咬合採得を行うため下顎の歪みの影響を受けず，機能的な状態でのクラウンが製作される[16]．咬合印象法では咬合印象用トレー（**図 40**）を利用する方法と，シリコーンゴム印象材のパテタイプとライトボディタイプとで二重同時印象を行う方法がある[17]．

咬合印象
bite impression

　適応症は，単冠や 1/3 顎までの補綴処置で，咬頭嵌合位が安定している症例とする．術式（印象術式，技工操作）を，**図 41 ～ 48** に示す．

1. トレーの両面に印象材を盛る（**図 41**）．
2. 患者の口腔内にトレーを挿入して咬頭嵌合位にて咬ませる（**図 42**）．
3. 硬化後，印象体を撤去し，支台歯側に超硬質石膏を注入して咬合器に装着する（**図 43, 44**）．
4. 支台歯側が硬化後，対合歯側の印象面にも石膏を注入し，咬合器へ装着する（**図 45**）．
5. 石膏硬化後，トレーを外す（**図 46**）．

　印象採得，咬合採得時間の短縮，クラウンの咬合調整時間の短縮など利点が多い．

　松下らは咬合している際の口腔内での高さを 0 μm としたとき，咬合印象法で製作した模型の高さは約 26 μm 高いと報告している[18]．その一方で，従来的な上下顎別々に印象採得，咬合採得して咬合器装着した模型では約 210 μm 高いといわれている（**図 49**）．実際に両方の術式で製作したクラウン（ 6 ）の咬合調整を行った結果，咬合面の形態に大きな違いが認められた（**図 50, 51**）．また，高さだけではなく，口腔内の咬合接触点の位置と模型上の咬合接触点の位置が非常に再現性の高いことも報告されている[19]．

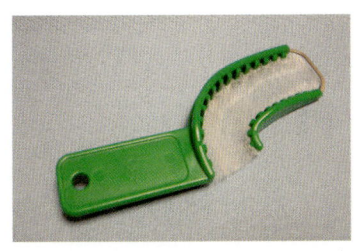

図40 咬合印象用トレー（トリプルトレー）

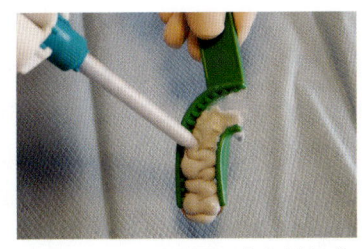

図41 トレーの両面に印象材を盛る．

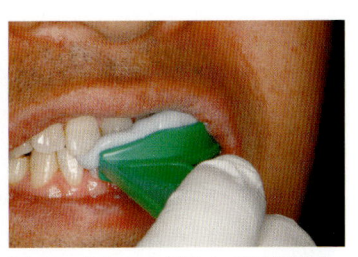

図42 トレーを挿入して咬頭嵌合位にて咬ませる．

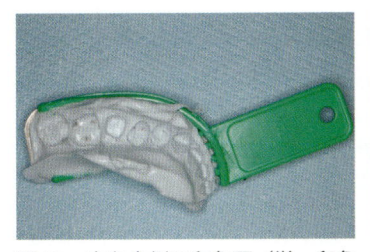

図43 支台歯側の印象面（単一印象法）

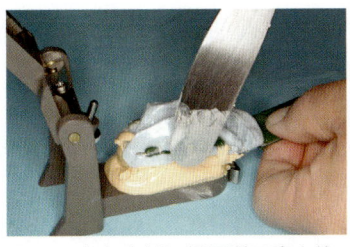

図44 支台歯側に超硬質石膏を注入して咬合器に装着する．

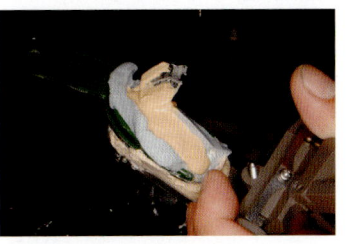

図45 支台歯側が硬化後，対合歯側の印象面にも石膏を注入する．

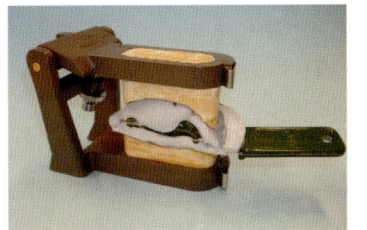

図46 上下顎の模型が硬化するまでトレーを外さない．

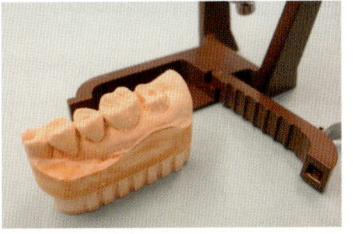

図47 トレーを外し，作業用模型を外す．

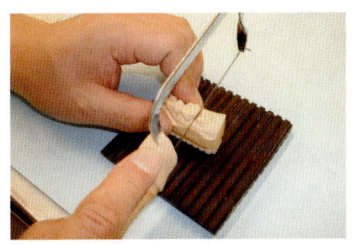

図48 石膏ノコで，歯型を切断する．

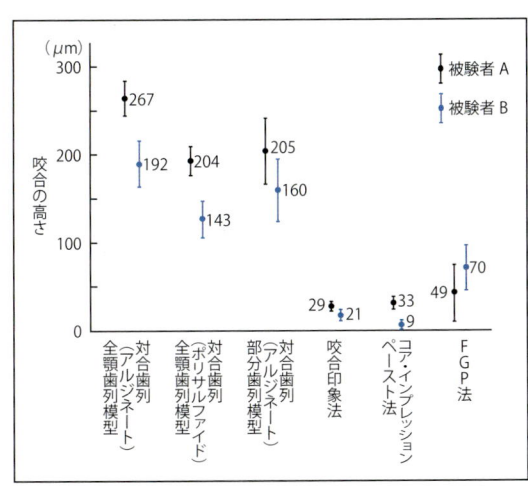

図49 各術式での咬合の高さ．両被験者が同じ傾向であった（文献18を改変）.

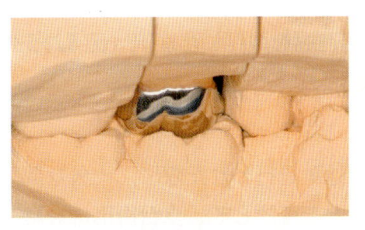

図50 咬合印象法で製作したクラウン．支台歯前後の歯の嵌合が緊密であることがわかる．

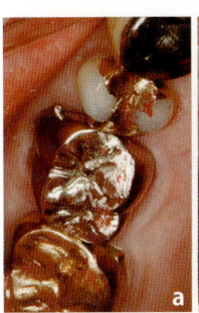
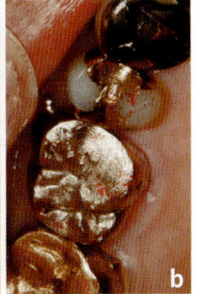

図51 a：咬合印象法で製作したクラウンの咬合調整後の咬合面
b：上下顎それぞれ印象採得，咬合採得して製作したクラウンの咬合調整後の咬合面

**表6** FGP テクニックの特徴

| |
|---|
| 1. 特殊な咬合器を用いるが操作は簡単である |
| 2. 完成したクラウン，ブリッジは咬頭干渉がなく，口腔内での咬合調整時間が短い |
| 3. 単冠，少数歯欠損，部分床義歯にも応用される |
| 4. FGPテーブルを製作するため来院回数が増える |

**表7** FGP テクニックの適応症

| |
|---|
| 1. 咬頭嵌合位が安定している |
| 2. 機能的な偏心運動が問題なく行える |
| 3. グループファンクションが適応である．犬歯誘導咬合では，側方運動時のクラウンの咬合面形態が製作しにくい |

## 2）FGP テクニック

　FGP テクニックとは，口腔内でワックスに記録した対合歯の**機能運動経路**を利用して機能的に調和した補綴装置の咬合面を製作する方法で，咬合調整の必要が少ない装置を製作できる方法である．

機能運動経路
functionally generated path

　FGP テクニックは 1930 年代，患者の口腔内が最もよい咬合器であると考えた Meyer らの説が基礎となって，Pankey，Mann らによって確立されたものである[20]．間接法によって製作されたクラウンブリッジを口腔内で調整が少なく，機能的な咬合状態にするかは重要なことである．FGP テクニックは咬合器を特に重要視せず，口腔内で得た顎運動の記録を直接補綴装置の咬合面に転写し再現しようとするものである．

　FGP テクニックでは，支台歯の印象採得後，2 つの対合歯列模型を製作する．

　一般的な対合歯列模型であるアナトミカルコア（解剖学的な対合歯列模型）と，偏心運動時の対合歯咬頭の運動を常温重合レジンで作ったテーブル上にワックスで印記し，これに石膏を注入して作るファンクショナルコア（機能的な対合歯列模型）である．この 2 つの対合歯列模型を用いて顎運動の干渉がない補綴装置の咬合面の製作が可能となるものである．

　FGP テクニックの特徴を**表6**に，適応症を**表7**にまとめた．

　⌐5̄6̄ に全部鋳造冠を製作した症例（**図52, 53**）のチェアサイドでの術式と技工操作を示す[21]．

| |
|---|
| 1. 下顎の滑走運動を行わせた際に，十分な間隙（クリアランス）が得られていることを確認して，支台歯形成を終了する． |
| 2. 支台歯側歯列の精密印象採得 |
| 3. 対合歯側歯列の印象採得 |
| 4. 咬頭咬合位での咬合採得 |
| 5. 技工室で作業用模型，対合歯列模型（解剖学的な対合歯列模型）を製作し FGP 用咬合器に装着する．FGP 用咬合器は，Verticulator または Twin-Stage occluder が使用される（**図54**）． |
| 6. 作業用模型の歯型上に，常温重合レジンにて FGP テーブルを製作する（**図55**）． |
| 7. FGP テーブルを口腔内で支台歯に装着し（**図56**），適合を確認した後，咬頭嵌合位，偏心運動（左右側への側方運動，前後運動）の動きを指示する．テーブル上に対合歯が接触しないか注意する． |
| 8. 対合歯の機能的な運動路を印記する材料としてワックスを用いる． |

9. ワックスをテーブルに溶着し，全体を軟化させた後に支台歯に装着する．すぐに咬頭嵌合位にて咬合させ，偏心運動を行わせる（**図 57**）．

10. FGP テーブルを支台歯から取り出し，作業用模型上に戻す．他歯に石膏分離剤を塗布した後に，石膏泥でテーブルの印記した部位を中心に覆い，コアをとる（機能的な対合歯列模型）（**図 58**）．

11. 咬合器の下方に歯型を含む歯列模型を，上弓にそれぞれの対合歯列模型を装着する．

12. 2 つの対合歯列模型を用いてクラウンのワックスパターンを製作し，クラウンを完成する（**図 59**）．

13. 咬頭嵌合位だけでなく，偏心運動の情報も咬合面には転写されているため，口腔内でのクラウンの調整時間は少ない．

14. 調整後，装着する（**図 60**）．

　咬合印象法，FGP テクニックともに咬合調整量が少ない術式だが（**図 49**），過度な研磨などにより低いクラウンが製作される可能性もあるため歯科技工士との連携が重要である．

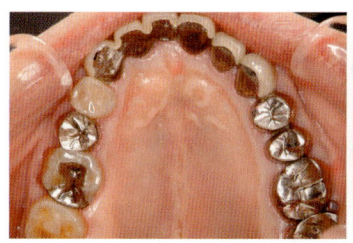
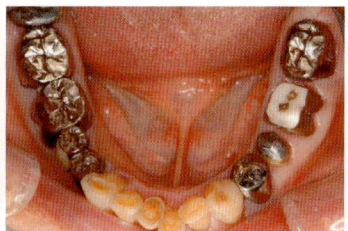
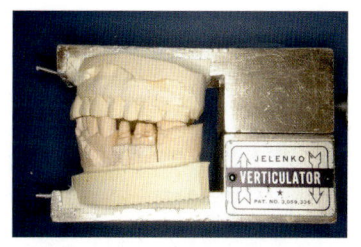

**図 52, 53**　上下顎咬合面観．［5 6］に全部金属冠を製作

**図 54**　作業用模型と解剖学的な対合歯列模型（アナトミカルコア）を Verticulator 咬合器に装着

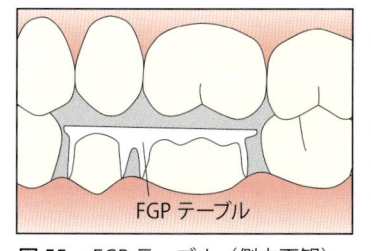
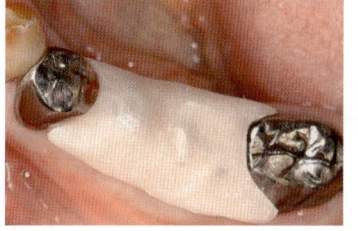
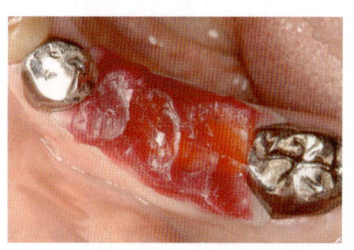

**図 55**　FGP テーブル（側方面観）

**図 56**　FGP テーブル

**図 57**　口腔内にて FGP テーブル上に印記された偏心運動路のワックス記録

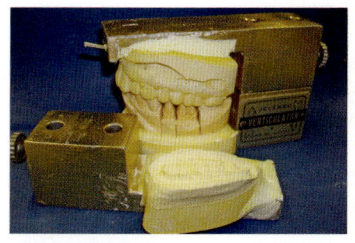
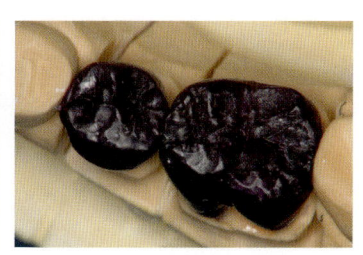
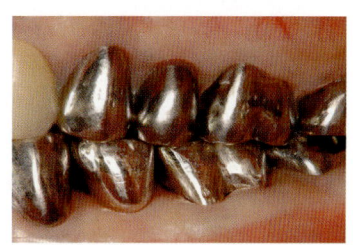

**図 58**　手前がファンクショナルコア（機能的な対合歯列模型）

**図 59**　両対合歯列模型を用いて製作したワックスパターン

**図 60**　口腔内に装着したクラウン

## 4. プロビジョナルレストレーション

### 1）臨床的意義

　**プロビジョナルレストレーション**は，最終的な補綴装置が装着されるまでの比較的短期間の使用を前提とした暫間被覆冠のことを示す（**図61**）[22]．一時的な修復法ではあるが，支台歯の形態と機能を維持，回復させ，さらには最終補綴装置のデザインの参考にもなるなど，臨床的にはきわめて重要な役割を果たしている[23]．プロビジョナルレストレーションの臨床的意義を，**表8**に示す．

プロビジョナルレストレーション
interim restoration,
provisional restoration

### 2）種類と製作法

　プロビジョナルレストレーションの種類には，既製のプラスチッククラウンを使用する方法と，常温重合レンジで歯冠全体を製作する方法がある．また，製作方法は，口腔内で**暫間被覆冠**を製作する直接法と，技工室であらかじめ製作しておく間接法に大別される．

暫間被覆冠
provisional crown

### （1）直接法
#### ①既製プラスチッククラウンを使用する方法
　直接法で最も一般的な方法である．既製プラスチッククラウンは，天然歯に近い形態をもつポリカーボネート冠が多く用いられる（**図62**）．製作方法は以下のとおりである．

1. まず適切なサイズのポリカーボネートクラウンを選択し（**図63**），金冠バサミやカーバイトバーを用いてマージン部のトリミングを行う．
2. 筆積み法にて常温重合レジンを内面に過不足なく填塞し（**図64**），ワセリンを塗布した支台歯にしっかりと圧接する（**図65**）．このときに，レジンが完全に硬化するまでに余剰レジンをすばやく除去し，硬化収縮するため着脱を数回繰り返す．
3. 硬化後，マージンと接触点を確認し，カーバイトバーを用いて形態修正を行う（**図66**）．最後に，咬頭嵌合位と偏心位にて咬合接触関係を確認し，口腔内へ仮着する（**図67**）．

#### ②常温重合レジン塊を圧接する方法
　常温重合レジン塊を圧接する方法は，以下の手順で行う．

1. 支台歯にワセリンを薄く塗布する（**図68**）．常温重合レジンを餅状に混和し（**図69**），支台歯の大きさに合わせたレジン塊を形成する（**図70**）．
2. レジン塊は直接支台歯に圧接し，対合歯と咬合させる（**図71**）．完全に硬化する前に大まかなトリミングを行い，完全に硬化後，歯冠形態を整える（**図72**）．
3. 仕上げ研磨した後，支台歯へ仮着する（**図73**）．

図61 プロビジョナルレストレーションの一例
a：2| に，クラウンの支台歯形成を施した．
b：支台歯形成終了後，プロビジョナルレストレーションを行った．

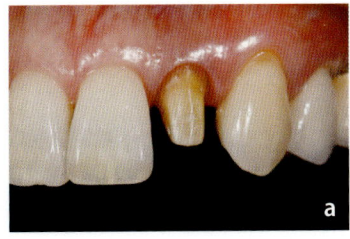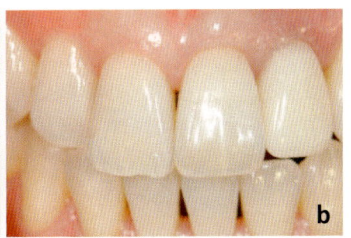

表8 プロビジョナルレストレーションの臨床的意義

| 支台歯の保護 | ・外来刺激から歯髄を保護する<br>・咬合力や外力から残存歯質を保護する<br>・プラークや食物残渣による汚染を防止する |
|---|---|
| 口腔機能の維持・改善 | ・咀嚼ならびに発音機能の維持・回復を図る<br>・審美性を確保する |
| 歯周組織の保護 | ・プラークコントロールを容易にし，歯冠形態を回復することにより機械的な刺激から保護する<br>・歯肉の増殖や倒れ込みを防止し，歯肉圧排を容易にする |
| 咬合・歯列の保全 | ・咬合接触関係を保持する<br>・支台歯，隣在歯，対合歯の移動を防止する |
| 最終補綴装置への応用 | ・咬合支持を喪失した症例では，咬合採得の指標となる<br>・歯冠形態，ガイドの角度と量，咬合高径など最終補綴装置のデザインの参考となる |

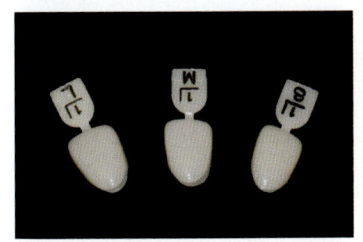

図62 直接法（既製プラスチッククラウン応用法）
既製プラスチッククラウン（ポリカーボネートクラウン）

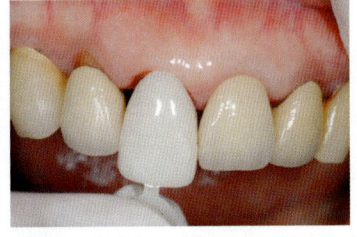

図63 ポリカーボネートクラウンの選択

図64 常温重合レジンの填入

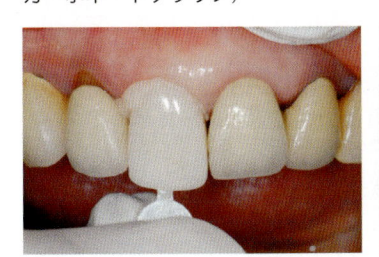

図65 支台歯への圧接

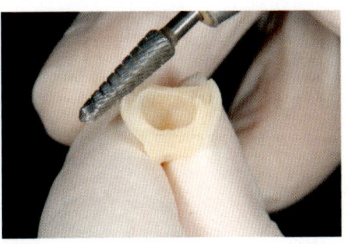

図66 マージンの調整および形態修正

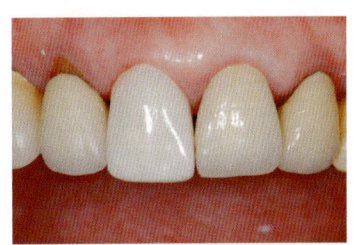

図67 口腔内に仮着されたプロビジョナルレストレーション

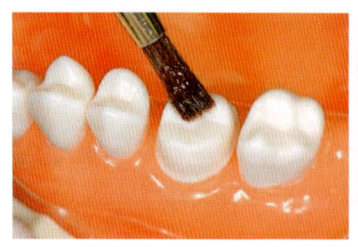

図68　直接法（レジン塊による圧接法）
支台歯へワセリンの塗布

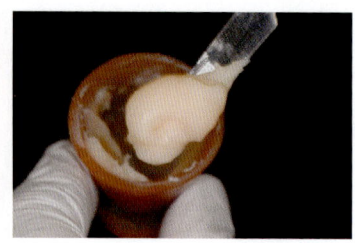

図69　常温重合レジンの混和

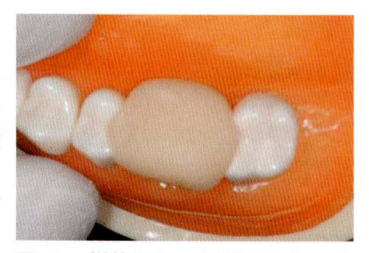

図70　餅状になった常温重合レジンを支台歯への圧接

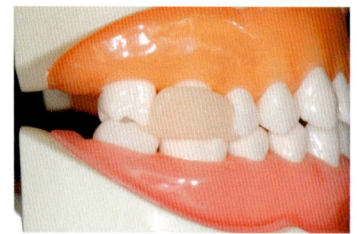

図71　咬合接触関係の印記（対合歯と咬合させる）

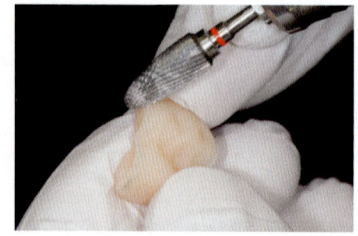

図72　マージンの調整および形態修正

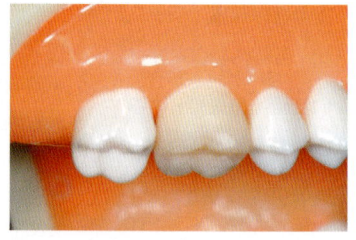

図73　完成したプロビジョナルレストレーション

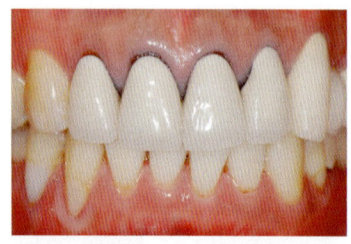

図74　直接法（印象材を用いる方法）．2 1｜1 2 クラウンの審美障害による再製作予定

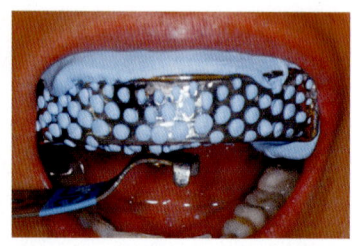

図75　シリコーンインデックスの採得

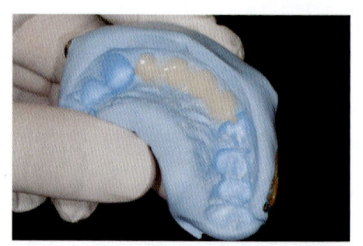

図76　インデックスの当該部分へ常温重合レジンを填入し，口腔内に戻す．

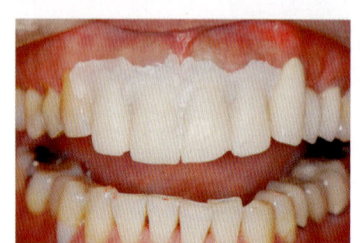

図77　レジンが硬化した状態

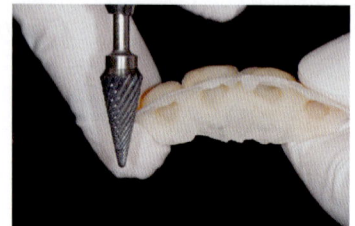

図78　マージンの調整および形態修正

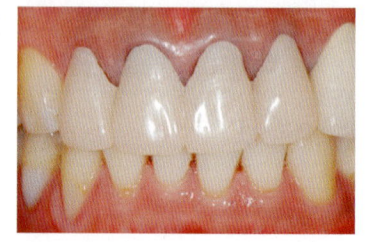

図79　口腔内に仮着されたプロビジョナルレストレーション

### ③印象材を応用する方法

　印象材を応用して，形成前の支台歯や，すでに装着されているクラウンの歯冠形態を再現する方法である．以下の手順で行う．

1. 治療前にシリコーンあるいはアルジネート印象材を用いて，インデックスを採得しておく（**図74, 75**）．
2. クラウン除去後か支台歯形成後，支台歯にワセリンを塗布し，インデックスの支台歯部分の内面に常温重合レジン泥を盛り（**図76**），インデックスを再び口腔内に戻し圧接を行う．

3. タイミングを見計らって，インデックスを撤去する（**図77**）．
4. レジン硬化後，カーバイトバーを用いて形態修正を行い（**図78**），仕
上げ研磨した後，支台歯へ仮着する（**図79**）．

## （2）間接法

　支台歯数が多い場合や支台築造製作後の作業用模型に対し，チェアタイムを少なくするために，研究用模型などを用いてあらかじめ技工室で製作しておく間接法が応用される．間接法には，レジン筆積み法と術前のシリコーンコア法に大別される．

### ①レジン筆積み法

　支台歯形成が施された支台歯に対して，直接，常温重合レジンを築盛し，歯冠形態を整えていく方法．

### ②シリコーンコアによる方法

　支台歯形成が施された支台歯に対してワックスパターン形成を行い，レジンに置換する方法である．

1. まず，支台歯に対してワックスパターン形成を行い（**図80,81**），シリコーン印象材を用いてインデックスを採得する（**図82**）．
2. インデックスを用いて，ワックスを常温重合レジンに置換し（**図83**），形態修正ならびに研磨を行う（**図84**）．
3. 口腔内では，クラウンの内面やマージンの最終的な調整を行い，仕上げ研磨後支台歯に仮着される（**図85**）．

## 3）製作時と装着前の確認事項

　プロビジョナルレストレーションの歯冠形態，咬合接触関係，コンタクトポントの位置や強さなどは，最終的な補綴装置とほぼ同等に製作されることが求められる．そのため，製作時と口腔内へ装着する前には，**表9**の事項を確認する必要がある．

## 4）仮着材の要件

　仮着材は，プロビジョナルレストレーションや最終的なクラウンを支台歯に一定期間固定するセメントであり，接着材や合着材の要件とは少なからず異なる．
　臨床的に求められる要件は**表10**の通りである[25,26]．

仮着
provisional cementation

仮着材
provisional cement

## 5）仮着材の種類

　仮着材には現在，（1）ユージノール系，（2）非ユージノール系，（3）カルボキシレート系，（4）グラスアイオノマー系，（5）レジン系仮着材があり（110頁参照），種類によってその特徴は異なる[24]．

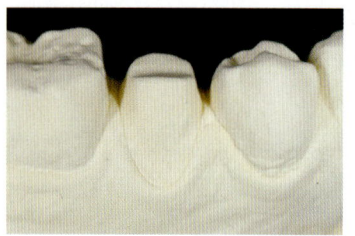
**図80** 間接法（シリコーンコアによる印象）
研究用模型上 5| の予想支台歯形成

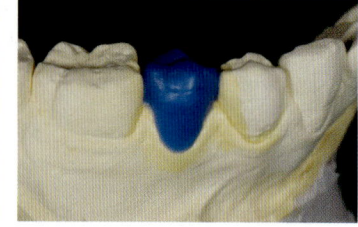
**図81** クラウンのワックスパターン形成

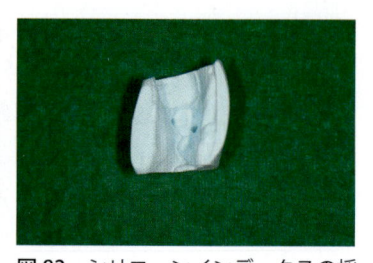
**図82** シリコーンインデックスの採得

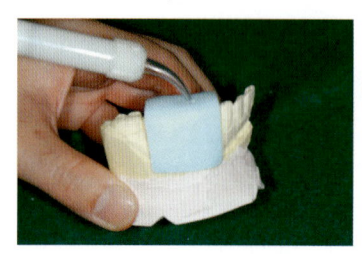
**図83** 当該部分へ常温重合レジンをシリンジを用いて填入

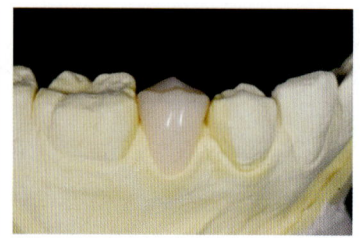
**図84** プロビジョナルレストレーションの完成

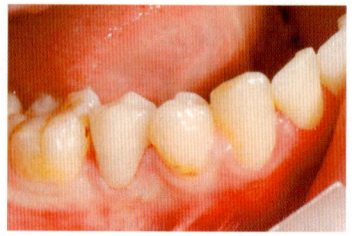
**図85** 口腔内に仮着されたプロビジョナルレストレーション

| 表9　製作時ならびに口腔内への装着前の確認の事項 |
| --- |
| 1. ブラッシングがしやすい歯冠形態である |
| 2. 側方運動時のガイドの方向や量が適切である |
| 3. 咬頭嵌合位における咬合接触点と強さが適切である |
| 4. 隣在歯とのコンタクトポントの位置や強さが適切である |
| 5. 色素やプラークの沈着を防ぐために十分な研磨がされている |
| 6. 支台歯の形成面はすべてプロビジョナルレストレーションで覆われている |

| 表10　仮着材に臨床的に求められる要件 |
| --- |
| 1. 歯髄に為害作用がない |
| 2. 辺縁封鎖に優れている |
| 3. 必要なときに容易に撤去できる |
| 4. 数日から数週間の間，脱離しない |
| 5. 合着材や接着材の接着力を阻害しない |
| 6. クラウンや支台歯面に付着した仮着材の除去が容易である |
| 7. プロビジョナルレストレーションや最終的なクラウンの物性を損ねない |

## 5. 作業用模型

### 1）作業用模型の構成

　口腔内の状態を精密印象採得して可及的正確に再現し，口腔外でさまざまな技工操作を行うことを間接法という．**作業用模型**は間接法の操作では必要不可欠なものである．

　一般に作業用模型の構成は，**歯型**，歯型を含む歯列模型，対合歯列模型，咬合器からなる．症例に応じて種々の**咬合器**を選択し，模型を装着してさまざまな修復物の製作を行う（図91〜93）．

　当然ながら，歯型は支台歯を正確に再現したものでなければならず，咬合関係の再現が重要な意義をもつクラウンブリッジ領域では，対合歯列模型を含めて残存歯列の咬合面も正確に再現されていなければならない．また，適度な強度を有し，技工操作が行いやすい構造であることが求められる．

作業用模型，
作業模型
definitive cast,
final cast,
master cast,
working cast（non standard）

歯型
die

咬合器
articulator

## 2）石膏系模型材

　日常臨床で最も多く使用される模型材は石膏系模型材である．補綴装置製作時には手指や器具で触れることが多くなるため十分な機械的強度が必要であるが，操作に慣れればとても使用しやすい材料である．

　硫酸カルシウムの半水塩で水と混和することで二水塩となって硬化する歯科用石膏は，**α半水石膏**（**硬質石膏**，超硬質石膏）と**β半水石膏**（**普通石膏**）に分類できる．前者は粉末の粒子が規則的で緻密な形態をしていることから，後者と比べると表面が滑沢で硬度が高く硬化膨張量も少ないが，寒天印象材とはなじみが悪く，表面荒れを起こすことがある（**表11**）．

## 3）その他の模型材

　エポキシ系模型材に代表されるレジン系模型材は耐摩耗性などの機械的強度に優れているが，シリコーンゴム印象材でないと硬化が阻害されることや，重合時に収縮することから正確な精度で再現しにくく，石膏系模型材の性質がかなり向上してきていることから，現在では徐々に使用されなくなってきている．

　また一般的な模型材とは異なるが，ポーセレンラミネートベニアの製作ステップに**耐火模型材**で作業用模型を製作することがある．ポーセレンは約900℃前後で焼成することから，通常のα石膏ではその形状を維持できない．そこで耐火模型材で作業用模型を製作し，そこに直接ポーセレンを築盛，焼成してラミネートベニアを完成させる．

石膏（粉末）
plaster of paris

石膏（硬化物）
gypsum

α半水石膏，
硬質石膏
dental stone

超硬質石膏
high-strength dental stone

β半水石膏，
普通石膏
dental plaster

耐火模型材
refractory cast material,
refractory die material

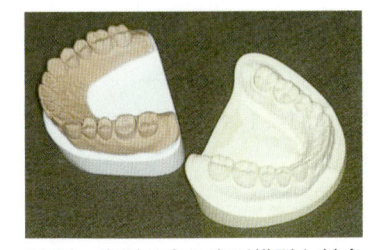

図86　歯型を含む歯列模型と対合歯列模型

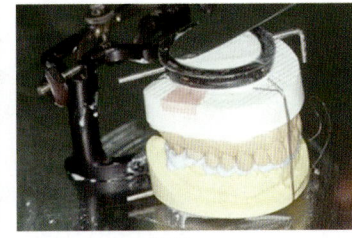

図87　咬合器装着

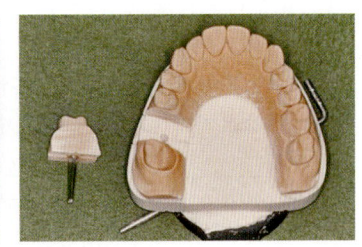

図88　取り出した歯型（歯型可撤式模型）

表11　石膏系模型材の性質[27)]

| | α石膏 | | β石膏 |
| --- | --- | --- | --- |
| | 超硬質石膏 | 硬質石膏 | 普通石膏 |
| 混水比 | 0.20〜0.26 | 0.24〜0.30 | 0.35〜0.50 |
| 線硬化膨張率（%） | 0.05〜0.15 | 0.2〜0.3 | |
| 圧縮強さ（MPa） | 50 | 35〜45 | 15 |

表12　作業用模型の種類

1. 歯型可撤式模型
　　分割復位式：ダウエルピン使用
　　分割復位式：トレー使用
　　歯型可撤：分割なしで歯型単独の
　　　　　　　可撤式

2. 副歯型式模型

3. 歯型固着式模型

4. その他特殊なもの：シリコーンガム模型

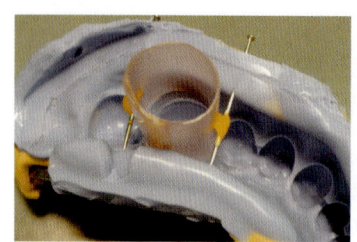
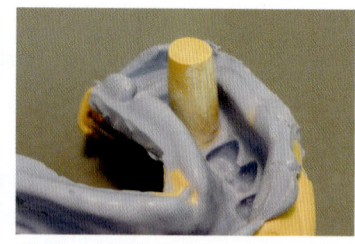
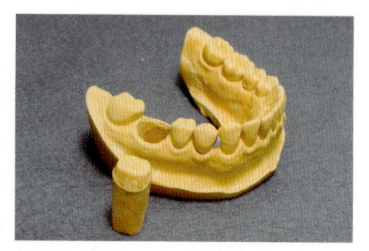

図89　支台歯部に模型材を注入　　図90　歯型を印象体に戻し，模型　図91　完成した可撤歯型と歯列模型
材注入

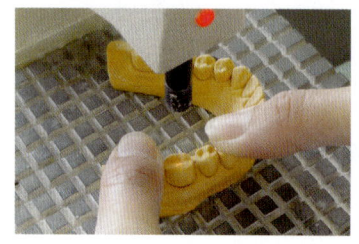
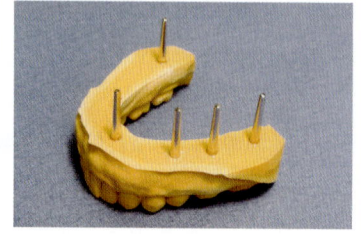
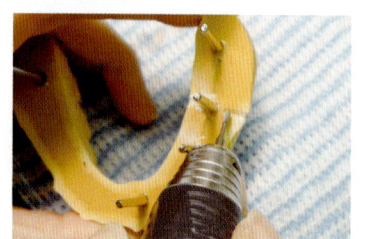

図92　ダウエルピン植立器で基底　図93　支台歯以外にもダウエルピ　図94　回転防止溝の形成（ディン
面にドリリング　　　　　　ンを植立した模型基底面　　　　プルを形成することもある）

### 4）作業用模型の種類

表12に作業用模型の種類を示す.

### （1）歯型可撤式模型

歯型可撤式模型は歯列模型から歯型を着脱可能とした模型で，ワックスパターン形成などの操作時に取り外して形態付与や修正，フィニッシュラインの適合性を高めるなどの操作を行い，その後歯列模型に戻して隣接接触関係や咬合関係を回復する.

歯型の復位には**ダウエルピン**を応用する方法（図88）や，歯根部を石膏で製作して復位を可能とする方法などが用いられる（図89〜91）.

技工操作中に歯型の着脱を繰り返すことから，歯型の浮き上がりがないよう十分注意すべきである. ダウエルピンは一部平坦な面があり回転しにくくなっているが，回転防止のV字溝や半円孔を一次石膏基底面に掘ることもある（図92〜94）.

**チャネルトレー**や**ダイロックトレー**を使用して，糸鋸で分割した模型をトレーや石膏同士の凹凸を利用して再構築する方式を，分割復位式模型という（図95〜102）.

ダウエルピン
dowel pin

チャネルトレー
ダイロックトレー

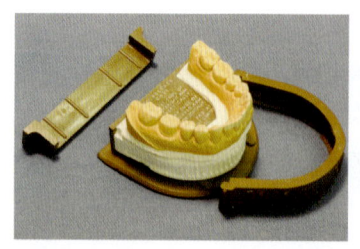
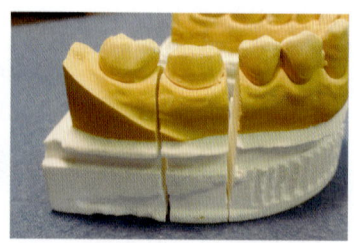
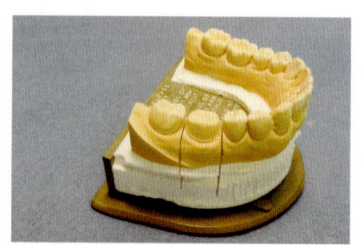

図95　ダイロックトレーに収めた作　図96　歯型の分割（基底面は切断し　図97　分割面とトレーの凹凸による
業用模型　　　　　　　　ない）　　　　　　　　　　復位

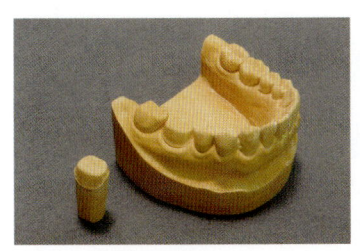
図 98　副歯型式模型

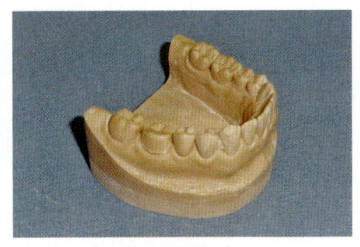
図 99　歯型固着式模型

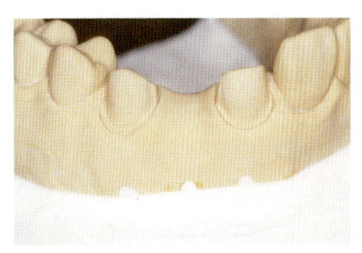
図 100　完成した作業用模型

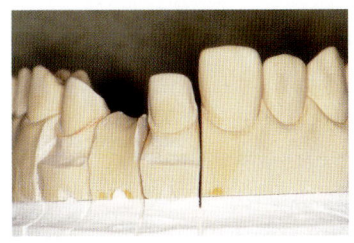
図 101　パテタイプシリコーンゴム
印象材で印象後に行った歯型の修正
（カッティング，トリミング）

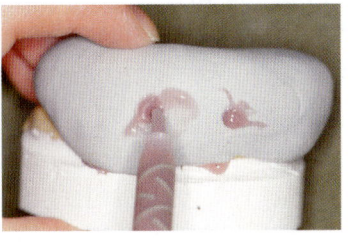
図 102　注入孔を開けたシリコーン
ゴム印象材を戻し，ガム材料を注入

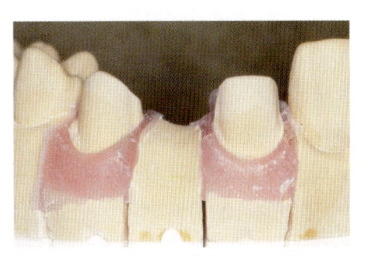
図 103　トリミングした辺縁歯肉部
がシリコーンガムに置換

## （2）副歯型式模型

　副歯型式模型は，副歯型と歯型を含む歯列模型の2つからなる模型である．製作方法は，印象内面の支台歯部に筒状にしたシートワックスを固定して石膏を注入し，硬化したらこれを撤去して再度全体に石膏を注入して完成させる．歯頸部などは副歯型で適合を図り，接触点や咬合接触関係は歯列模型上で適合を図るため操作が煩雑で不適合となりやすく，また，1つの印象体に2回石膏を注入することから，同一再現精度かどうかは疑問が残る（**図 98**）．

## （3）歯型固着式模型

　歯型固着式模型は，歯型を含む歯列模型のみの模型のことで，単一式模型ともいわれる．取り外すことができないので技工操作が煩雑となるため，隣接面歯頸部の修復を必要としない症例，すなわち支台築造体やインレーなどの製作に利用される．場合によっては，隣在歯を可撤式にすることがあり，歯型と対合歯列模型との位置関係に誤差は生じにくい（**図 99**）．

## （4）その他特殊なもの：シリコーンガム模型

　歯型可撤式模型の特殊なタイプに，**シリコーンガム模型**がある（**図 100 ～ 103**）．一般に歯型可撤式模型の歯頸部は，クラウン歯頸部の適合を重要視することから，フィニッシュライン部を残して辺縁歯肉相当部の石膏を削除（トリミング，52頁『4）トリミング』参照）した後にワックスパターン形成を行う．

シリコーンガム模型

　しかし，辺縁歯肉部の形状はクラウン頬舌面の豊隆と密接な関係があり，補綴部位によっては歯肉縁下部の豊隆付与には細心の注意を払う必要がある．こうした場合にトリミングを行ってしまうと参考とすべき歯肉がなくなり豊隆を決定しづらくなるため，トリミング前の模型を印象しシリコーンゴムを注入して歯肉形態を再現する方法をとる．

## 6. 咬合器装着（付着）

### 1）フェイスボウトランスファー

　作業用模型を半調節性咬合器に装着する場合は，頭蓋あるいは顎関節に対して上顎歯列が何処に位置しているかを個々の患者で記録する．これをフェイスボウによる記録といい，これに基づいて生体の顎関節に対する上顎歯列の位置関係を咬合器顆頭球と上顎作業用模型の位置関係として再現し，装着する操作を**フェイスボウトランスファー**という．（**表13, 図104, 105**）

　フェイスボウ記録時の頭蓋の基準点は，**前方基準点** 1点と**後方基準点**左右2点の計3点（上顎三角）が用いられる．半調節性咬合器はそれぞれ独自の基準水平面が設定されていて，フェイスボウ記録の際は使用する咬合器によって各基準点の設定を行わなければならない．

　代表的な前方基準点には眼窩下点，鼻翼下縁，切歯切縁上方 43 〜 48 mm（内眼角に向けて）の皮膚上の点が用いられる．同様に，後方基準点には**平均的顆頭点**，外耳道，**蝶番軸点**（蝶番点），全運動軸点が適宜用いられる．平均的顆頭点は咬合器の設計者によって測定結果が異なるため，それぞれ指示された位置で設定しなければならない．外耳道はイヤーボウタイプフェイスボウの使用時に用いる基準で，イヤーピースを外耳道に挿入することで平均的顆頭点を採択したことになる．蝶番運動軸点はヒンジアキシスロケーターを用いて実測した顆頭点で，全運動軸点は矢状面内の下顎運動に対して顆頭点の運動軌跡上下幅が最小となる点で，これらもいずれも皮膚上の点を使用する．

フェイスボウトランスファー
facebow transfer

前方基準点
anterior reference point

後方基準点
posterior reference point

平均的顆頭点
arbitrary hinge position

蝶番軸点
hinge axis point
137頁参照

表13　フェイスボウトランスファーの目的

| |
| --- |
| 1. 顎関節に対する上顎の相対的位置の記録 |
| 2. 生体の下顎開閉軸と咬合器の開閉軸との関係を記録 |
| 3. 下顎運動の基準点の再現 |
| 4. 上顎三角の記録 |

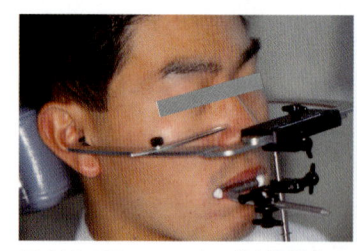
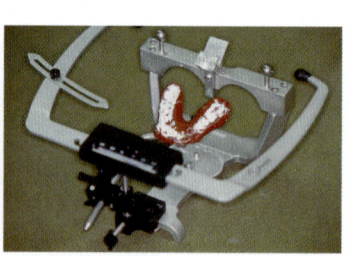

図 104, 105　フェイスボウ記録とフェイスボウトランスファー

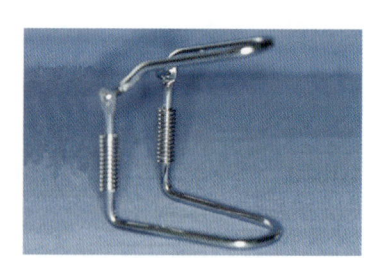

図 106　自由運動咬合器

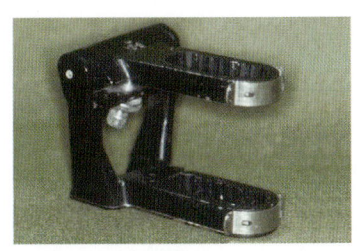
図 107　平線咬合器

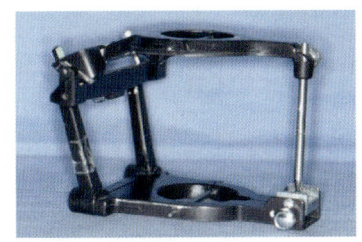
図 108　平均値咬合器（Gysi）

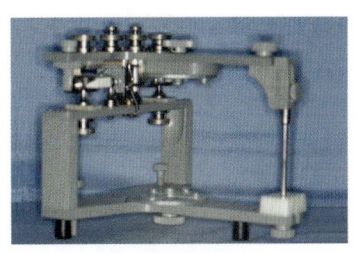
図 109　全調節性咬合器

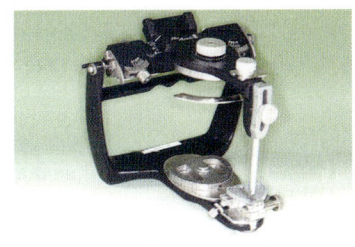
図 110　半調節性咬合器（アルコン型）

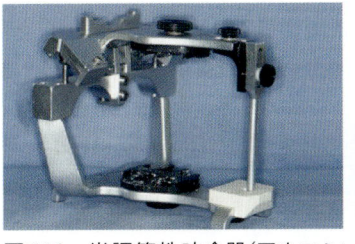
図 111　半調節性咬合器（アルコン型）

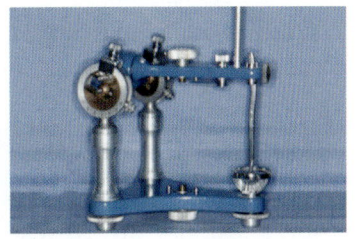
図 112　半調節性咬合器（コンダイラー型）

## 2）咬合器の種類 [28)

### （1）下顎運動の再現性による分類

#### ①自由運動咬合器（図 106）

咬頭嵌合位が再現されていて，付属構造のバネで偏心咬合位に近似した動きが再現できる．少数歯の修復物製作に応用しやすい．

#### ②平線咬合器（蝶番咬合器）（図 107）

咬頭嵌合位だけが再現されていて，開閉運動だけが行える．少数歯の修復物製作に応用しやすい．

#### ③平均値咬合器（図 108）

矢状顆路角，側方顆路角，顆頭間距離，Balkwill 角が平均値で固定されている．

#### ④調節性咬合器

a. 全調節性咬合器（図 109）

作業側，非作業側両側の顆路を患者ごとに曲線で再現するもので，顆頭間距離やサイドシフトの調節が可能であるが，操作がきわめて複雑である．

b. 半調節性咬合器（図 110 〜 112）

非作業側の顆路を患者毎に直線で再現できる咬合器で，チェックバイト記録によって非作業側の顆路角や種類によってサイドシフトの調節が可能なものがある．

### （2）関節部の構造による分類

#### ①アルコン型咬合器（図 113）

上顎フレーム（上弓）に顆路指導部，下顎フレーム（下弓）に顆頭球が配置された，生体の顎関節部と同じ構造の咬合器である．全調節性咬合器はすべてアルコン型である．

アルコン型咬合器
arcon articulator

#### ②コンダイラー型咬合器（図 114）

アルコン型とは逆で，下顎フレーム（下弓）に顆路指導部，上顎フレーム（上

コンダイラー型咬合器
condylar articulator

弓）に顆頭球が配置された，生体の顎関節部とは逆の構造の咬合器である．半調節性咬合器はアルコン型とコンダイラー型の2種類がある．

## （3）顆路部の形態による分類
### ①ボックス型（フォッサ型）（図113）
　顆頭球の上に顆路部が乗った形状のもので，顆路調節はしやすいが浮き上がりが生じやすい欠点がある．
### ②スロット型（図114）
　顆頭球が溝に挟まれた構造で，コンダイラー型に多くみられる．上顎フレーム（上弓）の浮き上がりが生じにくいが，顆路調節時の操作が複雑である．

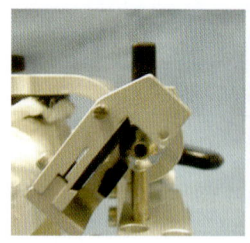 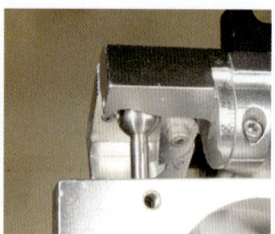

図113　アルコン型の関節部の構造（ボックス型）

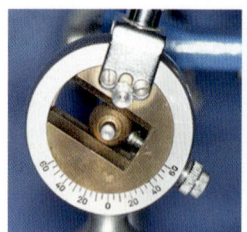 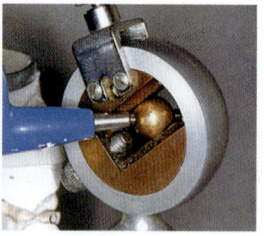 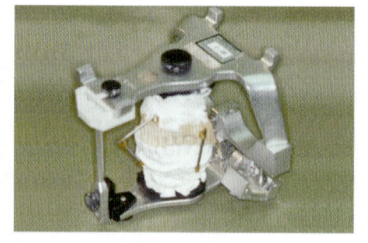

図114　コンダイラー型の関節部の構造（スロット型）　　図115　下顎模型の装着

## 3）咬合器の調節
### （1）顆路部の調節
　フェイスボウトランスファーによって上顎模型を装着した後，セントリックチェックバイトを利用して下顎模型を装着し（図115），その後，顆路調節を行う[29]．ここではアルコン型半調節性咬合器の場合を記述する．

　下顎模型上に前方チェックバイトを適合させ，引き続き上顎模型をバイト材に適合させると，顆頭球が前方に移動して浮き上がった位置関係になる．そこで，両側のフォッサボックスを顆頭球に接触するまで前傾させる．その時の角度が矢状前方顆路角である．同様に，下顎模型上に側方運動時のチェックバイトを適合させてから上顎模型を適合させると，非作業側顆頭が前内下方に移動した位置関係となる．フォッサボックスを前傾させて顆頭球に接触した時の角度が矢状側方顆路角である．この操作を反対側でのチェックバイト記録についても行い，両側の角度を求める（図116, 117）．

　非作業側顆路の調節機構は咬合器によって異なり，**側方顆路角（Bennett角）**を調節するものと**サイドシフト**量を調節するものとがある．今回のアルコン型ではサイドシフト量を求め，矢状側方顆路角と矢状前方顆路角とを比較して値の小さい方

側方顆路角（Bennett角）
Bennett angle

サイドシフト
side shift

50

に角度を設定する．サイドシフトの調節，あるいは小さい角度の顆路角を選択することで，咬頭干渉の少ない補綴装置の製作を可能とするためである（**図118**）．

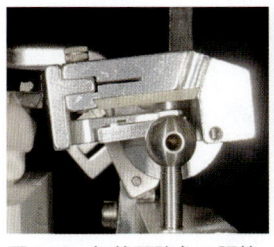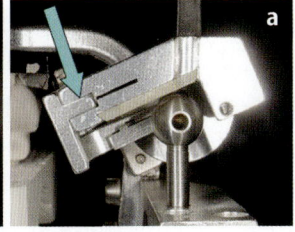

図116　矢状顆路角の調節（顆頭球に接触するまでフォッサボックスを前傾させる）

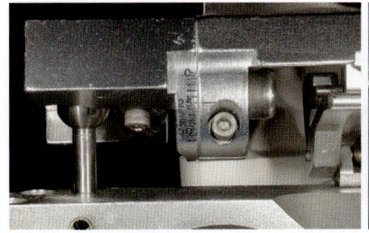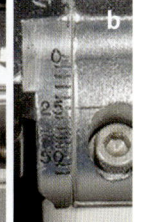

図117　矢状顆路角の計測

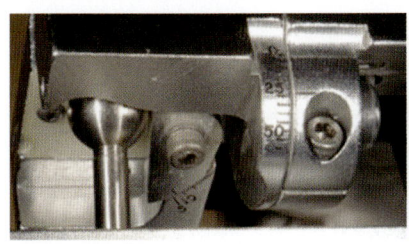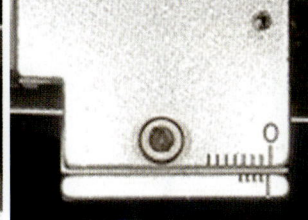

図118　サイドシフト量の調整

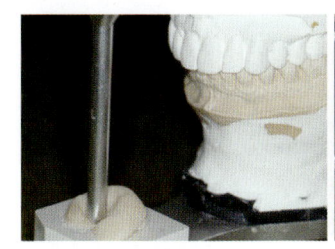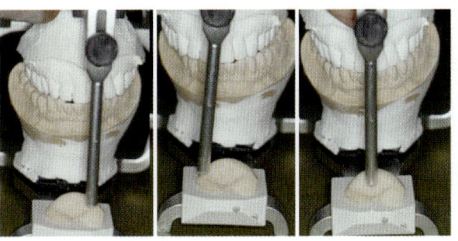

図119　切歯路の調節

## （2）切歯路の再現

　　下顎運動は顎関節部の誘導要素（**ポステリアガイダンス**）と前歯部の誘導要素（**アンテリアガイダンス**）がうまく調和が取れていれば，スムーズな運動が営める．臼歯部補綴の場合は，模型上でアンテリアガイダンスが確立されているため切歯路の調節は必要ないが，前歯部の補綴装置を半調節性咬合器上で製作する場合は調節した顆路に合わせて切歯路を調節してから補綴装置を製作することで，安定した下顎運動が行えるようになる[30]．

　　この切歯路の調節には，顆路角より5°程度大きく設定する方法と，すでに装着されているプロビジョナルレストレーションの形態を反映させる方法とがある[31]．後者の場合には，プロビジョナルレストレーションを装着した状態で印象採得，チェックバイト記録を行い，先の要領で顆路角を調節した後にインサイザルテーブル上に常温重合レジンを盛り，硬化する前に咬合器上で偏心運動を行わせ，インサイザルピンでテーブル上のレジンに歯の接触様相を印記する．こうすることでプロビジョナルレストレーションの接触状態がレジンに記録，反映できる．次いで模型を作業用模型に交換し，技工作業へと移る（**図119**）．

ポステリアガイダンス
posterior guidance
（condylar）

アンテリアガイダンス
anterior guidance

### 4）トリミング

　支台歯歯頸部のフィニッシュラインは歯肉縁下 0.5 mm 程度に設定してあるため，フィニッシュラインの適合精度を高めるための細かな作業を行うには辺縁歯肉部が障害となる．そこで，ワックスパターン形成前に辺縁歯肉部を削除する．この作業をトリミングという．

　歯肉圧排後に精密印象を行うと，支台歯フィニッシュライン直下の未切削部が再現される．トリミングはこの未切削部を露出させてフィニッシュラインが最突出部となるように，その下方を技工用カーバイドバーやラウンドバーで削除する．次いで，石膏を傷つけないよう軟質鉛筆でフィニッシュラインを明示する．必要に応じて，石膏表面硬化剤やセメントスペーサーを塗布する（**図 120**）．

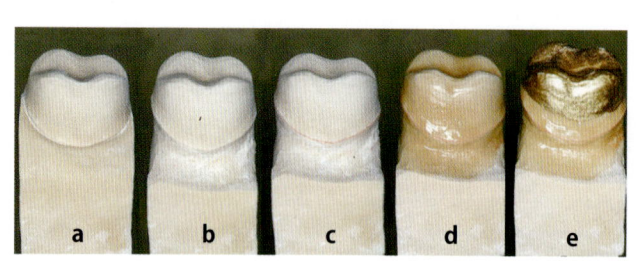

図 120　トリミングでの一連の流れ
a：カッティング
b：トリミング
c：マージンの明示
d：ダイハードナー塗布
e：ダイスペーサー塗布

## 7. ワックスパターン形成（ワックスアップ，ろう型形成）

ワックスパターン形成
waxing up, waxing

### 1）種類

　ワックスの盛り上げ方法には，**圧接法，浸漬法，盛り上げ法**などいくつかの方法がある．硬化時の寸法変形が最も少ないのは，軟化温度が一番低い圧接法で，軟化時の温度が高くなればなるほど硬化時の変化量は大きくなる．したがって，軟化する場合はできるだけ低い温度で，できるだけ少量ずつ軟化する（**図 121 ～ 123**）．

圧接法

浸漬法

盛り上げ法
wax addition technique

### 2）作業

　歯型，隣在歯および対合歯にワックス分離剤を塗布した後，歯型にワックスを盛り上げる．ワックスパターン内面の適合性を高めるため，溶融した軟性ワックスに浸漬し，一層の被膜を形成する．これは，ワックスパターン完成までの過程で彫刻などでかかる応力を緩和するためで，直接インレーワックスを盛り上げて変形量が大きくなり不適合となるのを防ぐ．軟性ワックスの上にインレーワックスを，周囲歯の形態に調和するよう盛り上げていく．咬頭の高さや位置，各歯面の豊隆度，接触点，対合歯との嵌合状態，解剖学的形態などを考慮して歯冠形態を付与する[32]（**図 124 ～ 128**）．

　フィニッシュラインの適合をより確実なものとするため，ワックスパターンの歯頸部辺縁を約 1 mm 幅で削除する．ワックスパターンを歯型から外して歯型にワックス分離剤を再度塗布し，ワックスパターンを正確に戻した後，削除した部分にインレーワックスを流し込み，移行的に仕上げて完了する[33]．

　滑沢な鋳造体を得るためにナイロン布や綿花などを用いて，ワックスパターンの全体を研磨し，ワックスパターン形成を完成する．

### 3）埋没前準備

　鋳造や研磨といった作業により，鋳造後のクラウンはわずかではあるが小さくなる．隣接面も同様で，ワックスパターン形成の段階で適合していても最終的に隣在歯との間に間隙が生じては，食片圧入などのトラブルをまねくことになる．そこで，完成後のワックスパターンの接触点部にワックスを一層盛り上げる．目安としては，一層盛って隣在歯の圧痕をつけ，その大きさが上下的に1mm，頬舌的に2mm程度の楕円形になるようにし，最後にくぼみを埋めるようにして周囲と移行的に仕上げる．この段階で近遠心的にやや大きいクラウンとなっているため，歯列には戻せない．

　完成後のクラウンを口腔内支台歯に試適する際，器具などをかける撤去用のノブが必要になる．頬舌側の鼓形空隙にワックスで直径1mm程度の小さな突起を付与する．支台歯試適後に仮着する場合はこのノブをさらに小さく修正して残したままにしておくと，再来院時に器具を使用しやすくなる．このノブを**リムーバルノブ**（**撤去用突起**）という．

リムーバルノブ，
撤去用突起
removal knob

　最後にスプルー線の植立を行う．鋳造リングの高さを参考に長さを決定し，スプルー線（中空金属，ワックス，プラスチック）を非機能咬頭外斜面に植立する．この場所は，咬合関係を変えることがないワックスの厚い場所で，融解した金属が均等に流れ込みやすい部位だからである．スプルー線自体は太くて短いものがよいとされているが，スプルー線の途中に湯だまりを付与してもよい（**図129**）[34]．

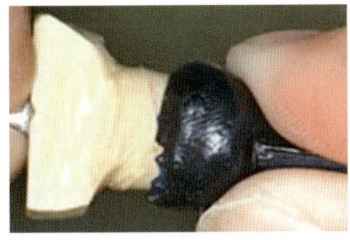

**図121** ワックスの付着操作各種．圧接法

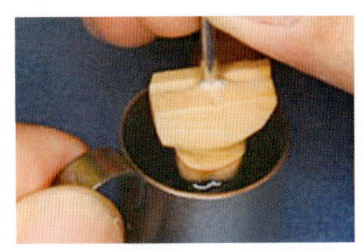

**図122** 浸漬法

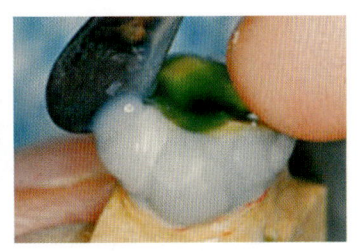

**図123** 盛り上げ法

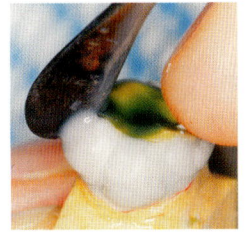

**図124** ワックスを盛り上げる．

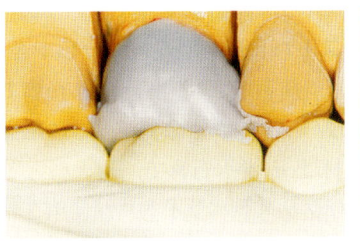

**図125** 咬合面に盛り上げたワックスが硬化する前に咬合させる．

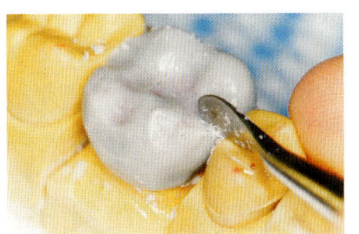

**図126** 対合歯の形態を印記し，各部を観察しながら形態を整えていく．

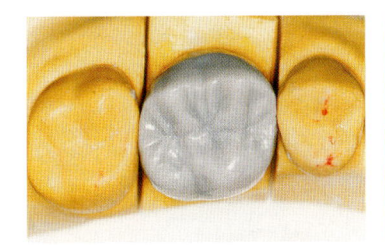

**図127** 完成後，咬合関係を再度確認

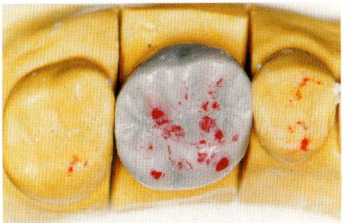

**図128** 調整

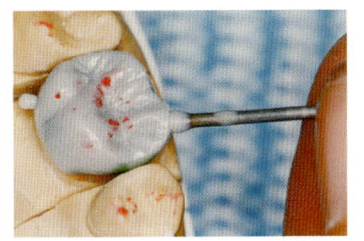

**図129** ワックスパターンの完成と埋没前準備

## 8. 埋没，鋳造，研磨

### 1）埋没材

　鋳造するために製作する鋳型材を埋没材という．埋没材は強度を有し形態を保持する結合材と，耐火性と熱膨張を目的とした耐火材からなる．結合材の成分で大別すると**石膏系埋没材**と**リン酸塩系埋没材**に分類される[35]（**表14, 図130**）.

石膏系埋没材
gypsum-bonded investment material

リン酸塩系埋没材
phosphate-bonded investment material

表14　鋳造用埋没材の種類と特徴

|  | 石英埋没材 | クリストバライト埋没材 | リン酸塩系埋没材 |
|---|---|---|---|
| 結合材 | α半水石膏 | | リン酸アンモニウム・酸化マグネシウム |
| 耐火材 | α石英 | αクリストバライト | クリストバライト，石英 |
| 加熱膨張 | α型⇒β型<br>約570℃<br>0.8～1.4% | α型⇒β型<br>約230℃<br>1.2～1.4% | 水で練和　約1%<br>コロイダルシリカで<br>練和　約2% |
| 使用金属 | 低融銀合金 | 金合金，白金加金，金銀パラジウム合金 | 陶材焼付用金合金，Co-Cr合金 |

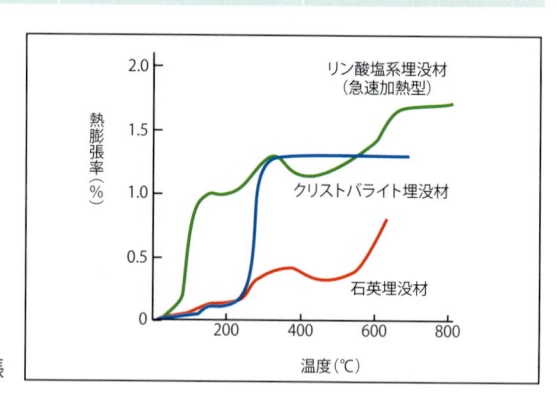

図130　埋没材の熱膨張

### （1）石膏系埋没材

　耐火材の成分で，さらに**石英埋没材**と**クリストバライト埋没材**に分類できる．この埋没材を使用して鋳造する代表的な金属は，前者では低融銀合金，後者では金合金（陶材焼付用を除く）と白金加金，金銀パラジウム合金で，ともに融点が1,000℃以下の金属を対象としている．結合材は α 半水石膏で，耐火材として熱膨張を大きくするためにシリカ（石英およびクリストバライト）が使用されている．埋没材の熱膨張量は鋳造収縮を補償するためにきわめて重要な性質で，クリストバライトは約230℃で，石英は約570℃で α 型から β 型へ変態するときに大きく膨張（およそ0.8～1.4%）する.

石英埋没材
quartz investment material

クリストバライト埋没材
cristobalite investment material

### （2）リン酸塩系埋没材

　陶材焼付用合金やCo-Cr合金など融点が1,000℃以上の金属の鋳造では石膏系埋没材は耐熱性が低いため使用できない．そこで，結合材としてリン酸アンモニウムと酸化マグネシウムの混合粉末を，耐火材としてクリストバライトや石英といったシリカを用い，水またはコロイダルシリカ溶液あるいはこれらの混合液で

練和して硬化させる．コロイダルシリカ溶液で練和すると硬化膨張や熱膨張が増大（約2％）して強度も高まるが，水で練和すると膨張量は約半分にとどまる．

　硬化後の強度が高いので**リングレス鋳造**のための埋没が可能となるが，石膏系に比べて通気性に劣るため，埋没時にはエアーベントの付与の必要性が高まる．

リングレス鋳造，
リングレス埋没法
ringless investment
technique

### （3）その他の特徴をもった埋没材

　石膏系埋没材で金合金を鋳造する場合，埋没からおよそ3～4時間は必要であった．この待機時間を可及的に短縮化するために開発されたのが**急速加熱型埋没材**で，作業効率の向上が期待できる．

急速加熱型埋没材

　急速加熱型石膏系埋没材は，ワックスパターン埋没後30分で700℃に係留してある電気炉に挿入し，その30分後に鋳造が可能となる．耐火材はクリストバライトと石英が混合して使用されていて，結合材としての石膏の割合も高めなので，硬化膨張に期待した埋没材といえる．埋没後短時間で電気炉に挿入することからひび割れが生じやすいので，埋没時のリング内でのワックスパターンの位置には注意が必要である．

## 2）埋没法

### （1）鋳造リングの準備

　鋳造リング円錐台にワックスパターンをスプルー線を介して装着する．ワックスパターンがリング内のほぼ中央の位置で，リング底との距離が7mm前後となるように設置する[34]．

　ワックスパターン表面への気泡付着を防ぐために界面活性剤を塗布する．

　鋳造リング内面に水で濡らしたキャスティングライナーを内貼りし，埋没材の膨張の自由化や吸水効果により膨張の増大を図る（**図131**）．

### （2）埋没材の注入

　**真空練和**装置を用いて指定混水比で埋没材を練和し，ワックスパターン周囲に気泡を付着させず，ワックスパターンを破壊しないようにリング内に注入する．埋没する方法には次の3種類がある．

真空練和
vacuum mixing

#### ①単一埋没法（図132）

　練和した埋没材を小筆などで盛り，いったん埋没材をエアーでとばして薄い埋没材の膜ができていることを確認してから，残りの埋没材を流し込む．

#### ②二重埋没法（図133）

　埋没材泥をワックスパターンに塗布した後に乾燥した埋没材粉末を振り掛けて吸水させる．この操作を数回繰り返して硬化させた後，新たに練和した埋没材に注入する．混水比が異なるため，バリができることがある．

#### ③真空埋没法（図134）

　**真空埋没**法とは埋没材を真空減圧下で練和する方法で，同じ環境で続いて埋没を行う．埋没材の圧縮強度が増すといわれている．

真空埋没
vacuum investing

## 3）埋没材の加熱

　埋没後1～2時間経過し硬化が確認できたら円錐台を外し，スプルー線が金

属製の場合はスプルー線を加熱して抜き，電気炉に挿入する.

　鋳造の原理は，リングを加熱して**ワックスを焼却**し，湯（融解金属）が流れ込む空洞（鋳型）を作り，鋳型が膨張するよう2段階で加熱する. すなわち100℃から徐々に加熱し，250℃付近まで徐々に昇温させ，その後700℃まで加熱し30分間係留する. この時点で1.6%程度の膨張が見込める.

ワックスの焼却
wax elimination

### 4) 鋳造機

　鋳込み方式による分類では，遠心鋳造機と**真空吸引鋳造**機がある（**図135**）.

真空吸引鋳造
vacuum casting

　遠心鋳造機はアームが水平または垂直方向に回転する仕組みで，溶融金属に遠心力がかかり鋳型に鋳込む構造になっている. 鋳造圧を高めるには，アームを長く，回転数を高め，比重の大きい金属を使用するなど工夫する.

　真空吸引鋳造機は金属を融解する電気抵抗炉とその上にセットした鋳造リングが密閉できるようになっていて，金属の融解を確認したら中の空気を吸引して鋳型に溶融金属を流し込む方式となっている. 熱源が電流由来のため合金融解時のトラブルが少なく，比較的高融点の金属の使用も可能である.

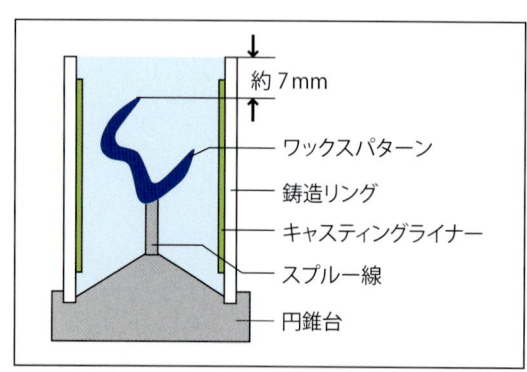

図131　鋳造リングの準備

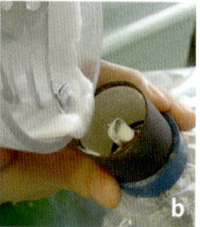

図132　単一埋没法
a：小筆を用いた埋没材の塗布
b：同時に練和した埋没材の注入

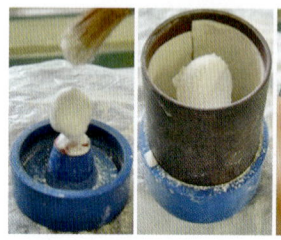

図133　二重埋没法
ワックスパターンに埋没材を塗布してから乾燥粉末を振り掛け，硬化後に埋没材を注入

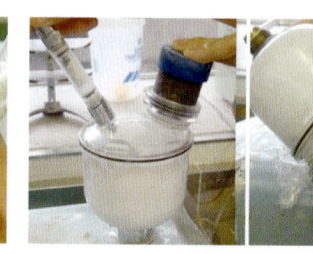

図134　真空埋没法
鋳造リングをセットしてから減圧下で埋没材を練和し，引き続き埋没材を注入

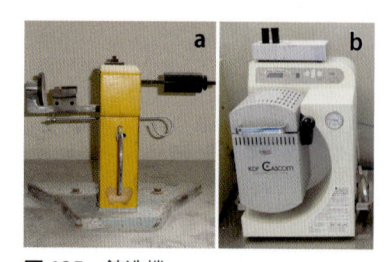

図135　鋳造機
a：遠心鋳造機，b：真空吸引鋳造機

## 5）使用金属

### （1）鋳造用金合金

　JIS 規定で機械的性質によりタイプ 1 ～ 4 に分類されている．基本的には，金，銅，銀の 3 元素が基本で，白金，パラジウム，亜鉛などが添加されるなどして用いられている．タイプ 1 が軟質，タイプ 4 が超硬質といった性質で，クラウン，ブリッジ領域では全部金属冠はタイプ 2 から，部分被覆冠ではタイプ 3 からと，金含有量が減るに従い強度の必要な補綴装置に対応した使用が望まれる．

### （2）鋳造用白金加金

　タイプ 4 金合金とほぼ同じ性質を示す金属に白金加金がある．白金を添加することで耐食性が向上し，強度や靱性が高まる．色調はやや白みがかったようになる．ブリッジあるいは金属床義歯に応用する．

### （3）鋳造用金銀パラジウム合金

　健康保険が適用されている代表金属である．JIS で金 12％以上，パラジウム 20％以上と規定されていて，そのほか，銀 40％以上，銅 10％以上，亜鉛 2％程度などと個々の製品での含有率は微妙に異なる．含有成分の違いでインレーやクラウンを対象とするものと，ブリッジやクラスプに用いるものとに大別される．

### （4）鋳造用低融銀合金

　健康保険で鋳造支台築造や乳歯メタルインレーに用いられる金属で，銀，インジウムを基本とした第 2 種銀合金が適している．融点が低いため，鋳造時には石英埋没材での埋没が行われる．

### （5）陶材焼付用金合金

　陶材との融点の関係から融点を高く設定した金合金で，リン酸塩系埋没材を使用しなければならない．陶材と化学的に結合させるための鉄，スズ，インジウムが添加され，それとは逆に陶材を着色する恐れがあるということで銅が添加されていない．

## 6）金属の溶解 [35]

### （1）ブローパイプによる融解

　都市ガスまたは天然ガスと圧搾空気をブローパイプで混合，調節してるつぼ内の金属を直接融解させる方法である．融解時に酸化すると劣化して鋳造欠陥の原因となるため還元炎（帯）を用いて加熱し，鋳型の温度が下がらないうちにできるだけ短時間で鋳込む．

鋳造欠陥については 150～151頁，section4-5『5-5）鋳造欠陥』参照.

### （2）電気抵抗炉方式の融解

　筒状のるつぼを電気抵抗の高い白金線などで取り囲み，通電させることで発生する熱を利用してるつぼ内の金属を融解する方式である．還元雰囲気で設定温度で加熱できることから，不良酸化膜もできにくく，良好な鋳造体を得やすい．

### （3）その他の融解方法

　高周波電流による方法は磁場の発生による誘導電流を利用したもので，コバルトクロムなど融点の高い非貴金属系合金の融解に応用される.

　アルゴンアーク融解方式は陽極（銅）と陰極（タングステン）間にアルゴンガス雰囲気中でアーク放電させた際の高熱を利用した方式で，チタン合金などの融点の高い金属の融解に用いられる.

## 7）溶剤（フラックス）

　合金の酸化防止および酸化膜の吸収，除去を目的に，合金融解の初期や鋳造直前に投入する塩類をフラックスという.

　金属の種類によってフラックスは異なり，金合金や金銀パラジウム合金には**ホウ砂**（$Na_2B_4O_5(OH)_4 \cdot 8H_2O$〈四ホウ酸ナトリウム $Na_2B_4O_7$ の十水和物〉）を，低融銀合金にはホウ砂にホウフッ化カリウム（$KBF_4$）や塩化カリウム（$KCl$），フッ化カリウム（$KF$）などを添加したもの，高溶合金（コバルトクロムやチタン）にはフッ化物が用いられる.

ホウ砂
borax

　金属鋳造以外に，ホウ砂は寒天印象材の補強，石膏の硬化遅延，陶材の融点低下など，多くの材料に使用されている.

## 8）金属の鋳造

　鋳造機にるつぼとキャスティングシートをセットし，るつぼ内に必要量の金属をセットする. 古い金属を再利用する時は，通常，使用量の約半分は新しい金属を使用する. これは，含まれている脱酸剤としての亜鉛の融点が低く溶解時に蒸散するので，新しい金属に含まれた亜鉛に期待する.

鋳造欠陥については
150〜151頁，section4-5
『5-5）鋳造欠陥』参照.

　金属が融解しはじめたらフラックスを入れ，さらに滑らかに融解して球状に軽く動き出したら鋳込むタイミングの目安なので，一気にアームを回転させて鋳込む.

　真空吸引鋳造機の場合は，溶解温度を設定すれば自動的にその温度まで上昇し，準備してある金属が融解される. 還元環境にあるのでフラックスは必要ない. 金属が溶解できたら吸引後に回転させて鋳込む（**図 136, 137**）.

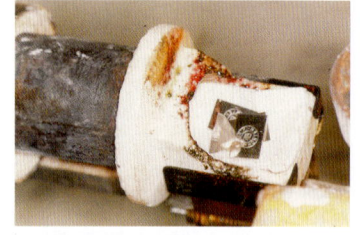
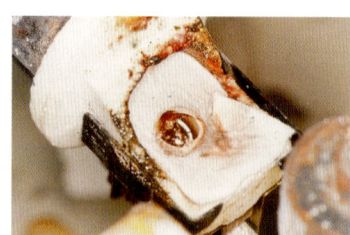
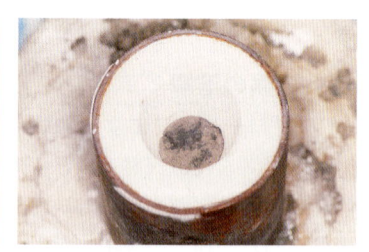

図 136　金属の融解　加熱前 　　図 137　加熱し，フラックスを投　　図 138　鋳造後の処理
　　　　　　　　　　　　　　　　　　　　入して鋳造する直前の状態　　　　　　リングの冷却

## 9）鋳造後の処理

　室温で冷却した後，大まかに埋没材を破壊して鋳造体を取り出す. 付着した埋没材は流水下でブラシなどを用いて洗い流してから酸浴（ピックリング）を行う. ビーカーにチオグリコール酸や塩酸などを入れ，超音波洗浄機を併用して洗浄し，鋳造でできた不良酸化膜を除去する. 使用金属によっては酸浴に使用する薬液も

異なり，金合金では塩酸，金銀パラジウムの場合は希硫酸，銀合金では酸浴は不要である．（**図 138 〜 142**）．

　取り出したクラウンは，まず，歯型に適合するかどうかを確認し，その後，歯列模型に戻るように調整する．埋没前に接触点にワックスを盛り足しているため歯列模型には戻らないはずなので，歯列模型に戻るように慎重に調整する[34]（**図 143 〜 147**）．

### 10）研削，研磨

　研磨の目的は，補綴装置表面を滑沢な面として食物残渣やプラーク付着の防止，患者に不快感を与えない，軟組織損傷の回避，耐食性向上などがあり，長期にわたって口腔内で維持，機能できるようにすることである．

　研磨は機械的研磨が主流で，技工用マイクロモーターや歯科用電気レーズを使用する．ほかに研磨方法としては，バレル研磨や電解研磨があるが，クラウン，ブリッジ領域ではあまり用いられない．

　まず，歯列に戻したクラウンは咬合関係をチェックし，咬合調整を行う．形態修正も含め，こうした調整にはカーボランダムポイントを使用する．咬合関係の確認が終了したら小窩裂溝を極細ラウンドバーやホワイトポイントで再度彫刻し，通常の研磨工程に進む．

　研磨材の基本的使用法は，硬いものから軟らかいものへ，粒子の粗いものから細かいものへという順に行う．研削として表面の粗い個所はサンドペーパーコーンなどで凹凸を平滑にし，シリコーンポイント（茶）を使用した後，磨き砂との併用で電気レーズにかけたらシリコーンポイント（青）までかけて，再度電気レーズと鹿革ホイールで艶出し研磨を行う．この工程で鏡面仕上げができ，クラウン表面には無定形の薄層が形成され，耐食性に優れた層が完成する．これをベイルビー層という．

　研磨終了後は，スチームクリーナーや超音波洗浄器（中性洗剤希釈液）などで清掃する（**図 148 〜 156**）．

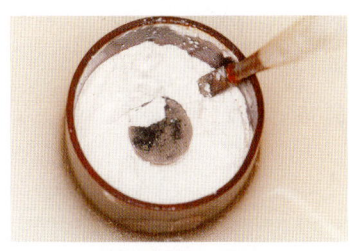

図 139, 140　鋳造体の取出し

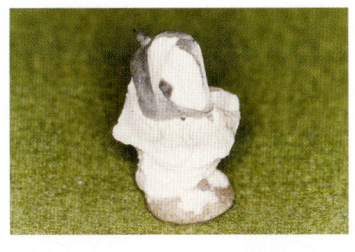

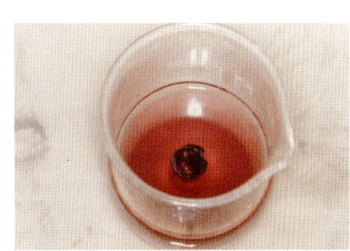

図 141　酸浴（ピックリング）

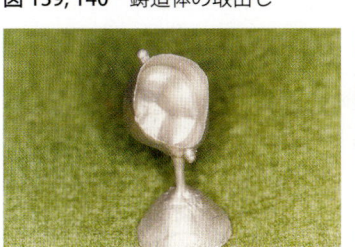

図 142　鋳造体の完成

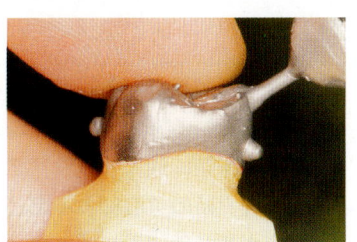

図 143　鋳造体の試適
歯型への試適

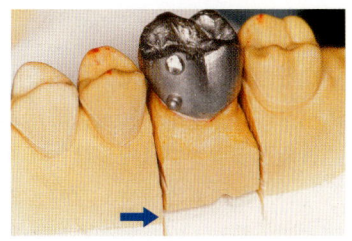

図 144　歯列模型への試適（接触点がきついため歯列模型に戻らない（矢印部）

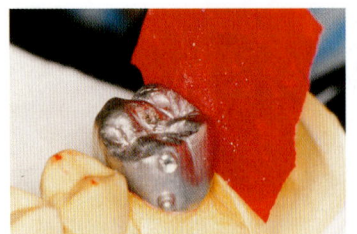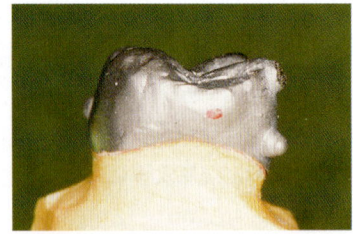
**図 145, 146** 接触点の調整. 咬合紙を用いた接触部位の確認

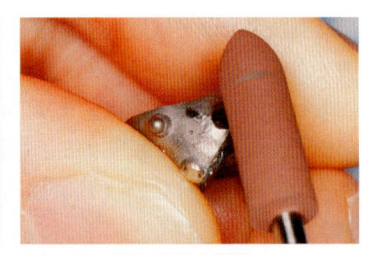
**図 147** 接触点部の調整

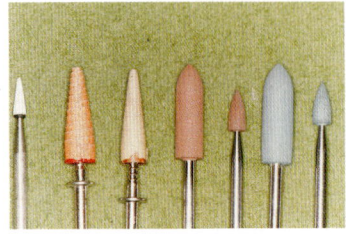
**図 148** 研削と研磨
使用するポイント類

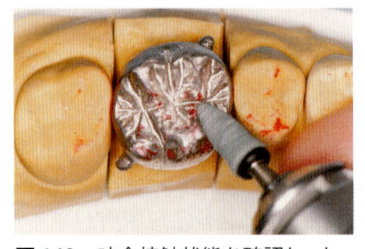
**図 149** 咬合接触状態を確認し, カーボランダムポイントなどで削除, 調整

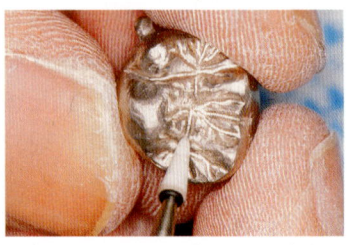
**図 150** ホワイトポイントや極細ラウンドバーで小窩裂溝を彫刻

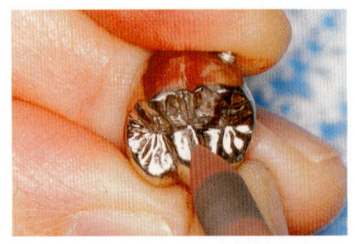
**図 151** 先端を細く修正したシリコーンポイント (茶) で裂溝を中心に研磨

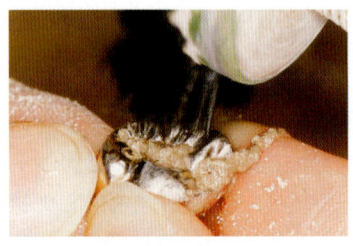
**図 152** 磨き砂と電気レーズで裂溝を研磨

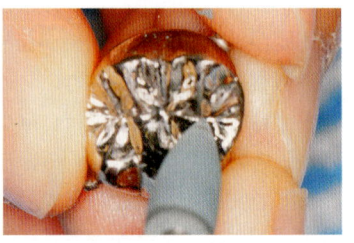
**図 153** シリコーンポイント (青) で仕上げの研磨

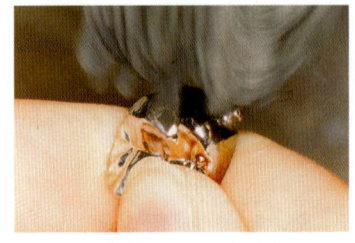
**図 154** 鹿皮ホイールに酸化クロムなどを付け艶出し研磨

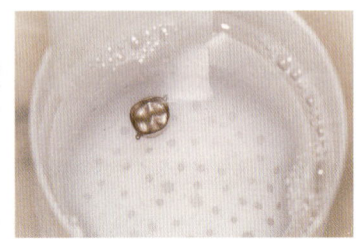
**図 155** 希釈した中性洗剤水溶液で超音波洗浄

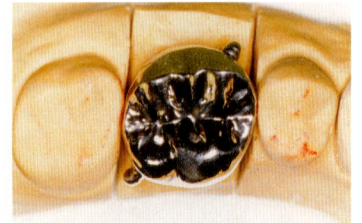
**図 156** 完成したクラウン

## 9. 試適, 調整

試適
try in

### 1）適合検査

　口腔内試適に際して, ロストワックス法にて製作された鋳造体の場合, ワックスパターンの変形や鋳造欠陥があると作業用模型の歯型に正しく適合しない. 鋳造後のクラウンブリッジは, 手圧で無理なく歯型に挿入できる状態でなければならない. 特に, クラウンブリッジの内面に埋没時の気泡による突起がないかを確認する. もし, 突起物が良好な適合を障害するならば, バー, ポイントを用いてこれを削り, 歯型に適合させる.

クラウンブリッジを口腔内の支台歯に試適するときは，最初に隣在歯との**接触点**を適切に調整し，支台歯に挿入可能な状態にする．クラウンが適合不良の場合，通常はマージン部が支台歯歯頸部より浮き上がっていることを目視できる．不適合の場合は，シリコーンゴムなどの適合試験材料を使用して，当たりのある（その部分だけ接触して周囲は接触がない）部分を調べる．当たりの存在する部分は，その部分が露出するので，バー，ポイントを用いてこれを削り，支台歯に適合させる．

ワンピースキャスト法にて製作されたブリッジの場合は，鋳造収縮や支台歯模型と歯列模型との位置関係のズレの問題などにより，良好な適合が得られないこともある．解決法の１つとしては，連結部を切断することで，それぞれの支台装置に対応する支台歯への適合が確認でき，それぞれ良好な適合が得られている場合は，ろう付け操作を行い，再び連結する．

接触点<br>contact point

## 2）接触点の検査

正常な歯列を有する場合，隣接する歯の間にはわずかな隙間が存在している．クラウンを例に，隣在歯間関係の検査と調整法を説明する．検査は，接触状態の強さと接触点の位置の２項目について，クラウンが適切に隣在歯間関係を回復しているのかを調べる．

接触状態の強さを検査する方法は，コンタクトゲージ（**図157**），咬合紙およびデンタルフロスを用いる方法がある．現在，臨床で使用されているコンタクトゲージは，$50\,\mu\text{m}$，$110\,\mu\text{m}$，$150\,\mu\text{m}$ の厚さの金属板で，これを歯間部に挿入して定量的に歯間離開度を測定し，接触状態の強さを検査する．

**表15** に歯間離開度の検査基準を示す．一般的にはクラウンの隣接面を $50\,\mu\text{m}$ は挿入できて，$110\,\mu\text{m}$ は挿入できない状態に調整する．$150\,\mu\text{m}$ が挿入できる状態でクラウンを装着した場合，咀嚼時に食片圧入を誘発する．咬合紙を使用する方法は，市販されている厚さ $30\sim40\,\mu\text{m}$ のものを使用する．

検査は，$10\,\text{mm}\times20\,\text{mm}$ 程度の短冊形に小さく整形した咬合紙を隣在歯へ密着させておいてクラウンを試適して行う．クラウン試適後，咬合紙を引き抜き，やや抵抗を感じながら引き抜くことができれば，接触強さは適当であると判定する．もし，咬合紙が破れるようなら，それは接触強さが過度であることを示し，咬合紙が無抵抗のまま引き抜けるなら，接触強さは緩すぎることを示している．

デンタルフロスを使用する方法は，それが接触点を通過するときの抵抗感で接触状態の強さを評価する．フロスを用いて，同一口腔内の天然歯同士の接触状態を検査し，同程度の抵抗感になるように調整する．

接触点の位置の検査には咬合紙を使用する．接触点が上下的，頰舌的に適切な位置になければ，鼓形空隙は不適切な形態になり，食片圧入，清掃困難の原因となる．咬合紙を隣在歯へ密着させておいてクラウンを試適したときに咬合紙の色が付着した部位をサンドペーパーコーン，シリコーンポイントなどを使用して，接触点を適当な接触強さで適切な位置に付与する．

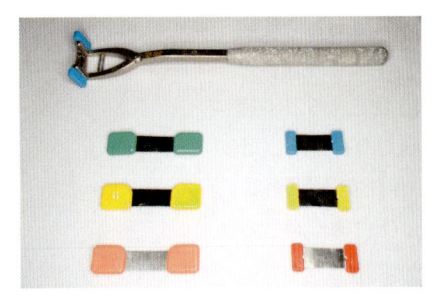
**図157** コンタクトゲージとホルダー
青色：50μm　黄色：110μm　赤色：150μm

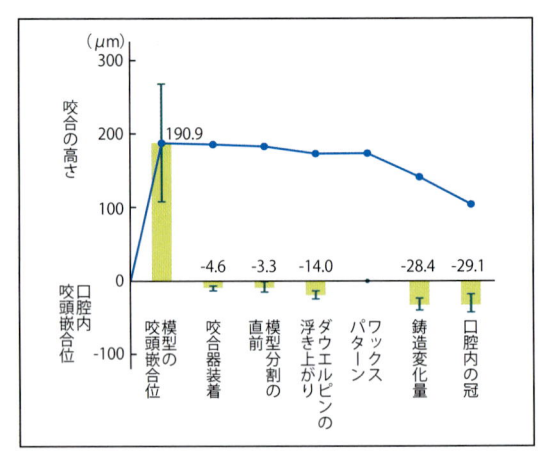
**図158** 金属冠製作過程の各ステップにおける咬合の高さの変化（棒グラフ）と変化傾向（折れ線グラフ）[37]

**表15** 歯間離開の検査基準[36]

|  | コンタクトゲージ | | 判定 | 対処法など |
|---|---|---|---|---|
| A | 50μm入らない | | 不可 | 接触点の接触状態が強すぎる．クラウンの接触点を調整してBの状態にする |
| B | 50μm入る | 110μm入らない | 適正 | |
| C | 110μm入る | 150μm入らない | 注意 | 咬合接触に問題がなければ，クラウンは仮着して経過観察する |
| D | 150μm入る | | 不可 | このまま装着すると食片が圧入される危険性が高く，許容できない |

### 3）咬合の検査

接触点の調整が済み，良好な適合状態を確認した後，クラウンブリッジは口腔内で咬合接触関係の最終調整が行われる．作業用模型で製作したクラウンブリッジの咬合は，口腔内の試適時にその咬合面に早期接触を確認することが多い．

その理由は，患者の咬頭嵌合位と咬合器に装着された作業用模型の咬頭嵌合位が一致していないことにあり，誤差の平均値は 190.9μm と報告されている（**図158**）．誤差のほとんどが歯科材料の理工学的性質（印象材料の寸法安定性，模型材料の膨縮など）と臨床術式に起因しているが，どうしても製作したクラウンブリッジの咬合が口腔内では高くなってしまう不回避の要因もある．すなわち，咬合採得時に患者が強く噛みしめたなどの原因で咬合接触部位が変化した状態の咬頭嵌合位記録を用いて咬合器に装着した作業用模型は，患者本来の咬頭嵌合位を正しく再現できていない．このため，精密に製作したクラウンブリッジであっても，必ず口腔内で咬合調整を行うことになる．

咬合の検査方法には，視診，触診，患者感覚の利用，咬合接触検査（ワックスによる方法，咬合紙法，引き抜き試験，シリコーンブラック法，歯接触分析装置の使用，感圧フィルムによる方法，マンディブラーキネジオグラフの応用）などがある．ここでは臨床で一般的に行われている咬合紙法と引き抜き試験について解説する．

## （1）咬合紙法

　この方法は咬合調整時，操作の順を追って接触状態の変化が観察できる．一般的には厚さ 30 〜 40 μm の咬合紙を使用し，咬頭嵌合位で 1 回咬合させた後，咬合紙を透かして咬合接触状態を判定する．クラウンブリッジの咬合が数 100 μm 高い状態では，その接触部の咬合紙が穿孔するか，もしくは色が抜けている状態が観察される．

　100 μm 程度高い状態では隣在歯の咬合接触は確認できないが，クラウンブリッジから離れた咬合接触部位に咬合紙の色が少し抜けた箇所を確認することができる．もし，咬合接触状態の記録を保存し，比較したい場合は，シリコーンブラック法，歯接触分析装置の使用もしくは感圧フィルムによる方法を推奨する．

## （2）引き抜き試験

　引き抜き試験とは，上下顎咬合接触面間の距離を検査する方法である．正式な試験では厚さ約 14 μm のオクルーザルレジストレーションストリップスを使用するが，通常は咬合紙を利用している．患者の上下顎歯列間にストリップスを介在させ，咬頭嵌合位で咬合してもらい，引っ張って引き抜けるか否かで試適したクラウンブリッジが高いかどうかを判別する方法である．まず，咬頭嵌合位でクラウンブリッジ近心側の隣在歯の接触状態を検査し，咬合調整後のクラウンブリッジについても引き抜けるか否か，または，そのときの抵抗の強弱で咬合接触の緊密度を判別する．同様に滑走運動で作業側，非作業側の咬合接触の有無を検査する．この方法は，咬合接触の有無を高感度で検出できるが調整する部位を特定する能力には劣る．

### 4）咬合調整

　クラウンブリッジの咬合が高いときは，咬合面の接触状態が歯列全体と調和するようになるまで削合調整を行う．咬合調整の過不足は顎口腔系諸器官にさまざまな為害作用を引き起こす．クラウンブリッジの高さは，0 〜 30 μm までを安全領域としている（**図 159**）．

　咬合紙法による咬合調整では，クラウンブリッジを試適して患者に咬頭嵌合位で 1 回咬合してもらい，咬合紙を透かして見ると，ほかより高い部分は咬合紙の色が白く抜けている状態が観察される．一方，口腔内のクラウンブリッジの表面には，咬合紙の色の中心が抜けて色が付着している状態，すなわちドーナツ模様が印記されている部分が認められる．この部位には咬頭嵌合位における早期接触があるので，選択的に削合する．

　咬合紙を歯列に沿わせ，患者にタッピング運動をしてもらったとき，クラウンブリッジの表面にドーナツ模様が印記されず，一様な色で接触している部分が確認できれば，咬頭嵌合位での咬合調整は終了である．

　次に前方滑走運動，側方滑走運動について，赤と青の 2 種類の咬合紙を使用して同様に調整を行う．すなわち，調整が終了している咬頭嵌合位での接触部位を青色（または赤色）の咬合紙で確認し，続いて偏心咬合位での咬頭干渉の有無を赤色（または青色）の咬合紙で確認する．咬頭嵌合位での接触部位を保存して，付与する咬合様式になるように誘導面の咬合調整を行う．

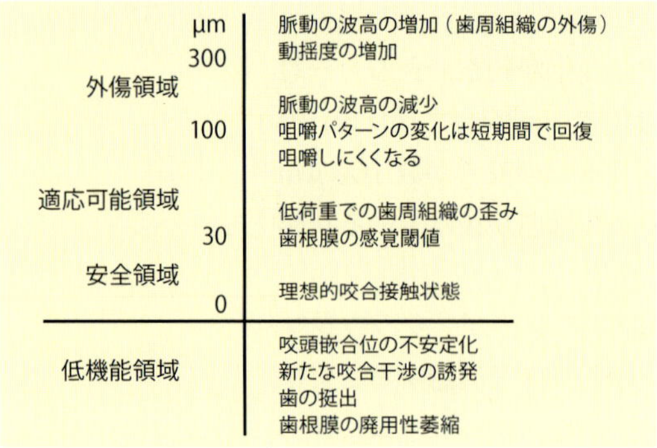

**図159** 咬頭嵌合位における補綴装置の高さが顎口腔系に及ぼす影響 [38]

## 10. 装着操作，セメント合着

### 1） 装着材料の選択

　歯科用セメントの合着機構は，①機械的嵌合力，②キレート結合，③歯質，金属，およびセラミックスへ接着性を示すレジンモノマーの重合による接着の3種類に分類できる．**表16**に3つの分類にそれぞれ属するセメントを列挙する．

　通常のクラウンブリッジの装着には，②に属するグラスアイオノマーセメント，またはレジン添加型グラスアイオノマーセメントが使用されている．ただし，接着技法の進歩によって開発された接着ブリッジとラミネートベニアの装着には③に属するレジン系装着材料を使用する．また，レジンジャケットクラウンならびにオールセラミッククラウンやブリッジに対し，その脱離と破折を予防する目的でレジン系装着材料を使用する．

**表16** 歯科用セメントの合着機構と，それぞれの分類に属するセメント

| 合着機構 | セメント |
|---|---|
| 機械的嵌合力 | リン酸亜鉛セメント |
| キレート結合 | 酸化亜鉛ユージノールセメント，カルボキシレートセメント，グラスアイオノマーセメント，レジン添加型グラスアイオノマーセメント |
| 歯質，金属，およびセラミックスへ接着性を示すレジンモノマーの重合 | レジン系装着材料 |

### 2） セメントの主成分と製品の関係

　歯科用セメントは，2種類の粉末と3種類の液を組み合わせた4種類のセメントと，レジン系装着材料がある．粉末の主成分に酸化亜鉛を使用しているセメントは，リン酸亜鉛セメント，酸化ユージノールセメント，およびカルボキシレートセメントであり，粉末の主成分にアルミノシリケートガラスを使用しているセメントは，グラスアイオノマーセメントである．液の主成分は，リン酸亜鉛セメントが正リン酸，酸化ユージノールセメントがユージノール・安息香酸，カルボキシレートセメントとグラスアイオノマーセメントがポリアクリル酸とイタコン酸との共重合体を使用している．

## （1）レジン系装着材料（レジンセメント）[39]

　MMA レジン系装着材料は，接着性を有する最初のレジン系装着材料として開発され，粉末の主成分は PMMA，液の主成分は MMA であり，重合開始剤はトリ-*n*-ブチルホウ素（TBB）である.

　接着性モノマーの 4-META（4-methacryloyloxyethyl trimellitate anhydride）の開発で，歯質との接着性は飛躍的に向上した.

※4-METAについては173頁，図12参照.

　コンポジットレジン系装着材料は，大半の製品が多官能性メタクリレートモノマーおよび重合開始剤を含むペーストとモノマーおよび還元剤を含有するペーストの 2 種類のペーストを混和して使用する. モノマーとして Bis-GMA, UDMA（ウレタンジメタクリレート）などが使用されている. 重合方式は化学重合型と光・化学重合型（デュアルキュア型）がある. コンポジットレジン系装着材料はフィラーを含有するため MMA レジン系装着材料と比較して，硬化物自体の機械的強さ，耐久性が向上している. また，MMA レジン系装着材料とは異なり，コンポジットレジン系装着材料は本体に接着性はなく，被着面の前処理により接着性を示す.

　近年，MDP などの機能性モノマーをペーストに添加することで，接着操作からプライマー処理をなくしたセルフアドヒーシブセメントが開発された.

## （2）リン酸亜鉛セメント[40]

　セメントの硬化は発熱反応であり，練和時の硬化反応を過度に促進させないために，熱を吸収する厚めのガラス練板を使用し，粉末を液に少しずつ混ぜて発熱を抑制しながら練和する. 硬化時間は JIS で 4 ～ 8 分と定められているが，温度によって影響を受ける. 練和後の pH は約 5 分後で 1 ～ 2 と強い酸性を示し，約 10 分後で 3 ～ 4，約 24 時間後で中性付近になる.

　さらに，硬化後も未反応のリン酸が硬化体の中に残留するため，有髄歯への使用でリン酸による歯髄刺激が起きることがある. リン酸亜鉛セメントは高分子成分をもたないため，脆性的な性質を示す. 硬化したセメントは水中で徐々に崩壊し，特に酸では比較的容易に溶解する.

## （3）カルボキシレートセメント[41]

　練和は，紙練板とプラスチックスパチュラを使用し，液は水分の蒸発に注意して練和直前にとる. 練和後の pH は 5 分後で 3 ～ 4 を示すが，60 分後には pH 6 になる. ポリアクリル酸が弱酸性であり，かつ硬化体の pH が速やかに上昇するため，また，ポリアクリル酸は分子量が大きく，象牙細管中を拡散しにくいため，歯髄刺激性はきわめて少ない.

　このセメントの特徴は，溶液中のカルボキシル基が歯質のカルシウムとキレート結合することによって接着性を示すことであるが，その接着強さは 2 ～ 4 MPa である. 接着強さは，セメント練和時の P/L 比と圧縮強さとの間で相関が認められる. すなわち，練和時の P/L 比を大きくすると圧縮強さが増加し，最大接着強さも増加する. しかし，セメントの被膜厚さは増加する. このセメントは硬化時に一過性の弾性を帯びるため，修復物を装着で浮かせないように注意する.

## （4）グラスアイオノマーセメント[42]

グラスアイオノマーセメントは，1980 年以前には主に成形修復材料として臨床で使用されていたが，現在は合着用セメント，裏層材，フィッシャーシーラントとしても使用されている．

本稿では，合着用グラスアイオノマーセメントを単にグラスアイオノマーセメントと呼ぶ．その硬化反応は，修復用のものと同様に酸 - 塩基反応により生じ，レジン重合反応を伴うものをレジン添加型グラスアイオノマーセメントと呼ぶ．

練和は紙練板とプラスチックスパチュラを使用し，粉末を一度に液に加えて 20 ～ 30 秒で行う．練和直後の pH は酸性を示すが，カルボキシレートセメントより弱く，酸が象牙質へ浸透しにくいため，歯髄刺激性が少ない．圧縮強さは 130 ～ 180 MPa で，修復用のものに比較して強度は小さい．これは合着用の P/L 比が修復用よりも小さく設定しているためで，硬化時間を延長させて合着操作に余裕をもたせる目的がある．また，被膜厚さを薄くするために修復用のものと比較してガラス粉末粒径を小さく，粒度分布を均一にしている．グラスアイオノマーセメントは歯質や歯科用合金に対して接着性を有し，さらにフッ素徐放性があるので，その歯質強化作用によって二次齲蝕を予防する．硬化したセメントの熱膨張係数は歯質に近い．このように他のセメントよりも優れた理工学的特性をもつグラスアイオノマーセメントではあるが，硬化反応の初期で水に触れることで，感水といわれる硬化反応の阻害を起こす．

## （5）レジン添加型グラスアイオノマーセメント

レジン添加型グラスアイオノマーセメントは，従来型グラスアイオノマーセメントの欠点，すなわち硬化反応初期における水分の混入による物性の劣化（感水性）を改善する目的で開発された．液はポリカルボン酸に HEMA（2-hydroxyethyl methacrylate）と多官能性モノマーを添加し，練和することでグラスアイオノマーセメントにおけるポリアクリル酸とのカルボキシル基の反応と同時にレジンのラジカル重合を起こして硬化する．レジンの添加により，硬化体はグラスアイオノマーセメントに比較して水に溶解しにくく，引張強さと歯質に対する接着性が大きい．

## 3）粉液型合着材によるクラウンの装着

粉液型合着材の機械的性質は，粉液比に影響されるので，操作時間を延長させる目的や，装着時のクラウンの浮き上がり防ぐ目的で粉液比を小さく調整してはならない．セメント硬化後の理想的な機械的性質を保証するためには，メーカーが推奨する標準粉液比で練和することが重要である．セメントの硬化時間が短くならないよう，かつ被膜厚さが厚くならないようにするためには，練和雰囲気の温度と湿度を管理する必要がある．**表 17** に，セメントの練和条件が物性に及ぼす影響を示す．

表 17 セメントの練和条件が物性に及ぼす影響[43]

| 操作条件 | 物性 | | | | |
|---|---|---|---|---|---|
| | 圧縮強さ | 被膜厚さ | 崩壊率 | 酸性度 | 硬化時間 |
| 粉液比の減少 | ↓ | ↓ | ↑ | ↑ | ↑ |
| 粉末添加を早めて練和 | ↓ | ↑ | ↑ | ↑ | ↓ |
| 練和時の温度を高める | ↓ | ↑ | ↑ | ↑ | ↓ |
| 水分の混入 | ↓ | ↑ | ↑ | ↑ | ↓ |

## 11. 固定性装置による補綴処置と金属アレルギー

### 1) 歯科用金属アレルギーの原因と分析

CAD/CAM 技術の開発や物性の優れたレジン系材料の開発に伴い，さまざまな非金属材料が臨床応用されているものの，金属材料はいまだに主要な位置を占めている．口腔内で使用される金属には毒性のないことなどの生物学的要件，咬合力や温熱の変化に耐えうる物理的要件はもちろんのこと，酸性やアルカリ性の環境においても安定していなければならない．

金属アレルギーは 4 つのアレルギーの型のうち IV 型アレルギーの反応で，細胞性免疫型のアレルギー反応であり，直接，抗原抗体反応に関与しないアレルギー反応である．口腔内環境は pH 変動，唾液の存在，異種金属との接触，咬合力による応力腐食などにより金属がイオン化しやすい環境であり，そのイオン化した金属がハプテンとなって，タンパクと結合して完全抗原となる．ランゲルハンス細胞により抗原提示されると，CD 4 陽性 T 細胞が感作され，マクロファージやリンパ球が炎症性サイトカインなどの生理活性物質を産生することにより組織破壊が生じ，アレルギー症状を発現する．一般に症状が発現するまでに 24 〜 48 時間かかるので，遅延型アレルギーとも呼ばれている．

また，ピアスやネックレスなどにより，すでに金属元素に感作している人に対し，歯科治療で抗原陽性金属元素を含む合金を使用した場合，皮膚症状として，全身性の接触皮膚炎，手足の水泡，アトピー様皮膚炎，掌蹠膿疱症（**図 160**）などを，口腔内症状では扁平苔癬（**図 161**）や粘膜のびらん・発赤・腫脹，舌炎，口内炎，口唇炎などを呈する場合がある．それらの臨床的対応として，ステロイドや抗ヒスタミン剤の処方をされるが，あくまでも対症療法であり，原因金属の除去を行わない限り再発する．原因金属の特定にはパッチテストが用いられる．このパッチテストにて陽性反応を示した金属は歯科治療時に使用を避ける．また，すでに口腔内の補綴装置などに陽性金属元素が含まれている可能性がある場合，ホワイトポイントなどでごく微量の金属を採取し，エックス線アナライザーにて組成分析することも可能である．

パッチテストにおける歯科用金属元素の陽性率は研究によってさまざまであるが，Ni，Zn，Pd，Co，Hg，Sn，Cr，Mn，Pt，塩化 Ti，Au，Ir，Cu，In，Fe，Al，Ag，酸化 Ti の順に高く[44, 45]，一般に歯科用に用いられている貴金属の組成は Au，Pd，Pt，Ag，Cu，In，Zn，Ga，Re，Ru，Fe など，非貴金属では Co，Cr，Ni，Mo，Si，Fe，Al，Mn が用いられている（**表 18**）．歯科用金属の組成に

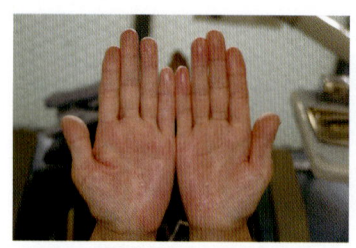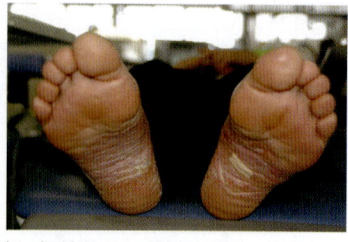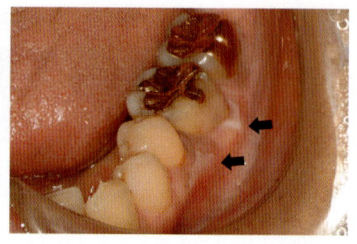

図160　掌蹠膿疱症. 手のひらや足の裏に慢性的な無菌性の膿疱が生じる

図161　金属アレルギーとの関連が疑われた扁平苔癬. 慢性の角化異常を伴う難治性炎症

表18　汎用金属中に含まれる金属元素組成

| 金属・合金 | 金属元素組成　（微量元素を含む） |
|---|---|
| 金銀パラジウム合金 | Ag, Pd, Au, Cu, In, Zn, Ir |
| 銀合金 | Ag, Zn, Sn, In, Ir |
| 金合金，白金加金 | Au, Ag, Cu, Pd, Pt, In, Zn |
| 陶材焼付用金合金 | Au, Pt, Pd, Ag, In, Zn, Fe |
| コバルトクロム合金 | Co, Cr, Mo, Ni, Si, Fe, Al, Mn |

注：詳細な割合はメーカーごとに異なる.

ついては製品ごとに金属の割合や添加されている金属が異なるため，事前に調べておく必要がある.

### 2）金属アレルギーへの臨床的対応

　口腔内の充塡・補綴装置に使用されている金属を組成分析し，検出された金属元素においてパッチテスト法で陽性反応を示した場合，金属を除去し，再度修復・補綴治療が必要となる. 切削器具を用いた除去が必要な場合には，飛散防止策を適切に講じることも忘れてはならない.

　再修復の材料として，咬合面クリアランスが少ないなどやむを得ず金属を使用する場合は比較的生態親和性の高いチタンおよびチタン合金が用いられている. しかし近年，チタンによるアレルギーの報告も増えてきており，金属アレルギーに必ずしも安全な材料とは言えない[46]. これには充塡や補綴装置のみならず，インプラント体，アバットメント，補綴スクリューといったものも含まれるため経過観察が欠かせない.

　非金属材料として，レジンやフィラーが高密度に配合された強化型レジンがある. ただし，レジン系の材料は金属と比較して圧縮強度や曲げ強度に劣るため，特に咬合力により大きな負荷がかかる臼歯部では慎重に適応する. 加えて，レジンのアクリルモノマーに対するアレルギーも存在する. これに対しては完全重合させたレジンブロックをCAD/CAM加工した補綴装置を使用することによりリスクが軽減できる可能性がある. また，応力がかかる臼歯部などの場合，ジルコニアやアルミナなどのセラミックス系の材料を同様にCAD/CAM加工にて適応することも可能である.

　金属アレルギーの症状は，原因金属から離れた皮膚などに症状を呈することが多いため，皮膚科などを受診することが多い. そのため，金属アレルギーを主訴として最初から歯科を受診することはまれである. しかし，偶然，金属アレルギー

症状をもつ患者が来院した際，歯科医師がその臨床像についてある程度の理解があれば，医科との適切な連携が可能であろう．

**section 2 文献** ⋯⋯⋯⋯⋯⋯⋯⋯⋯⋯⋯⋯⋯⋯⋯⋯⋯⋯⋯⋯⋯⋯⋯⋯⋯⋯⋯⋯⋯⋯⋯⋯⋯⋯⋯⋯⋯⋯

1) Okuyama Y, Kasahara S, Kimura K: Quantitative evaluation of axial wall taper in prepared artificial teeth. J Oral Sci 47: 129-133, 2005.
2) 石橋寛二, 川添堯彬, 川和忠治ほか編：クラウンブリッジ補綴学 第 5 版. 113, 東京：医歯薬出版, 2014.
3) 日本大学歯学部歯科補綴学第Ⅲ講座編：第 11 版 クラウンブリッジ実習マニュアル. 2-5, 名古屋：三恵社, 2018.
4) Phillips RW（三浦維四, 林 一郎, 川上道夫ほか共訳）：Skinner's science of dental materials. 8th ed（8th ed. スキンナー歯科材料学〈上〉. 102-153, 東京：医歯薬出版, 1985）, 1982.
5) 宮崎 隆, 中嶌 裕, 河合達志ほか編：臨床歯科理工学. 31-62, 東京：医歯薬出版, 2006.
6) 日本補綴歯科学会：歯科補綴専門用語集 第 4 版. 50, 東京：医歯薬出版, 2015.
7) 日本補綴歯科学会：補綴歯科治療過程における感染対策指針. 日補綴歯会誌 51: 628-690, 2007.
8) 藤本順平 共著監訳：クラウンブリッジの臨床. 393-426, 東京：医歯薬出版, 2010.
9) 矢谷博文, 三浦宏之, 細川隆司ほか編：クラウンブリッジ補綴学 第 5 版. 51-52, 東京：医歯薬出版, 2014.
10) 石橋寛二, 佐藤博信, 越智守生編：カラーアトラスハンドブック クラウンブリッジ臨床ヒント集. 145-158, 東京：クインテッセンス, 2004.
11) 日本接着歯学会編：接着歯学. 2-5, 東京：医歯薬出版, 2002.
12) 日本補綴歯科学会編：歯科補綴学専門用語集 第 4 版. 16, 東京：医歯薬出版, 2015.
13) 日本補綴歯科学会編：歯科補綴学専門用語集 第 4 版. 33, 東京：医歯薬出版, 2015.
14) 五十嵐孝義 編：クラウン・ブリッジの臨床テクニック. 128-129, 東京：医歯薬出版, 2003.
15) 松下和夫：歯冠補綴装置の咬合面精度に関する研究－全部鋳造冠の製作過程が咬合の高さに及ぼす影響－. 日補綴歯会誌 26: 250-266, 1982.
16) 藤本順平 共著監訳：クラウンブリッジの臨床. 420-422, 東京：医歯薬出版, 2010.
17) 日本補綴歯科学会編：歯科補綴学専門用語集 第 4 版. 32, 東京：医歯薬出版, 2015.
18) 松下和夫, 塩沢育己, 長谷川成男ほか：模型の製作法が鋳造冠の咬合の高さに及ぼす影響. 日補綴歯会誌 29: 1143-1149, 1985.
19) Hayashi A, Tanaka J, Mukai N, et al: Analysis of occlusal contacts on dental casts in the intercuspal position － Comparison between dual-arch and conventional impressions － . 日口腔リハ会誌 26: 8-21, 2013.
20) Mayer FS: Cast bridgework in functional occlusion. J Am Dent Assoc, 20: 1015-1030, 1993.
21) 矢谷博文, 三浦宏之, 細川隆司ほか編：クラウンブリッジ補綴学 第 5 版. 218, 東京：医歯薬出版, 2014.
22) 日本補綴歯科学会編集：歯科補綴学専門用語集 第 4 版. 92, 東京：医歯薬出版, 2004.
23) 五十嵐孝義 編：クラウンブリッジの臨床テクニック. 110-111, 東京：医歯薬出版, 2003.
24) 木本克彦, 星 憲幸：今選びたい仮封材・仮着材・暫間修復用材料 67 ＋ . QDT 38: 12-47, 2013.
25) 中嶌 裕, 長沢悠子, 日比野 靖：仮着材の種類とその特性. 日歯評論 70: 42-48, 2010.
26) 矢谷博文, 三浦宏之, 細川隆司ほか編：クラウンブリッジ補綴学 第 5 版. 149-150, 東京：医歯薬出版, 2014.
27) 永澤 栄：模型用材料. 楳本貢三, 中嶌 裕, 西山典宏ほか編：スタンダード歯科理工学－生体材料と歯科材料－第 5 版. 127-133, 東京：学建書院, 2013.
28) 村岡秀明, 榎本一彦：咬合器を知る. 榎本一彦, 鈴木 尚, 齊木好太郎ほか編：咬合器の臨床活用テクニック 第 1 版. 20-67, 東京：日歯評論. 1998.
29) Guichet NF（波多野泰夫 編訳）：Guichet's Introduction to occlusal treatment（ギシェーの咬合治療入門 第 1 版. 119-178, 東京：ヨシダ, 1982）, 1969.
30) 河野正司, 加藤 均, 中野雅徳：顎口腔系の機能におけるアンテリオール・ガイダンスの働き. 顎機能 2: 1-5, 1982.

31） 河野正司：顆路と歯牙路の関係 . 補綴臨床 17: 329-338, 1984.

32） 石神　元：歯の保存治療，齲蝕およびその関連疾患の治療 . 竹内　宏，山本宏治 編：総合歯学概論 臨床編 第 1 版 . 23-40, 京都：永末書店 , 2000.

33） 久野富雄 , 佐々木雅史 , 陸　誠：ワックス・アップとマージンの再調整 . 新装版 初心者のための臨床的クラウンの製作法－歯科技工士・歯科技工所レベルアップのためにー 第 2 版 . 81-98, 東京：クインテッセンス出版 , 2008.

34） 石神　元：歯の保存治療，齲蝕およびその関連疾患の治療 . 竹内　宏，山本宏治 編：総合歯学概論 臨床編 第 1 版 . 48-49, 京都：永末書店 , 2000.

35） 米山隆之 , 廣瀬英晴 , 菊地久二：鋳造用材料 . 楳本貢三 , 中嶌　裕 , 西山典宏ほか編：スタンダード歯科理工学－生体材料と歯科材料－ 第 5 版 . 167-200, 東京：学研書院 , 2013.

36） 草刈　玄：接触点に関する研究　特に歯冠離開度について . 補綴誌 9: 161-182, 1965.

37） 松下和夫：歯冠補綴装置の咬合面精度に関する研究 ―全部鋳造冠の製作過程が咬合の高さに及ぼす影響 ―. 補綴誌 26: 250-266, 1982.

38） 田中伐平：咬頭嵌合位における補綴装置の高さが顎口腔系に及ぼす影響 . 補綴誌 19: 666-692, 1976.

39） 松家茂樹：III 合着・接着・裏層材 6 レジン系装着材料 . 小倉英夫 , 髙橋英和 , 宮﨑隆ほか編：コア歯科理工学 . 118-123, 東京：医歯薬出版 , 2008.

40） 中嶌　裕：III 合着・接着・裏層材 1 リン酸亜鉛セメント . 小倉英夫 , 髙橋英和 , 宮﨑隆ほか編：コア歯科理工学 . 104-108, 東京：医歯薬出版 , 2008.

41） 松家茂樹：III 合着・接着・裏層材 3 ポリカルボキシレートセメント . 小倉英夫 , 髙橋英和 , 宮﨑隆ほか編：コア歯科理工学 . 111-115, 東京：医歯薬出版 , 2008.

42） 宮崎　隆：III 合着・接着・裏層材 2 合着用グラスアイオノマーセメント . 小倉英夫 , 髙橋英和 , 宮﨑隆ほか編：コア歯科理工学 . 108-111, 東京：医歯薬出版 , 2008.

41） 松家茂樹：III 合着・接着・裏層材 3 ポリカルボキシレートセメント . 小倉英夫 , 髙橋英和 , 宮﨑隆ほか編：コア歯科理工学 . 111-115, 東京：医歯薬出版 , 2008.

43） Craig RG, Powers JM: Restorative Dental Materials. 11th ed. 603, St. Louis: Mosby, 2002.

44） 北川雅恵 , 安藤俊範ほか：歯科用金属アレルギーの動向―過去 10 年間に広島大学病院歯科でパッチテストを行った患者データの解析―. 日口腔検会誌 4 （1）：23-29, 2012.

45） 國分克寿 , 秦　暢宏 , 田村美智ほか：歯科金属アレルギーの臨床統計的検討：東京歯科大学千葉病院における歯科金属アレルギー外来について . 日口腔検会誌 5 （1）：45-50, 2013.

46） Hosoki M. et al: Allergic contact dermatitis caused by titanium screws and dental implants. J. Prosthodont. Res. 60. 213-219, 2016.

# 固定性装置による補綴処置の診察から前処置まで

## 診察, 検査, 診断, 処置 | 1

### 一般目標

1. クラウンブリッジ補綴処置を行うにあたって, 基本的に必要な診察, 検査, 診断, 処置の一連の流れや難易度を理解し, 説明する.
2. クラウンブリッジ補綴処置だけでなく, 包括的歯科, 口腔治療を理解する.

### 到達目標

1. 基本的に必要な, 全身ならびに口腔の診察ができる.
2. 口腔関連の基本的検査ができる.
3. 口腔関連の基本的診断ができ治療計画ができる.
4. 処置経過について説明できる.
5. 補綴前処置ならびに応急処置を説明できる.

## 1. 診察

### 1）医療面接

#### （1）医療面接にあたっての注意

　患者の導入にあたって，適切な身だしなみ，挨拶，自己紹介，本人の確認，面接を行うことの了承，適切な位置関係を保つことが必要である（図1）.

　次に良好な（共感的）コミュニケーションができるように，アイコンタクトを保つこと，わかりやすい言葉で会話すること，患者さんの状態にあった適切な声の大きさや話すスピードをコントロールすること，傾聴的，共感的態度をとることが必要である.

1. **主訴の聴取**：**主訴**は患者さんの訴えを言葉で書くので，主なものに集約させ，専門用語はあえて必要ではない.

   主訴
   chief complaint

2. **現症の聴取**：**症状**の性質，頻度，強度，持続時間などを聞き取る.

   症状
   clinical symptom

3. **現病歴の聴取**：正確で経時的な現病歴の聞き取りを行う.

4. **既往歴の聴取**：問診表を参考に以下の病変については特に注意を払って問診を進める.

   a. **循環器系**：循環器系では高血圧，虚血性心疾患，貧血，糖尿病の既往について，少なくともこれらの状況を把握する.

   b. **消化器ならびに内臓臓器系**：消化器ならびに内臓臓器系では肝機能障害や腎機能の既往について漏らさず聞いておく必要がある.

   c. **その他（骨粗鬆症，栄養状態など）**：現在，クラウンブリッジ補綴治療の選択肢としてインプラント治療は不可欠なものであるので，骨粗鬆症，栄養状態などの聴取は大切である.

5. **常用薬，アレルギー歴，嗜好（飲酒，喫煙など）の聴取**：常用薬では降圧薬，抗凝固薬，骨粗鬆症治療薬の聴取が重要である. 急性のアレルギーだけでなく，歯科治療に関連する金属アレルギーについても聴取する. また，喫煙は歯周病，創傷治癒不全と大きくかかわるので，聴取は必ず行う.

6. **生活環境等患者の家族歴，社会的背景の聴取**：超高齢社会と核家族の問題が大きくなってきており，本項目がクラウンブリッジ補綴治療の難易度などに大きく影響するので，配慮をした問診が求められる.

7. **解釈モデルの聴取**：患者が自分の病気をどのように思っているのか，何を希望しているのか，来院の動機などを再確認する.

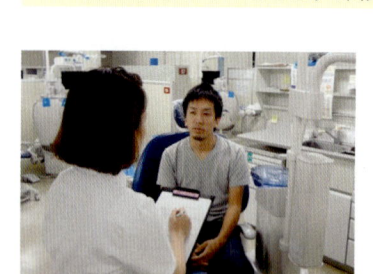

図1　医療面接
患者との適切な位置関係を保つ.

## 2）全身的診察と局所的診察（現症）

### （1）全身的診察

1. **チェアに座るまでの確認事項**：患者の体格，歩き方を含めた動作，表情などを確認し，診察に備える．
2. **全身, 顔面, 顎の視診**：視診により全身の姿勢, 顔色, 対称性を確認する．
3. **バイタルサインの把握**：
   a. 呼吸, b. 体温, c. 脈拍, d. 血圧, e. その他（酸素飽和度など）

### （2）局所的診察

1. **口腔外の診察**：顎顔面の必要な部位（咀嚼筋, 顎関節, 上顎, 下顎, リンパ節）を触診し，所見（圧痛, 波動, 熱感など）を確認する．顎関節痛, 咀嚼筋痛などの詳細な所見は後述の検査で行う．
2. **口腔内の診察**：
   a. **視診による口腔粘膜, 舌の診察**：視診により，口腔粘膜や舌の変化（腫脹, 腫瘤, 潰瘍）を診察する．
   b. **視診による歯列, 咬合の診察（歯式の記載を含む）**：視診により，歯列, 咬合状態を詳細に診察する．さらに歯式を記載する．
   c. **触診の診察**：患部に触れ，圧痛, 波動および硬結の有無を診察する．
   d. **患部と思われる歯の診察（視診, 触診, 打診, 温度診, 電気診, 歯の動揺度検査）**：患部と思われる歯の状態（特に齲蝕の状態, 歯周病の状態）の視診をするともに，探針, エキスカベーターを用いて触診を行い，ミラーやピンセットの柄を用いて適切な強さで打診を行い，他の歯と比較する．また，適切な刺激（冷：スリーウェイシリンジ，氷，温：加熱ストッピングなど）を用いて，反応の有無をみる．適切な器具（ピンセット，探針などを用いて歯の動揺度の検査をする．

## 3）プロブレムリスト

診察した内容は，**診療録**に以下の項目に注意して転記する．

1. 歯式の記載の確認
2. 視診，触診，打診，温度診，動揺度検査の結果と徴候
3. 病名の記載（診察で得られた情報での）
4. 行われた診療行為

　これらの内容を踏まえ，①医科的プロブレムリスト（具体的には高血圧症〈2014 年 4 月 1 日から〉など），②局所的（口腔. 歯列, 歯）プロブレムリスト（具体的には左側顎関節症〈2014 年 4 月 1 日から〉など）の作成を行う．

## 2. 検査

　クラウンブリッジ補綴の検査を**表 1** に示す．そのうち, 歯周検査, デンタルエックス線検査（10 〜 14 枚法），模型検査が基本的 3 項目として必要であり，補綴治療に際しては，咬合接触検査，顎機能検査が特に重要である．

診療録
medical record

徴候
clinical sign

**表1　クラウンブリッジ補綴の検査**

| | |
|---|---|
| 歯質（齲蝕を含む），歯髄の検査，歯列の検査 | まず，齲蝕や咬耗による歯質の実質欠損を視診，探針等の触診で検査する．歯髄については生活歯か失活歯かを電気診などを用いて判別する．さらに，低位唇側転位歯の存在等歯列不正の有無を検査する． |
| 歯周検査 | まず，O'Leary のプラークチャートを採取し，プラーク指数を測定する．次に歯周ポケットプローブを用いてポケットの測定，プロービング時の出血と排膿を評価し，ペリオドンタルチャートを完成させる． |
| デンタルエックス線検査，パノラマエックス線検査，顎関節エックス線検査 | 口内法デンタルエックス線写真（10〜14枚法）より歯槽骨吸収を確認し，臨床検査（ペリオドンタルチャート）を用いて，歯周病診断を確定する（図2）．インプラント補綴まで考慮するときは，パノラマエックス線検査が不可欠となる．顎関節症が疑われる症例では顎関節エックス線検査が必要である． |
| 模型検査 | アルジネート印象材で上下顎の印象採得を行い，硬石膏を注入，硬化後，解剖学的なランドマークを損傷せず，研究用模型の底面と咬合平面が平行になるようにトリミングし，前方，側方，後方，咬合面観から咬合状態を検査する．咬合器に装着後，必要に応じて**診断用ワックスパターン形成**を行い，クラウンブリッジ補綴の最終形態を模索する（図3 a, b）．咬合器を用いた模型検査は下顎運動検査の項で記述する（図4）． |
| 口腔内写真検査 | カメラのデジタル化が進んだことから，模型検査を補助する位置づけとして一般的に口腔内写真検査を実施する． |
| 咬合接触検査 | 1. 咬合紙法（図5 a, b）　　2. 引き抜き試験法（図6）<br>3. シリコーンブラック法（図7）　　4. 感圧フィルム法（図8 a, b）<br>5. ワックス法 |
| 下顎運動検査（誘導様式を含む） | 1. 咬合誘導様式の視覚的検査<br>2. チェックバイト法と，半調節性咬合器を用いた下顎運動検査（顆路測定を含む）<br>3. 描記法や電気的測定法による下顎運動路検査 |
| 顎機能検査 | 1. 下顎の運動量の検査（開口量など）（図9）<br>2. 顎関節の機能検査（運動痛と触診）（図10 a）<br>3. 咀嚼筋の機能検査（図10 b〜f） |
| その他の検査 | 1. 構音検査　　2. 嚥下検査　　3. 咀嚼能率検査<br>4. 唾液検査　　5. 口臭検査　　5. 歯の色調検査 |

診断用ワックスパターン形成
diagnostic waxing up

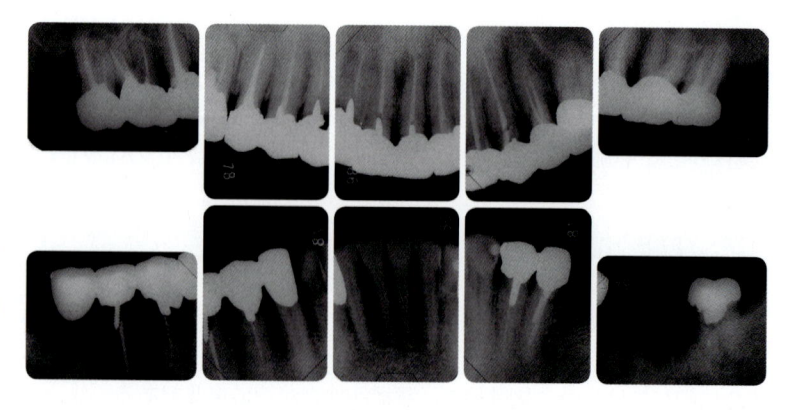

**図2　デンタルエックス線写真（10枚法）**
全顎にわたる歯および歯周組織の詳細な検査のために必要である．

図3　上顎前歯部ブリッジ形態不良による審美障害症例
a：診断用模型．どのような形態が適切かつ可能か，事前の診断が重要である．
b：診断用ワックスパターン形成．最終形態の明示とそれに必要な補綴前処置を検討する．治療計画の立案のみならず患者への説明と動機づけに役立つ．

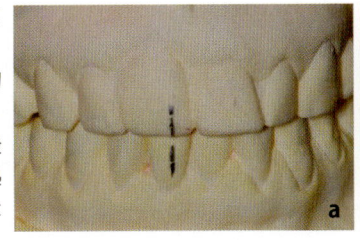
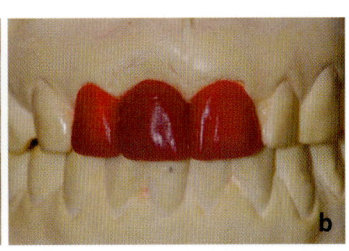

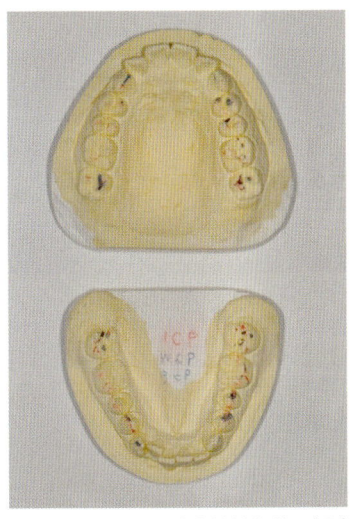

図4　模型上での咬合接触部位の観察
咬頭嵌合位での咬合接触が少なく，側方運動時の平衡側（非作業側）において，最後臼歯での滑走が認められる．

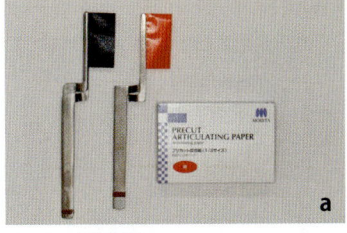

図5　咬合紙法
a：咬合紙とホルダー．厚みの薄い咬合紙を用いて，咬合接触部位を精密に咬合面に印記する．さらに薄いプラスチック製咬合紙を用いれば，より精密な印記が可能である．ホルダーを用いるため，不適切な使用により，咬合接触部位の印記がずれる可能性がある．
b：馬蹄形咬合紙．厚みがあるため，咬合接触部位の印記の精密性には劣る．ホルダーが不要なため，自然に咬合させやすい．

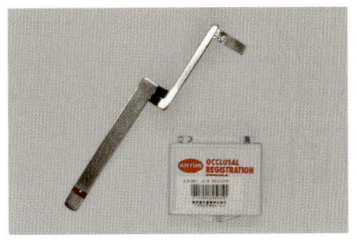
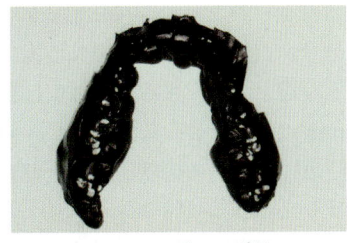

図6　引き抜き試験法
厚みの非常に薄い**シムストック**（shim stock：8〜12μm）と呼ばれるストリップスを介在させ，咬合させたときの引き抜きの感触により，咬合接触の程度を詳細に検査できる．1歯単位の検査に使用する．厚みの薄い咬合紙でも検査可能である．

図7　シリコーンブラック法
歯列全体にわたり，咬合接触の程度や分布を色の抜け具合で詳細に検査できる．

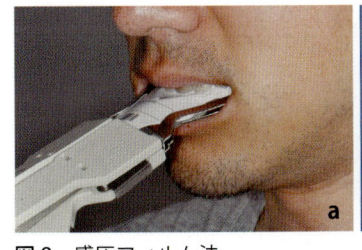
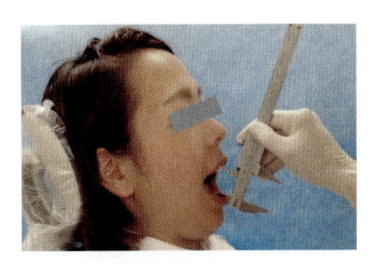

図8　感圧フィルム法
a：デンタルプレスケールシステムを用いた咬合接触試験．感圧フィルムシートを咬合させる．
b：解析の実際．歯列全体にわたる咬合接触状態を検査できる．かみしめの強弱による咬合接触圧，咬合接触の分布および面積の変化も分析できる．

図9　開口量検査
ノギスを用いて開口量を測定する．同様に，前方や側方の運動量も検査する．

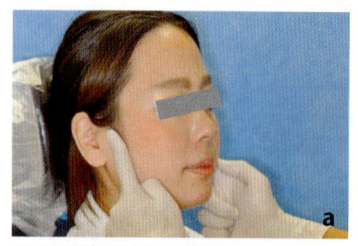
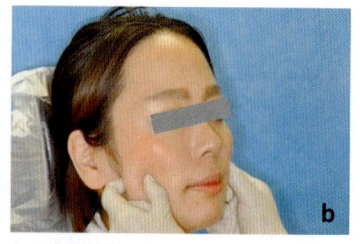
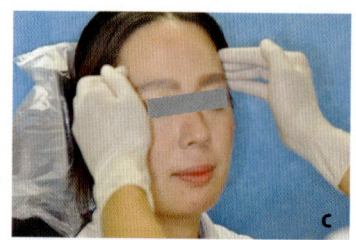

図10　咀嚼筋・顎関節の触診の実際
a：顎関節の前方の咬筋深部

b：咬筋浅部

c：側頭筋前部

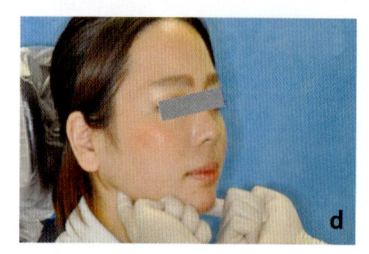
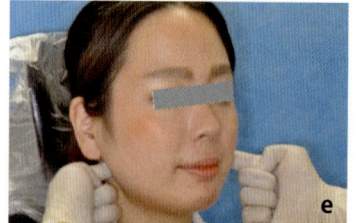
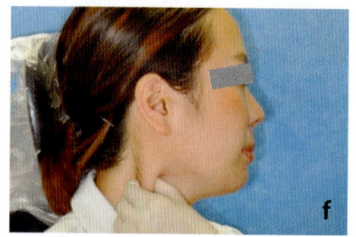

d：内側翼突筋（口外法）

e：顎二腹筋後部

f：胸鎖乳突筋

## 3. 診断

### 1）評価と診断

　クラウンブリッジ補綴治療にとって重要な評価項目は，支台歯の状態である．健全歯質の残存量，特に失活歯においては**フェルール**がどの程度確保できるかなどが鍵となる．さらに歯周病に罹患している支台歯について，歯周ポケットが3mm以内までに改善できるか評価し，支台歯を診断する．

　次に歯列，咬合状態，咬合習癖の有無について評価し，総合的診断を進める．

フェルール
ferrule

### 2）治療計画を左右する因子

　治療計画を左右する因子である，局所的因子，全身的因子，社会心理学的因子を**表2**に示す．

### 3）症例の難易度

　診断を下すとともに補綴治療の難易度を判定，評価することが重要である．特に歯の欠損が起こると咬合支持の箇所の量は難易度に大きく影響する．日本補綴歯科学会では症型分類を行い，難易度をレベルⅠからⅣ度に分類する方法を提唱し，推進している（**図11**）．

## 4. 処置と経過

### 1）経過の記録

　ブリッジ処置では10年以上経過すると急速に生存率が低下し，15年では60〜70％まで生存率が低下することが，近年の研究から明らかになってきた．そのため，定期的な経過観察と記録が重要で，適切な間隔で（3カ月，6カ月，1年など）メインテナンスすることが重要である．

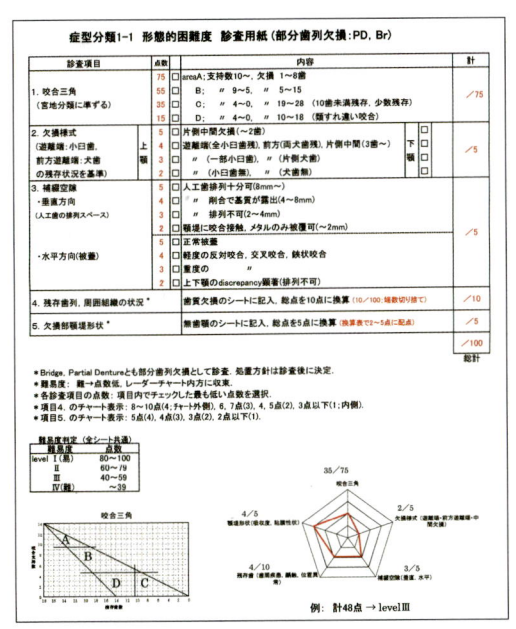

図 11　公益社団法人 日本補綴歯科学会の症型分類，部分歯列欠損用サンプル（文献 1 より引用）

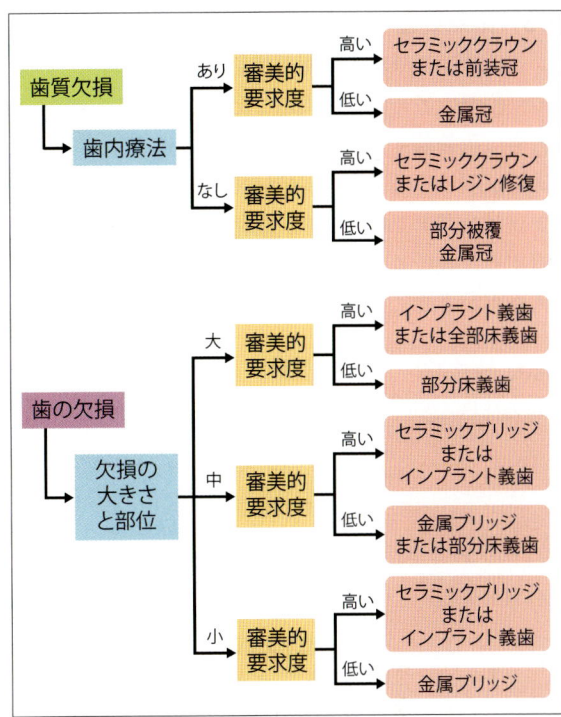

図 12　補綴処置のディシジョンツリー
「セラミック」は「陶材焼付冠」を含む

表 2　治療計画を左右する因子

| 局所的因子 | 支台歯の状態：残存歯質，歯周病の進行度，歯列の状態 |
|---|---|
| | 咬合に関連する因子：咬合の悪習癖（ブラキシズム，クレンチング，咬合干渉（早期接触を含む），咬合性外傷など（**図4**） |
| | 残存顎堤の状態：吸収が大きいときには顎堤形成を症例によって適応するか，有床義歯による補綴を行うかも検討対象となる |
| | 審美的要求度 |
| | 口腔衛生状態の改善，維持能力 |
| | 使用する補綴材料による因子（審美的，力学的，生物学的因子） |
| | その他の因子：患者の口腔内感覚の個人差などがあげられる |
| 全身的因子 | 循環器系疾患（既往病歴の項目参照）：高血圧，糖尿病などの疾患 |
| | 消化器ならびに内臓臓器系疾患 |
| | その他の全身疾患（骨粗鬆症など） |
| 社会心理学的因子 | 職業：スピーチの多い職業など |
| | 習慣：ショ糖の入っている飲料の多飲など |
| | 授療用件：遠距離通院，訪問診療など |

## 2）補綴前処置

補綴治療の前に行う処置を，**表 3** に示す.

### 3）応急処置

クラウンブリッジ補綴の応急処置の多くは，クラウンブリッジ脱離と破折である．脱離の多くは支台築造ごと脱離することが多い．二次齲蝕などの問題がないときは再装着するが，新たな処置に進まねばならないことが少なくない．一方，破折に関しては多くは前装材料の破折で，全面的な前装材料の破折からわずかなチッピングまで幅が広い．陶材のわずかなチッピングであれば研磨などで応急処置することが多いが，全面的な前装材料の破折では応急的にレジンで修復した後，再修復が必要になることが多い．

表3　補綴治療の前に行う処置

| 保存的前処置 | ブラッシング指導 |
|---|---|
| | スケーリング，ルートプレーニング |
| | 歯周外科処置 |
| | 歯内療法処置 |
| 外科的前処置 | 抜歯 |
| | **ヘミセクション，歯根分割抜去法**（図13 a, b） |
| | **ルートセパレーション**（**歯根分離**）（外科的） |
| | **エクストルージョン**（**歯根挺出**）（外科的） |
| | 歯根尖切除術 |
| | 小帯切除術 |
| | 顎堤形成術（硬組織，軟組織） |
| 矯正的前処置 | **アップライティング**（整直） |
| | ルートエクストルージョン（図14） |
| | ルートセパレーション（歯根分離） |
| | **限局矯正**（MTM，小矯正）：正中離開の修正など |
| 補綴的前処置 | 咬合調整，歯牙削合：挺出歯の調整 |
| | 歯冠修復：挺出歯の再修復，歯冠歯軸方向の修正 |
| | 暫間ブリッジ，暫間義歯 |

ヘミセクション，
歯根分割抜去
hemisection

歯根分割抜去法
root resection

ルートセパレーション，
歯根分離
root separation

エクストルージョン，
歯根挺出
extrusion,
elongation

アップライティング
uprighting

限局矯正，
マイナートゥース
ムーブメント，
小矯正
minor tooth
movement,
limited tooth
movement

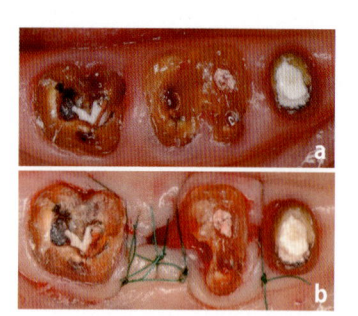

図13　ヘミセクション
a：下顎右側第一大臼歯遠心根に破折が認められる．
b：遠心根のみ分割抜歯した．根分岐部の鋭端歯質を除去し，スムースかつ移行的な歯根面形態を作る．そのため，術時にはフラップ形成が必要である．

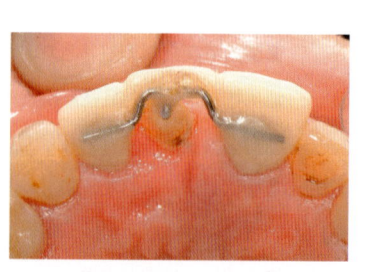

図14　矯正的ルートエクストルージョン
外科的ルートエクストルージョンとは異なり，アンカーとなる隣在歯が必要である．矯正および保定期間が必要であり，その後さらに歯冠延長術（歯とともに挺出した歯槽骨の削合と歯肉の根尖側移動術）を必要とする場合が多い．

section 3

# 固定性装置による補綴処置の診察から前処置まで

## 支台築造 2

| 一般目標 | 到達目標 |
|---|---|
| 1. 歯質欠損に対する歯冠修復と歯列の一部あるいは全部欠損に対する修復の臨床的意義と方法を理解する. | 1. 支台築造の意義と種類，特徴および製作法を説明できる. |

## 1. 概説

### 1) 臨床的意義

　歯冠部歯質は齲蝕や外力などにより，その一部が欠損する場合がある．また，齲蝕が深部におよんだ場合，あるいは外力により多くの歯冠部歯質が失われたことから，歯髄を除去しなければならない場合もある．このような理由による歯冠部歯質の一部あるいは多くの喪失は，適切な支台歯形態の付与を難しくするのみでなく，咬合力によって薄くなった歯質が破折する可能性があることから，歯冠補綴装置の維持，適合性などに影響を与え，長期にわたる口腔機能の維持を困難にさせる原因となる．そこで，適切な支台歯形態を付与するために，失われた歯質を人工的な材料で補うことが重要となる．この操作を**支台築造**という．

　このように，支台築造は失われた歯質の一部を補うことによって低下した歯の機能を再び回復できることから，臨床的意義は大きいといえる．また，歯冠補綴治療においては，失活歯が対象となる割合が高いため，支台築造の理論と技術を習得することは重要である．

支台築造
abutment build-up,
core build-up

### 2) 支台築造の目的

#### (1) 残存歯質の補強

　歯冠補綴の対象となる歯は失活歯の場合が多い．また，失活歯になる経緯（深部齲蝕などによる多量の歯質削除）やその治療操作（歯内療法）によって，歯質の削除量が多くなり，残存歯質が薄くなってしまう．また，生活歯に比べて脆弱であるとされており，そのままでは，咬合圧に対して残存歯質を保護することができない．そこで，歯質の補強が必要となる．

#### (2) 保持形態の付与

　適切な支台歯形態を付与することは，歯冠補綴装置の維持や適合性に重要である．しかし，失活歯になる経緯や歯内療法などにより，歯冠部歯質の欠損が多いことから，適切な支台歯形態を付与することが困難となり，結果として歯冠補綴装置の脱離へつながってしまう．そこで，人工材料によって，歯冠補綴装置を強固に維持できるように支台歯形態の修正が必要となる．

#### (3) 適合性の向上

　失った歯質を人工物によって回復せずに歯冠補綴処置を行った場合，内側性窩洞と外側性窩洞が混在することになり，また，窩洞が複雑となることから，適合性が不十分となってしまう可能性が高い．そこで，歯冠補綴装置の適合性を向上させるために築造が必要となる．

#### (4) 便宜形態の付与

　前歯部の唇側傾斜や舌側転位などの症例で，審美性を回復したい場合やブリッジの両支台歯の平行性を確保する場合など，支台歯歯冠部の傾斜を便宜的にある程度修正することによって，審美性や機能の回復を行うことができる（**図1**）．

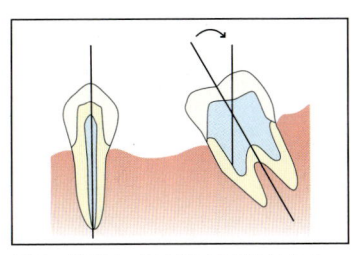

図1 築造による便宜形態付与の一例（歯軸の修正）

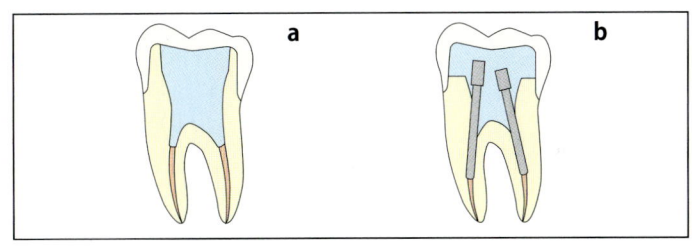

図2 直接法支台築造
a：成形材料のみの場合, b：既製ポストとコンポジットレジンとの併用の場合. 残存歯質量の違いによってa, bを選択する

表1 直接法支台築造の利点と欠点

| 利点 | 欠点 |
| --- | --- |
| 築造窩洞にアンダーカットの存在が許される | 1回の診療時間が長くかかる |
| 間接法支台築造に比べて歯質の切削量が少ない | 防湿や前処理などの操作がやや煩雑である |
| 築造操作が1回で済み，築造とともに支台歯形成や印象採得が同時に行えることから，来院回数を少なくできる | コンポジットレジンの重合収縮が大きい |
| | 築造体の強度がやや劣る可能性がある |

### （5）金属の節約

　歯冠補綴装置は唾液や食物に触れることが多く，常に腐食の危険にさらされている．したがって金属を使用した歯冠補綴装置には耐食性が必要であることから，一般的には貴金属が使用されている．しかし，築造体は歯冠補綴装置に覆われており，口腔内に露出することがないことから，腐食の危険性も小さく，貴金属の節約の観点から，銀合金，ステンレス製の既製ポスト，コンポジットレジンなどが使用されている．

### 3）支台築造の種類

#### （1）直接法支台築造

　直接法支台築造とは，合着用セメント，コンポジットレジンなどの成形材料，または，コンポジットレジンと既製ポストの併用によって，口腔内で直接行う築造法である（図2a, b）．直接法支台築造には，表1のような利点と欠点がある．

#### （2）間接法支台築造

　間接法支台築造とは，築造窩洞形成後，印象採得し，作業用模型を製作して，作業用模型上で築造体を製作する方法である．必要に応じて咬合採得し，作業用模型を咬合器に装着したうえで，築造体を製作することもある．築造体は作業用模型上でワックスパターン形成し，埋没，鋳造操作を経て製作する鋳造築造体，作業用模型上のポスト孔にコンポジットレジンを填入し，ただちに既製ポストを挿入後，歯冠部にもコンポジットレジンを築盛して重合させ，形態修正を行い完成させるコンポジットレジンと既製ポスト併用による築造体がある．作業用模型上で製作することから，間接法支台築造には，表2のような利点と欠点がある（図3）．

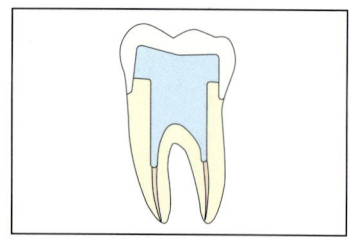

図3 間接法支台築造

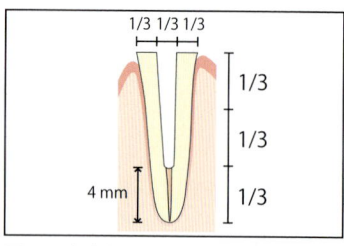

図4 支台築造のための窩洞形成の基本

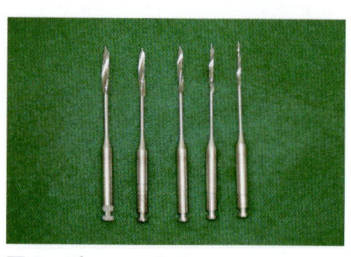

図5 ピーソーリーマー

表2 間接法支台築造の利点と欠点

| 利点 | 欠点 |
| --- | --- |
| 支台歯形態の付与が適切に行える | アンダーカットを除去しなければならないことから歯質の切削量が多くなる |
| コンポジットレジンの重合収縮による影響が少ない | 診療回数が増える |
| 1回の診療時間が短い | |

## 2. 支台築造のための窩洞形成

### 1）支台築造のための窩洞形成の基本

#### （1）単根管の場合

単根管の場合は，上下顎前歯部，下顎小臼歯部が対象となる.

#### ①歯冠部に歯質が残存している場合

無髄歯に至った経緯や歯内療法によって，歯冠部歯質は正常な形態で残存していることはほとんどない. しかし歯冠部歯質が正常な状態で残存しているものと想定し，エアタービンなどを用いて歯冠補綴装置のための仮の支台歯形成を行う.

この場合，残存歯質の状態にもよるが，フィニッシュラインはできる限り歯肉縁上とすることが望ましい（プロビジョナルレストレーションが歯肉と接触する期間を短くするため）.

次に，コントラ用ラウンドバーなどを使用し，根管口まで仮封材を除去する. エックス線画像や根管治療時に行った根管長の測定結果を参考に，ピーソーリーマーや根管形成バーを用いて，歯根の長さの2/3または歯冠長と等長，根管の太さの1/3を目安としてポスト孔の形成を行う. また，根尖より4 mm程度の根管充塡剤を残すこと，ポストの先端が歯槽骨骨頂を超えることが原則である（図4）. ただし，この場合のポスト孔の長さは残存歯質の状態によって変えることができる.

ピーソーリーマーは図5に示すように太さの異なった5種類がある. 最初に用いるピーソーリーマーの太さの選択はエックス線画像を利用し，根管充塡された根管の幅よりやや太いものとする. また，歯根の2/3または歯冠長と等長に相当するピーソーリーマーの柄の部分に，ゴムリングなどを装着し，ポスト孔の長さの目安とすることが望ましい（図6a〜d）. ポスト孔の長さが根長の2/3または歯冠長と等長に達したなら，根管の幅の1/3になるまで，順次，拡大する. また，根管は根尖に向かうにしたがって細くなっているが，ピーソーリーマーは太さが一定であることから，根管形成バーを使用してどの部位においてもポスト

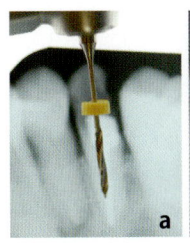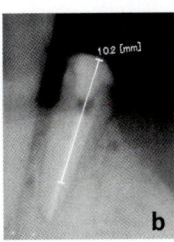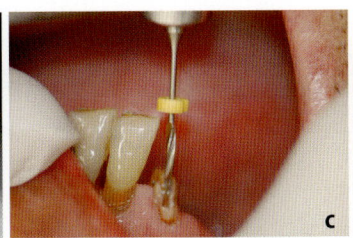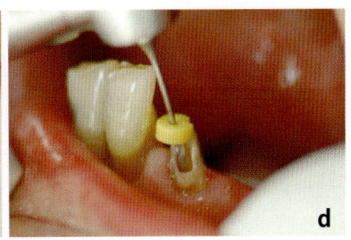

**図6** エックス線画像上で目安としたポスト長にあわせてピーソーリーマーにゴムリングを装着し，ポスト孔を形成

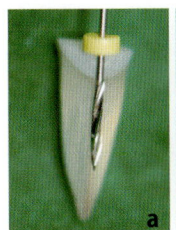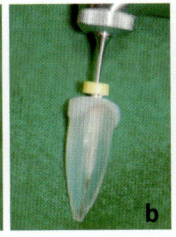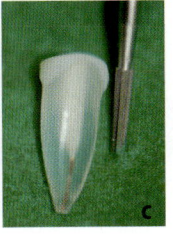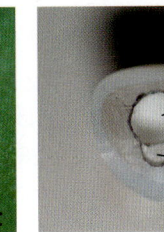

**図7** ピーソーリーマーと根管形成バー

ポスト孔

補助的窩洞
（回転防止）

**図8** 前歯部根管形成における補助的窩洞（回転防止）の付与

孔の幅が根管の幅の 1/3 になるように調整する（**図7 a～c**）．ポスト孔形成時には，形成バーによる摩擦熱が発生し，歯根膜へ悪影響を及ぼす可能性があることから，間欠的な切削や注水を行う必要がある．

　仮の支台歯形成およびポスト孔形成による歯質の削除の結果，薄くなった歯質が存在する場合は，築造操作中に破折する恐れがあることから，削除し，一般的に，どの部位においても約1mmの厚さの歯質が残存するように調整する．最後に残存歯質の隅角に丸みをつけ，研磨をして，支台築造の窩洞形成の終了となる．

**②歯冠部に歯質が残存していない場合**

　歯冠部に歯質が残存していないことから，仮の支台歯形成は行わない．根管口まで仮封材を除去する．ピーソーリーマーや根管形成バーを用いて，ポスト孔の形成を行う．ポスト孔の形成は，82頁『（1）単根管の場合』の「歯冠部に歯質が残存している場合」と同様である．歯冠部歯質が残存していない場合，特に，鋳造築造体を用いて築造する場合は，ポスト孔が円形に形成されることから，回転防止のための補助的窩洞を付与することが望ましい（**図8**）．

**（2）複根管の場合**

　複根管の場合は，上顎小臼歯部，上下顎大臼歯部が対象となる．複根管の場合の支台築造のための窩洞形成は，82頁『 1）支台築造のための窩洞形成の基本』に準じて行うが，上顎小臼歯では，①2根性で2根管性の場合，②頬側と口蓋側の根が癒合し，単根となっているものの，2根管を有し，根尖で癒合している場合，③2根が癒合し，単根となっているとともに，根管も癒合し，単根管となっている場合などがある．歯根や根管の形態や方向がさまざまであり，癒合して単根となっている場合は癒合部が狭窄していることが多く，ポスト孔形成に際して，穿孔する可能性の多い部位である．

　ポスト孔の形成においては規定の長さや太さなどの条件を満たすことが望ましいが，小臼歯，大臼歯ともに，それぞれの歯根の方向が異なっていることが多

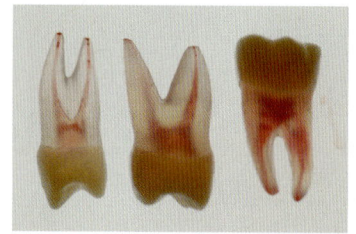
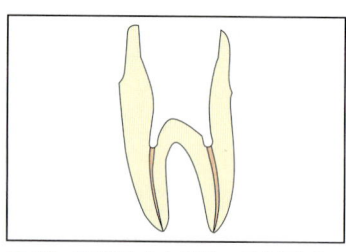
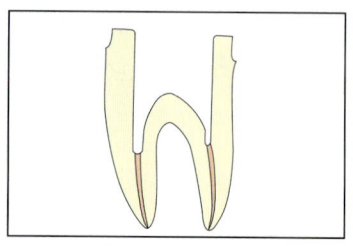

図9　ポスト孔形成時に穿孔しやすい歯種

図10　直接法支台築造の窩洞形成

図11　間接法支台築造の窩洞形成

いことから（**図9**），残存歯質の状況にもよるが，すべての歯根に対し，歯根長の 2/3 の長さのポストを形成する必要はなく，エックス線画像などを用いて形態を十分に把握し，築造体の維持に最も効果的と思われる歯根に対してのみ基本的な長さおよび太さに形成し，他の根については，ポストの平行性などを考慮したうえで，適宜，長さを調整する．

### 2）直接法支台築造の窩洞形成

82頁『1）支台築造のための窩洞形成の基本』に準じて行う．アンダーカットを残すことができることから，過剰な歯質の削除を行わないことが重要である（**図10**）．

### 3）間接法支台築造の窩洞形成

82頁『1）支台築造のための窩洞形成の基本』に準じて行う．基本的にはアンダーカットがあってはならないことから，複根歯においては，基本に従った築造窩洞形成が終了した時点で窩洞を点検し，適宜，歯質の削除を行ってポスト同士の平行性を確保する．

歯冠部歯質の欠損が比較的少ない場合で，髄腔壁での築造体の維持が認められるようであれば，ポスト孔の形成を根管口から数 mm 程度にとどめ，ポスト同士の平行性を確保することもある（**図11**）．また，歯冠部の崩壊が激しく，歯冠部歯質がほとんど残存していない場合では，築造体の維持をポストに依存しなければならないことから，最も維持に効果的な歯根のポストとその他の部分とを2つに分割して製作し，歯に合着する際に合体させ，1つの築造体としてセメント合着する分割築造法を用いることがある．

## 3. 支台築造用材料

支台築造用材料を**表3**にまとめる．

## 4. 直接法支台築造

### 1）成形材料単独による直接法支台築造

成形材料単独による直接法支台築造には，合着用セメントまたはコンポジットレジンを使用する場合がある．合着用セメントを用いる場合は，歯質の欠損がきわめて少ない症例であることから，ここでは，コンポジットレジンを用いる場合

表3 支台築造用材料

| 成形材料 | コンポジットレジン<br>　最も頻度が高い | 光重合型 |
| | | 光・化学重合型（デュアルキュア型） |
| | 合着用セメント<br>　歯質の欠損がきわめて少ない場合に使用 | |
| 既製材料 | 金属製既製ポスト | ステンレス鋼 |
| | | チタン合金 |
| | | チタン |
| | ファイバーポスト | グラスファイバー |
| | | カーボンファイバー |
| | | ポリエチレンファイバー |
| | セラミックポスト | ジルコニア |
| 鋳造用合金 | 銀合金 | |
| | 12%金銀パラジウム合金 | |
| | 金合金 | |

の直接法支台築造について記載する.

　コンポジットレジンのみを用いる支台築造は歯冠部歯質が軸面全周にわたり，歯肉縁上に十分に残存している症例であり，築造材料を保持するために，ポスト孔の形成の必要がないことが条件である．仮の支台歯形成後，髄腔内の仮封材を根管口付近まで除去して築造窩洞形成を終了する．髄腔内面の象牙質をプライマー処理し，コンポジットレジンを充塡し，重合硬化させて築造を行う（図2a）.

## 2）成形材料と既製ポストによる直接法支台築造

　歯冠部歯質がわずかに歯肉縁上に残存している症例に対して行う直接法支台築造であり，成形材料のみで行う直接法支台築造とは異なり，築造材料の維持をポストに依存しなければならない症例である．しかし，複根歯ではすべての歯根に対して歯根長の2/3または歯冠長と同じ長さを確保する必要はなく，維持の主となる歯根のみ基本の長さとし，他の歯根については症例に応じて，適宜，調整を行う（図12）.

　成形材料と既製ポストによる直接法支台築造は成形材料として築造用レジン，既製ポストとして金属製，レジン製ポストとの組み合わせである.

　既製ポストの太さは形成したポスト孔の太さに適したもの，また，長さは築造操作後，支台歯形成をした際に，ポストが露出しないものを選択，もしくは上端部を切断して調整する（図13〜17）.

　既製ポストの合着に際しては，ポスト孔に付着している仮着材などを根管清掃用ブラシなどにてきれいに除去することが重要である．その後，象牙質プライマーを用いて歯面処理を行う．既製ポストにはそれぞれのポストに適した表面処理を行う．ポスト孔に築造用レジンを塡入し，表面処理した既製ポストを挿入して重合硬化させる．同時に，歯冠部に築造用レジンを築盛し，重合硬化させる．歯冠部に築造用レジンを築盛させる際は，透明なマトリックスを用いて行うとよい.

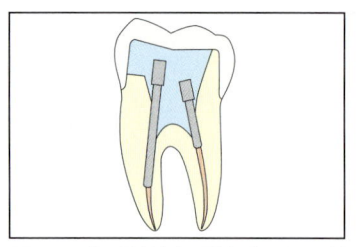

**図 12**　成形材料と既製ポストの併用による直接法支台築造

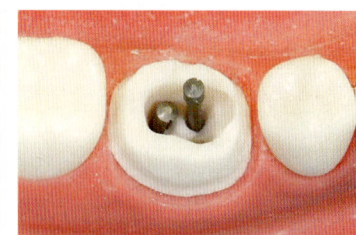

**図 13**　ポストの試適

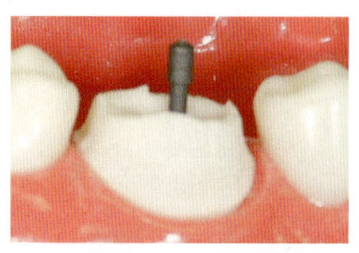

**図 14**　築造後，ポストが成形材料から露出してはならない.

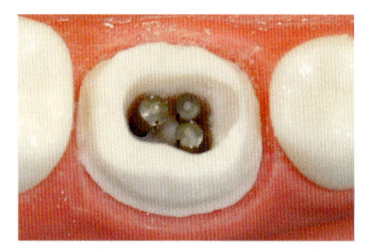

**図 15**　根管形成したすべてにポストを合着

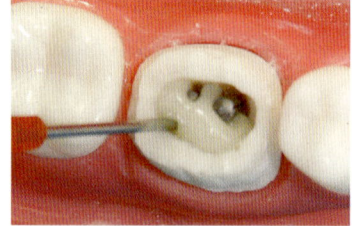

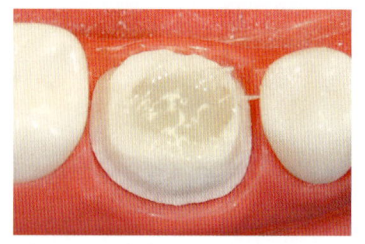

**図 16, 17**　気泡が入らないように，歯冠部にコンポジットレジンを填入

## 5. 間接法支台築造

### 1）成形材料と既製ポストによる間接法支台築造

　この築造は，残存歯質が少なく，残存歯質のみでは築造の維持が困難であり，維持をポストに依存しなければならない場合に行うものであり，ファイバーポストと築造用コンポジットレジンとの併用によるものである.

　複根管の場合は，各根のポスト孔が平行になるように築造窩洞を調整する. 印象用シリンジを用いてポスト孔内へゴム質印象材を填入し，レンツロやスクリューバーを挿入して正回転させながら気泡を除去するとともに，ポスト孔先端まで印象材を送り込む. ただちにトレーを圧接し，印象採得を行う.

　作業用模型を製作し，ポスト孔の長さおよび太さに適合するファイバーポストを選択し，ポスト孔に試適し，**支台築造体**が完成した際に，歯冠部の築造体からファイバーポストが突出しないように長さを調整する.

　ポスト孔内にレジン分離剤を塗布し，築造用レジンを注入し，ただちにファイバーポストを挿入し，重合硬化させる. 歯冠部に同じ築造用レジンを築盛し，重合硬化後，作業用模型から外す. 形態修正を行い，ファイバーポストと築造用レジンを併用した間接法支台築造体が完成する.

　完成した築造体は，ポスト孔内を根管清掃用ブラシなどにて清掃した後，プライマーを用いて象牙質面を処理し，築造用レジンにて合着する.

### 2）鋳造体による間接法支台築造

　残存歯質が歯肉縁上に数 mm 程度存在し，歯髄腔内面の象牙質面のみにて築造体の維持が可能である場合に用いる.

### （1）単根歯の場合

　単根歯の場合は，支台築造のための窩洞形成の基本に準じて行う.

支台築造体
foundation restoration

※90頁，Section3-2
『8. ファイバーポストを用いた支台築造の術式』参照.

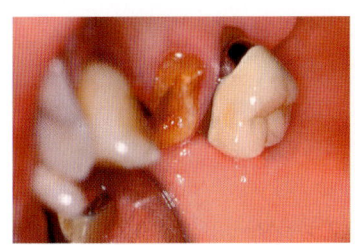

図 18　分割支台築造（ ⌊6 ）

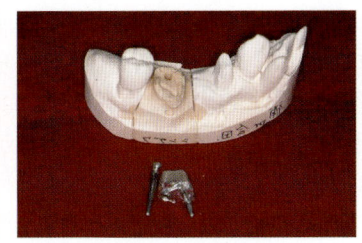

図 19　鋳造後の分割築造体

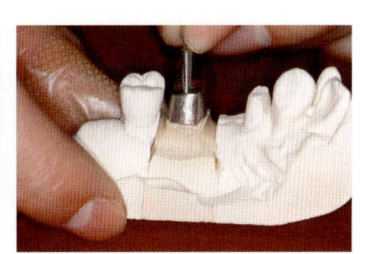

図 20　模型上での試適，調整

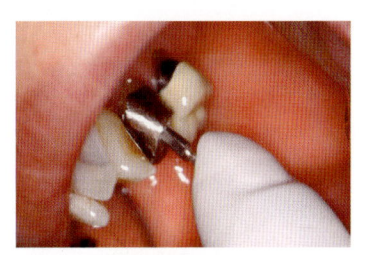

図 21　口腔内での試適，調整

### （2）複根歯の場合

複根歯の場合は，ポスト孔の形成は基本的形態にする必要がなく，アンダーカットを除去し，各ポスト孔同士が平行となる程度の深さにすればよい.

通法に従って，印象採得を行い，作業用模型を製作した後，模型上でワックスパターン形成を行う．埋没，鋳造操作を経て，鋳造築造体を完成する（図3）.

### 3）分割支台築造

残存歯質が少なく，築造体の維持をポスト孔に依存しなければならない場合で，維持を図る根管の方向が異なっており，ポスト孔の非平行性を利用する必要があるような症例（特に上下顎大臼歯）に用いる（図18～21）.

ポスト孔の形成は基本に従って各根に行う．それぞれのポスト孔に平行性がないことから，印象採得時の変形が大きくなる可能性があり，窩洞形成はできるかぎり単純化することが望ましい．一般的には，最も傾斜している歯根（上顎大臼歯では口蓋根，下顎大臼歯では遠心根）のポスト部を分割して製作し，他の本体部と口腔内で一体化し，装着する.

## 6. 鋳造体の装着

### 1）前準備と表面処理

#### （1）前準備

鋳造した築造体を支台歯に試適し，適合を確認する．試適に先立ち，ポスト孔内にプロビジョナルレストレーションの仮着に用いたセメントが残留していることがあるので，根管清掃用ブラシなどを使用して清掃する.

#### （2）表面処理

鋳造体の装着に用いる材料として，合着セメントおよびレジン系装着材料があるが，後者は接着性に優れている.

レジン系装着材料を用いて鋳造体を装着する場合，対象となるのは象牙質である．象牙質に対してプライマー処理を行い，スミヤー層を除去するとともに，スミヤー層直下の健全象牙質をごく浅い範囲で脱灰する．この脱灰によって象牙質コラーゲンが露出し，このコラーゲンと脱灰層にレジン系装着材料が浸透し，硬化することによって接着性が発揮される．

また，鋳造体の被着面にはブラスト処理を行うとともに，金属接着プライマーを塗布する．

### 2）装着操作

表面処理した鋳造築造体にセメント練和泥を塗布し，ポスト孔に挿入する．レジン系装着材料を使用する場合は，ラバーダムなどで可能なかぎり防湿を行うことが望ましい．

## 7. 支台築造の前処理と後処理

### 1）支台歯に装着されている支台築造体の除去

歯冠補綴装置は，口腔内で半永久的に機能することが望ましい．したがって，一般的には，支台築造体を含め，永久補綴装置として支台歯に装着されるため，装着後に除去することを考慮したものではない．しかし，根尖病巣や二次齲蝕により，支台築造体を除去しなければならない場合がある．

支台築造体の除去を行う場合は，まず，歯冠補綴装置を除去し，築造体の種類や大きさ，残存歯質の状態，カルテの記録などから築造体を装着するのに使用したセメントの種類を確認する．鋳造築造体をレジン系装着材料で合着している場合は，他のセメントに比べて除去が困難となることが考えられることから，特に，単根歯でポストが深く，除去が困難と想定される場合は，歯根尖切除を行うことが望ましい．前述のごとく，除去を前提として築造体を装着することがないため，築造体の除去には大きなリスクを伴う．特に鋳造築造体の除去操作時に最も多いと思われるトラブルは歯根破折である．築造体の除去の原因となった病変を治療し，その歯を再度，使用し，機能や審美性を回復しようとしたにもかかわらず，破折部位によっては，抜歯となる場合もある．したがって，その場合の治療計画の変更の可能性について，術者自身が検討しているとともに，患者に十分な説明を行い，同意を得ておくことが重要となる．

### 2）ポストの除去

ポストの除去には，主に以下の2つの器具が用いられている．

（1）リトルジャイアント

図22はリトルジャイアントの写真，図23, 24はその模式図である．先端はポストを把持し，引き抜くための部分と，その支えとなる部分とからなっている．したがって，その先端部が挿入できる程度の近遠心径が必要となることから，一般的には上顎前歯部に適応される．

まず，ポストの歯冠部をリトルジャイアントの先端で把持できる程度の太さに

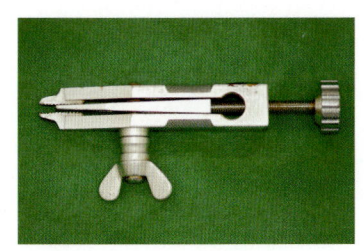

図22 リトルジャイアント

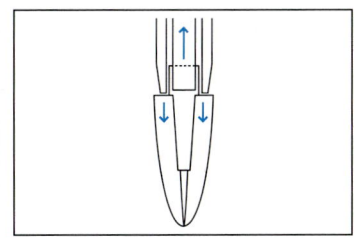 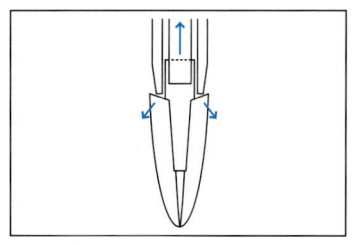

図23, 24 リトルジャイアント使用時の注意点
支点となる歯根面を歯軸と垂直に調整する. 垂直でない場合は歯根破折の
危険性がある.

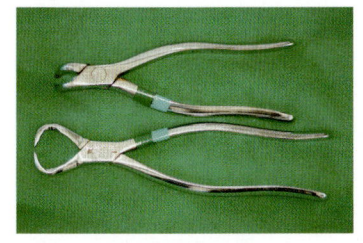

図25 兼松式合釘撤去鉗子

なるまで，タービンを用いて切削すると同時に，歯頸部歯質を露出させる．この歯質は把持したポストを歯軸方向に引き抜くための支えとなることから，全周にわたり歯軸と垂直で，同じ高さになるように切削，調整することが望ましい．この調整をきちんと行わないと，支えとなる力が歯軸より外側（**図23, 24** 矢印方向）にかかってしまい，歯根破折を起こす危険性が高くなる.

　準備が整ったら，ポストの歯冠部を把持している部分のねじを正回転することによって，ポストが引き上げられ，除去できることになる.

## （2）兼松式合釘撤去鉗子

　**図25** は兼松式合釘撤去鉗子の写真である．兼松式合釘撤去鉗子は大小2種類の鉗子を組み合わせて用いることで，ポストを除去するものである．鉗子を用いることから，前歯部のみではなく，臼歯部にも用いることができる.

　まず，小さい鉗子で築造体を鋏むことができる程度に，築造体の歯冠部を切削する．同時に歯頸部歯質を露出させる．リトルジャイアントと同様に，歯質の調整は歯軸と垂直になるように行う．小さい鉗子で歯質と近い部分で築造体を把持し，小さい鉗子の先端と歯質との間に大きい鉗子の先端を挿入する．両鉗子を強く握ることで，築造体が歯軸方向に引き上げられ，築造体が除去できる.

## （3）その他の方法

　（1），（2）のようなポストまたは築造体や残存歯質の条件が揃わないような症例では，何らかの手段を用いて撤去することになる．一般的には築造体と歯質との間にスペースを作り，先端のややとがった器具（市販のドライバーなどを調整して製作）を差し込み，「梃子の原理」を利用して，築造体を徐々に引き上げる方法を行っている．しかし，（1）や（2）の方法と比較して，一方向からの力の作用であることから，歯根の破折の危険性は高く，長時間を要することが多い.

上記のどの方法を行う場合も，多くの時間と労力が必要であることを十分に説明する必要がある．

## 8. ファイバーポストを用いた支台築造の術式

### 1）適応症の判断 [1]

**（1）適応症**

　歯冠部歯質が少なくポストが必要であるものの，窩縁が歯肉縁下には達していない症例．

**（2）禁忌症**

　窩縁が歯肉縁下に達している症例．ファイバーポストの成分に対して発疹，皮膚炎などの過敏症の既往歴のある患者．

**（3）使用に際し慎重を要する症例**

①残存歯質が少ない症例
②歯根が彎曲している症例

### 2）ファイバーポストの特徴 [2]

①弾性係数が象牙質に近似しているため，応力集中が起こりにくい．
②レジンセメントや支台築造用コンポジットレジンとの接着性に優れている．
③白色または半透明であるため，ジャケットクラウンの審美性が向上する．
④腐食抵抗性が高く，歯質の変色が起こらない．
⑤支台歯形成時に起因するメタルタトゥー（金属イオンが沈着，あるいは切削粉が迷入して，歯肉が黒変する）が生じない．
⑥メタルフリーを獲得することが可能となる．
⑦金属ポストに比較して容易に削り取ることができるため，再根管治療時に歯質の喪失が少ない．

### 3）基本的手技

　製作は直接法と間接法で行われる．原則としてファイバーポストを露出させないように設計する [3]．

**（1）築造窩洞形成**

　基本的に他の支台築造法と同様である．ファイバーポストの形状に合わせた専用の根管形成バーが用意されている製品もある．

**（2）直接法**

①ファイバーポストの試適

　ポスト孔にファイバーポストを試適し，所定の位置まで挿入できていることを確認した後，ポストの長さを決定し，口腔外で必要な長さにポストを切断する．ポストの切断にはダイヤモンドディスクなどを用いる（図 26，27）．

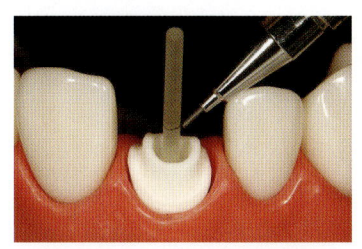
図 26　ファイバーポストの試適

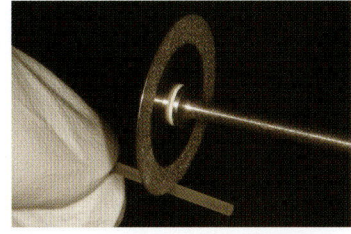
図 27　ファイバーポストの切断

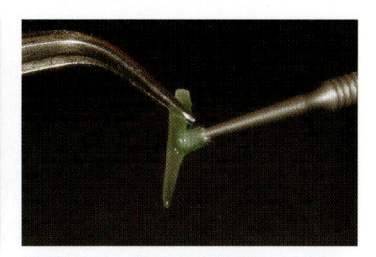
図 28　リン酸による清掃

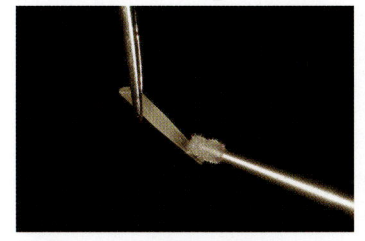
図 29　シラン処理剤の塗布

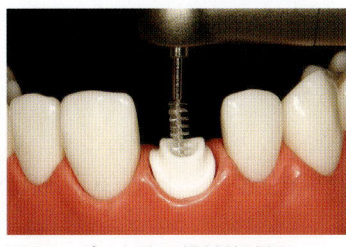
図 30　ポスト孔の機械的清掃

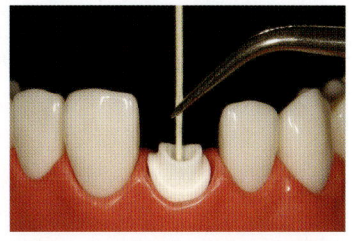
図 31　ペーパーポイントによる吸水

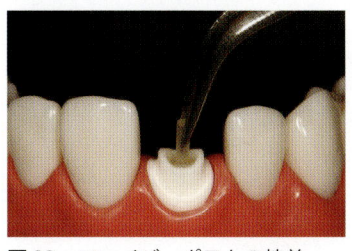
図 32　ファイバーポストの接着

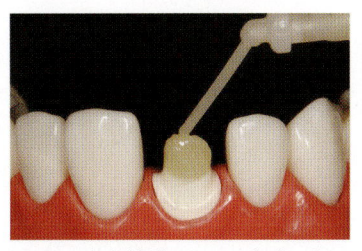
図 33　支台築造用コンポジットレジンを築盛

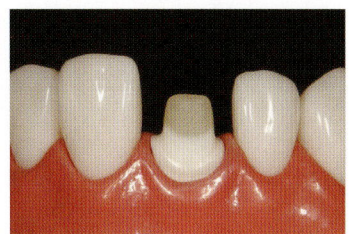
図 34　直接法による支台築造の完了

### ②ファイバーポストの処理

　口腔内試適後はリン酸による清掃を行い，水洗，乾燥後，シラン処理を行う（**図 28，29**）．シラン処理済みで販売されている製品もある．ファイバーポスト表面のブラスト処理は行わない．

### ③ポスト孔内面の処理 [4]

　根管ブラシでポスト孔の機械的清掃を行う（アルミナ粒子を併用する方法もある）．水洗後，ペーパーポイントなどで吸水し確実に乾燥させる．エアーブローのみでは乾燥しない（**図 30，31**）．

### ④ポストの接着

　接着性レジンセメントまたは支台築造用コンポジットレジンを用いてポストを接着する（**図 32**）．歯面処理剤の液だまりに留意する．

### ⑤支台築造用コンポジットレジンの築盛

　ポスト植立後，支台築造用コンポジットレジンを築盛する（**図 33**）．既製の築造用キャップを利用する方法もある．多方向から光照射し，重合させる．光重合が完了し，所定の硬化時間が経過した後，支台歯形成を行う（**図 34**）．

## （3）間接法

### ①印象採得

　他の支台築造法と同様に行う．印象用のプラスチックピンやラジアルピンなどを併用するとポスト部の印象体の変形を防ぐことができる．

## ②技工操作

　石膏注入時に印象体のポスト部の変形に注意して作業用模型を製作する．築造窩洞内のアンダーカットをブロックアウトし，レジン分離材を塗布する．

　ファイバーポストを，模型上で必要な長さに切断して，アルコールで清拭し乾燥後，シラン処理を行う．ポスト孔に支台歯築造用コンポジットレジンを塡入し，ポストを所定の位置まで挿入して，光照射を行う．そしてコア部に，支台築造用コンポジットレジンを築盛し，光重合を行う．ポストコアを模型から慎重に取り外す．必要に応じてエアーバリア材を塗布し，さらに光重合を行う．形態修正してポストコアを完成する（**図35**）．

## ③臨床操作

　口腔内試適後，被着面をリン酸で清掃し，水洗，乾燥後，シラン処理を行う（**図36，37**）仮封材，仮着材を除去し，根管ブラシでポスト孔の機械的清掃を行う．水洗後，ペーパーポイントなどで確実に乾燥させる．接着性レジンセメントあるいは支台築造用コンポジットレジンによる装着を行う．多方向から光照射して，所定の硬化時間が経過した後，支台歯形成を行う（**図38，39**）．

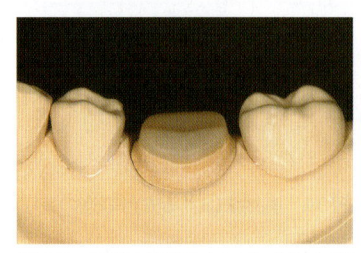

**図35**　作業用模型上で完成した築造体

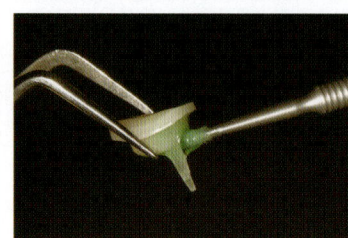

**図36**　リン酸による清掃

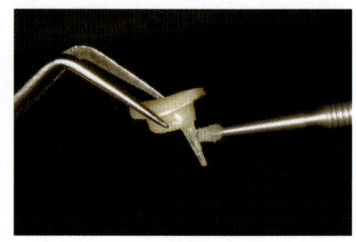

**図37**　シラン処理剤の塗布

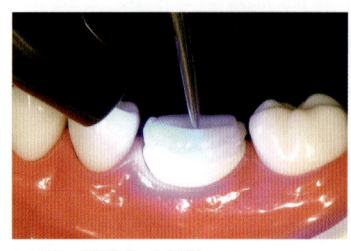

**図38**　築造体の装着

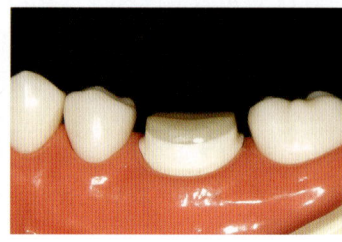

**図39**　間接法による支台築造の完了

**section 3　文献**

1)　日本補綴歯科学会編：―補綴歯科診療ガイドライン―歯の欠損の補綴歯科診療ガイドライン 2008.

2)　坪田有史：接着と合着を再考する - 支台築造を中心に -. 補綴誌, 4: 364-371, 2012.

3)　矢谷博文, 三浦宏之, 細川隆司ほか編：クラウンブリッジ補綴学 第5版. 124-132, 東京：医歯薬出版, 2014.

4)　日本接着歯学会編：接着歯学 第2版. 64-70, 東京：医歯薬出版, 2015.

# ブリッジによる補綴処置

## ブリッジ概説 | **1**

### 一般目標

1. 少数歯欠損に対するブリッジの臨床的意義と適応症を理解するうえで必要となるブリッジの種類と構造，構成要素，設計の基準を学ぶ.

### 到達目標

1. ブリッジの臨床的意義を説明できる.
2. ブリッジの適応症を挙げ，説明できる.
3. ブリッジを分類し，その構造を説明できる.
4. ブリッジの構成要素を説明できる.
5. 支台歯の負担能力について説明できる.
6. 支台装置の要件と種類を説明できる.

## 1. 少数歯欠損に対する固定性補綴

### 1）ブリッジとは

　**ブリッジ**とは，少数歯欠損に対し，残存歯またはインプラントを支台歯として連結補綴することにより，形態・機能・審美性を回復する歯根膜負担の**義歯（補綴装置）**である．ブリッジは，**支台装置**，**ポンティック**，**連結部**で構成される．支台装置とポンティックとの連結方法の違いにより，**固定性ブリッジ**，**半固定性ブリッジ**，**可撤性ブリッジ**に分類される[1]．

### 2）臨床的意義

　少数歯欠損，たとえ一本の歯の欠損であっても放置した場合，健全な歯列のバランスが崩れる．欠損に隣接する歯の移動・傾斜や対合歯の挺出は，咬合平面の乱れ，咬合干渉を引き起こし，さらに，歯間離開，食片圧入により歯肉炎，歯周ポケット形成，歯槽骨吸収，外傷性咬合へと症状は波及する．これらの症状を予防し，歯列を維持するための補綴治療の選択肢としてブリッジがある．ブリッジは，歯根膜支持であるため可撤性部分床義歯に比較して装着感が良く，さらに，失われた咀嚼機能，発音機能，審美性を回復することで患者の**QOL**に貢献する．

### 3）構成要素

　ブリッジは，支台装置，ポンティック，連結部で構成される（**図1**）．

　支台装置は，ブリッジを支台歯に連結するための装置で，支台歯の歯周状態と各種クラウンの臨床的意義と適応症に準じて選択される．ポンティックは，支台装置と連結されることによって歯の欠損部を補う人工歯で，適用部位，基底面形態，自浄性，使用材料や支台装置との位置関係の違いなどにより各種に分類される．

　連結部は，支台装置とポンティックとの連結において，十分な強度と適正な歯間空隙を必要とする．また，連結方法には，ブリッジ全体を一塊として鋳造するワンピースキャスト法と鋳造後に支台装置とポンティックを連結するろう付け法およびレーザー溶接法がある．

### 4）種類，構造，適応症

　ブリッジは，支台装置とポンティックとの連結方法の違いにより，固定性，半固定性，可撤性に分類される．また，歯質の削除をエナメル質の範囲にとどめる**ミニマルインターベンション（最小侵襲）**のコンセプトと接着性セメントの開発と進化により部分被覆冠を支台装置として選択する**接着ブリッジ**がある．これらのブリッジの種類，構造，適応症を**表1**にまとめた．

　固定性ブリッジは，原則的に1歯あるいは2歯の中間欠損において適応されるが，中間支台歯を含めた欠損歯数の増加したロングスパンのブリッジでは，連結部に**キーアンドキーウェイ**を用いた半固定性（**図2**）とすることで良好な予後を図る場合もある．また，可撤性ブリッジは，可撤性部分床義歯と同様の構造であるが，歯根膜負担を原則とするため，支台歯の選択は固定性および半固定性ブリッジに準ずる（152頁，section 4-5-6『3）半固定性連結−半固定性ブリッジの連結法−』参照）．

ブリッジ，橋義歯
fixed partial denture,
fixed complete denture,
fixed dental prosthesis,
bridge（俗語）
fixed bridge（廃止語）

義歯（補綴装置）
dental prosthesis,
denture

支台装置
retainer

ブリッジの支台装置
fixed dental prosthesis retainer

ポンティック
pontic

連結部
connector

固定性ブリッジ
fixed dental prosthesis,
fixed denture

半固定性ブリッジ
fixed movable dental prosthesis

可撤性ブリッジ
removable dental prosthesis,
removable bridge

QOL
quality of life

ミニマルインターベンション，
最小侵襲
minimal intervention

接着ブリッジ
resin-bonded prosthesis,
resin-bonded fixed partial
denture,
resin-bonded fixed dental
prosthesis

キーアンドキーウェイ
key and keyway

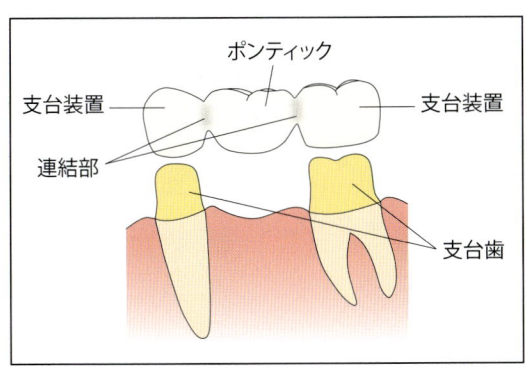

図1 ブリッジの構成要素
注）支台歯はブリッジの構成要素には含まれない.

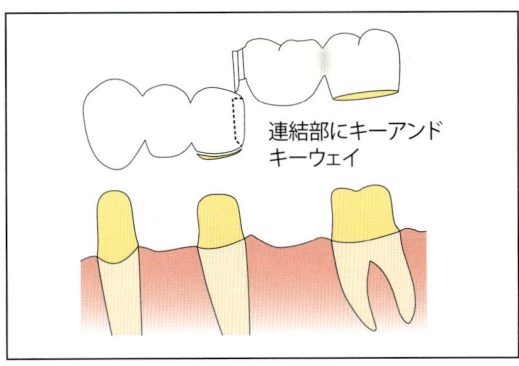

図2 半固定性ブリッジ（中間支台歯の存在）
キーアンドキーウェイは，半固定性に用いるスライド型連結装置である．固定性ブリッジに比較して，支台歯のある程度の生理的動揺を可能とすることで，ブリッジに加わる咬合力を緩圧すると言われている.

表1 ブリッジの種類，構造，適応症

| 種類 | 構造 | 適応症 |
|---|---|---|
| 固定性 | 支台歯装置とポンティックが連結固定 | ・支台歯間の平行性を確保<br>・顎堤粘膜は健康な組織<br>・顎堤の形態は滑らかな曲線<br>・ポンティックの十分な垂直的スペースの存在 |
| 半固定性 | 一側の支台装置とポンティックが，キーアンドキーウェイで連結 | ・支台歯間に保持力の差が存在<br>・支台歯間に動揺度の差が存在<br>・中間支台歯の存在<br>・支台歯間の平行性の確保が困難 |
| 可撤性 | 支台装置にコーヌステレスコープクラウンやアタッチメントを用いることで，有床型ポンティックが可撤 | ・顎堤の吸収が著しい<br>・顎堤の清浄性の確保が困難<br>・支台歯間の平行性の確保が困難<br>・部分床義歯のクラスプによる審美障害 |
| 接着 | 支台装置に部分被覆冠を用い，レジン系装着材料で支台歯と接着 | ・原則的に1歯ないし2歯までの少数歯欠損<br>・支台歯はエナメル質が十分に残存した生活歯（ミニマルインターベンションのコンセプトに基づき歯質削除量はエナメル質範囲内）<br>・支台歯の動揺が生理的範囲内<br>・支台歯がブラキシズムや咬合干渉の環境下にない |

## 5）延長ブリッジ（遊離端ブリッジ）

通常のブリッジは，少数歯の中間欠損において両端を支台装置とする．しかし，**延長ブリッジ**は，ポンティックの近遠心側の一側のみに支台装置を有する（**図3**）．したがって，片持ち梁構造のため，ポンティックに加わる咬合圧に対する支台歯の負担は，通常のブリッジよりも大きくなる．延長ブリッジの特徴を**表2**にまとめた.

延長ブリッジ，
遊離端ブリッジ
cantilever fixed dental prosthesis,
cantilever bridge,
extension bridge

## 6）支台歯の負担能力（Ante の法則と Duchange の指数）

ブリッジに加わる咬合圧は支台歯の歯根膜によって支持されるため，支台歯の咬合圧負担能力を適切に評価することが重要である．したがって，ブリッジの支台歯選択において，支台歯の歯周状態に応じた咬合圧負担能力を評価すること

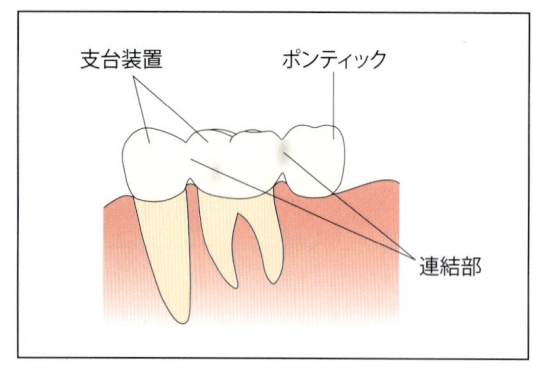

図3 延長ブリッジ（遊離端ブリッジ）

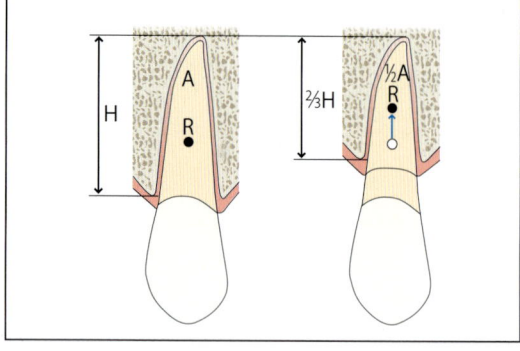

図4 支台歯支持組織における歯槽骨の高さ，歯根膜表面積，歯の回転中心（文献2を改変）.
歯根の形態はほぼ円錐形であるため，歯槽骨の高さ（H）が2/3に吸収した場合，歯根膜表面積（A）は1/2に減少し，歯の回転中心（R）が根尖方向に移動する．したがって，咬合圧による支台歯支持組織に加わる力が増大するとともに，歯の動揺も大きくなる．

表2　延長ブリッジ（遊離端ブリッジ）の特徴

1. ポンティックの一側のみに支台装置をもつブリッジ
2. 片持ち梁構造のため支台歯の咬合圧負担は超過
3. 支台歯数の増加が必要（1歯欠損に対し2歯以上の支台歯が必要）
4. 支台歯の機能圧軽減のため，ポンティック咬合面は縮小
5. 2歯以上の遊離端欠損は固定性ブリッジの禁忌
6. 前歯部延長ブリッジでは，審美性のみで，下顎誘導面は禁忌
7. 臼歯部延長ブリッジでは，対合歯の挺出防止のみで，咬合圧負担は回避

は，予後の予測も含めたブリッジ設計のまず行われるきわめて重要なステップである．その際，一般的に用いられる法則が，**Anteの法則**（1926）である．また，わが国の医療保険制度に導入されているブリッジの抵抗性の判定に用いる指数には，**Duchangeの指数**（1948）が用いられているが，健全歯と仮定して算出した指数であるため，歯周組織の喪失による咬合圧負担能力の変化は考慮されていない．また，Duchangeの指数は，欧米ではあまり周知されていないようである．

Anteの法則
Ante's law

Duchangeの指数
Duchange's index

### （1）Anteの法則

　Anteの法則では，支台歯の歯根膜表面積の総和は，補綴される歯の歯根膜表面積の総和に等しいか，それ以上でなければならないとする．また，Anteの法則とは別に，支台歯の歯根膜の長さは少なくとも健全歯根膜の1/2〜2/3でなければならないとする考え方も付記しておく．

### （2）Duchangeの指数

　Duchangeの指数は，ブリッジの設計において，支台歯の抵抗性の良否の判定を目的とした指数である．すなわち，各歯種に指数が設定されており，支台歯の指数の総和を支台歯の抵抗（R：resistance）とし，また，欠損歯の指数の総和

**表3　ブリッジの主な支台装置**

| | | |
|---|---|---|
| 全部被覆冠 | 全部金属冠 | |
| | 前装冠 | レジン前装冠 |
| | | 陶材焼付冠 |
| | ジャケットクラウン | オールセラミッククラウン（ジルコニアなど） |
| | | コンポジットレジンクラウン（ファイバー併用など） |
| 部分被覆冠 | プロキシマルハーフクラウン | |
| | 3/4クラウン | |
| | 4/5クラウン | |
| | 7/8クラウン | |
| | ピンレッジ | |
| | アンレー | |
| | 接着ブリッジの支台装置 | |

**表4　可撤性部分床義歯の適応症**

1. 遊離端欠損
2. 長い中間欠損
3. 多数歯欠損（中間支台歯の存在）
4. 高齢者や有病者
5. 過度な歯質削除を避けるべき症例

をポンティックの疲労（F：fatigue）とした場合，ブリッジの咬合圧に対する抵抗性は，R ≧ F とならなければならない．

　Ante の法則や Duchange の指数は，ブリッジ設計における支台歯の咬合圧負担能力を評価する際の一助となるものの，実際には，支台歯の歯周組織検査やエックス線検査によって歯周状態を適切に診断しなければならない．また，歯根の形態から想像できるように，歯槽骨の高さから予測できる以上に支台歯の歯根膜表面積は減少しており，歯の回転中心が根尖方向に移動することで，咬合圧による支台歯支持組織に加わる力が増大するとともに，歯の動揺も大きくなる（**図4**）．したがって，支台歯の歯周組織の喪失がブリッジの予後に大きく影響することを忘れてはならない．

### 7）支台装置

#### （1）要件

　ブリッジの支台装置は，クラウンの項と同様に，生物学的，機能的，力学的，審美的，材料学的の5つの要件を満たさなければならない．なかでも咬合圧負担という観点からは，力学的および材料学的要件が重要となる．そのうえで，前歯部であれば審美的要件と発音という機能的要件を考慮し，臼歯部であれば咀嚼・嚥下という機能的要件を考慮しなければならない．

6〜7頁，Section1-1『6. クラウンブリッジの要件』参照．

## （2）種類

ブリッジの支台装置の選択においては，欠損の歯数，部位およびその顎堤状態と関連して，支台歯の歯数，部位およびその歯周状態が影響することとなる．支台装置の種類は，クラウンの項と同様である（**表3**）．

### 8）固定性ブリッジと可撤性部分床義歯の比較

固定性ブリッジは，原則的に2歯までの中間欠損に適応されるものであり，この欠損状態においては，可撤性部分床義歯に比較して，形態・機能・審美性において優れていることは言うまでもない．しかしながら，『4）種類，構造，適応症』で述べたとおり，固定性ブリッジでは，良好な予後を望めない場合がある．すなわち，このような場合には，可撤性部分床義歯の適応症（**表4**）となる．最近では，固定性ブリッジと可撤性部分床義歯の問題点を解決するために，インプラント治療という選択肢がある．

## 2. ポンティック

### 1）要件

ポンティックとは，ブリッジにおいて歯が欠損した部分に設置される人工歯のことで，隣接する支台装置と連結部を介して連結される．ポンティックにより，欠損部の歯冠形態を回復し，咀嚼，構音などの機能および審美性も併せて回復する．ポンティックの要件を**表5**に示す．

ポンティックは，咬合面部，体部，基底面部に分けられ，それぞれに求められる機能が付与される．咬合面部は，咬合接触および咀嚼機能に直接関与する．この部分で受ける負荷は，対合歯や支台歯に作用する．体部とは機械的強度を発揮する部位で，この部の形態や剛性が弱いと，ブリッジ全体のたわみや破折を招く．基底面部においては，欠損部顎堤粘膜との接触関係または近接関係において，生物学的に重要な部位である．

離底型ポンティック
hygienic pontic
（自浄型ポンティック）

船底型ポンティック
spheroid pontic

偏側型ポンティック
semihygienic pontic
（半自浄型ポンティック）

リッジラップ型ポンティック
ridge lap pontic

鞍状型ポンティック
saddle pontic（廃止語）

有床型ポンティック

有根型ポンティック

オベイト型ポンティック
ovate pontic

### 2）基底面形態と特徴

ポンティック基底面形態の分類と特徴を**図5**，**表6**に示す[3,4]．欠損部顎堤の形態や欠損部位に合わせ，ポンティックの要件を満たす基底面形態を選択する．

### 3）適用部位

各ポンティックの適用部位を**表7**に示す．適用は形態，機能，審美性，清掃性などによって規制される．

表5 ポンティックの要件

| | |
|---|---|
| 1. 咀嚼，構音機能を回復できる | 5. 装着感に優れる |
| 2. 周囲組織に対する生体親和性が良い | 6. 審美性に優れる |
| 3. 支台歯の負担過重とならない | 7. 唾液および口腔機能による自浄性に優れる |
| 4. 力学的に十分な強度を有する | 8. 器具による清掃性に優れる |

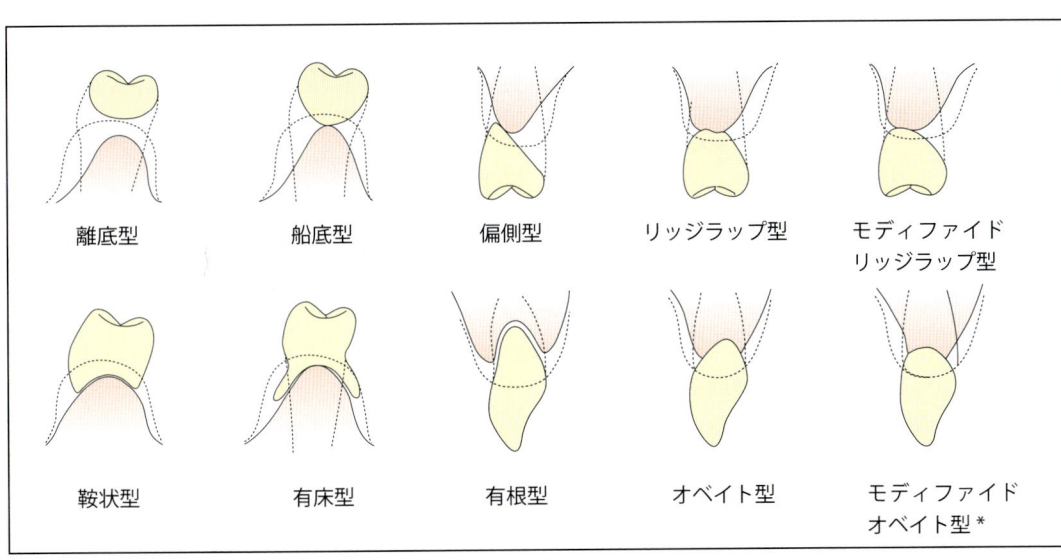

離底型　　　船底型　　　偏側型　　リッジラップ型　モディファイド
　　　　　　　　　　　　　　　　　　　　　　　　リッジラップ型

鞍状型　　　有床型　　　有根型　　オベイト型　モディファイド
　　　　　　　　　　　　　　　　　　　　　オベイト型 *

図5　ポンティックの種類（* 文献 5 を改変）

表6　ポンティック基底面形態の分類と特徴

| 離底型 | 顎堤粘膜から完全に離れて空隙があり，プラークによる為害作用を低減できる形態である<br>自浄性に優れる．審美性，装着感，発音への影響が大きい |
|---|---|
| 船底型 | 基底面の船底型や楕円型の頂部が顎堤粘膜と線状，点状に接触する形態である<br>自浄性に優れる |
| 偏側型 | 基底面の頬側縁を顎堤粘膜に接触させ，舌側に向かって離底していく形態である<br>自浄性と審美性に優れる |
| リッジラップ型<br>（モディファイド<br>リッジラップ型） | 基底面の頬側縁から顎堤粘膜歯槽頂部に向かってT字型に接触し，頬舌的に歯槽頂部から舌側へ超える（リッジラップ），または歯槽頂部付近でとどまる（モディファイドリッジラップ）形態である<br>自浄性，審美性，装着感に優れ，発音への影響も少ない |
| 鞍状型 | 基底面が鞍状に彎曲し，顎堤粘膜を広く覆う形態である<br>審美性と装着感に優れ，発音への影響も少ない．可撤性ブリッジのみに用いられる |
| 有床型 | 基底面と周囲に義歯床形態を有し，顎堤粘膜を頬舌的に広く覆う形態である<br>広範囲の歯槽骨または顎欠損症例に適用される．可撤性ブリッジのみに用いられる |
| 有根型 | 抜去歯の歯根長1/4 ～ 1/5程度の根部を備えた形態である．上顎前歯部の審美性を維持する目的で抜歯窩に嵌入される．可撤性ブリッジのみに用いられる |
| オベイト型<br>（モディファイドオベイト型） | 基底面の卵形凸面が顎堤粘膜の凹部に嵌入し，頬舌的に凸面頂部が顎堤中央（オベイト），または頬側（モディファイドオベイト）に位置する形態である．審美性と装着感に優れ，発音への影響も少ないが，基底面の清掃はきわめて困難である |

**表7 欠損部位と適用可能なポンティック基底面形態**

| 欠損部位 | ポンティック基底面形態 |
|---|---|
| 上顎前歯 | 偏側型，リッジラップ型，モディファイドリッジラップ型，オベイト型，モディファイドオベイト型 |
| 上顎臼歯 | 偏側型，リッジラップ型 |
| 下顎前歯 | 偏側型，船底型，リッジラップ型，モディファイドリッジラップ型，モディファイドオベイト型 |
| 下顎臼歯 | 偏側型，船底型，離底型 |

※ 欠損部位と基底面形態の適用は顎堤の状態を考慮するため絶対的なものではない．

**表8 清掃性を基準としたポンティックの分類**

| 分類 | ポンティック基底面形態 |
|---|---|
| 完全自浄型 | 離底型 |
| 半自浄型 | 船底型，偏側型，リッジラップ型，モディファイドリッジラップ型 |
| 非自浄型 | 鞍状型，有根型，有床型，オベイト型，モディファイドオベイト型 |

**表9 素材によるポンティックの分類と特徴**

| 種類 | 特徴 |
|---|---|
| 金属 | 機械的強度に優れる，審美性に劣る，臼歯に適用 |
| レジン前装 | 前装部の吸水性，変色，摩耗，粗造化の可能性あり |
| 陶材焼付 | 審美性に優れる，硬くて脆い，陶材の剝離・破損 |

## 4）清掃性による分類

　ポンティックの清掃性を基準にした分類を**表8**に示す．この分類により，清掃法と使用器具が異なる（227頁，section 6『3. 固定性補綴の術後管理』参照）．

## 5）素材による分類

　素材を基準にしたポンティックの分類を**表9**に示す．歯冠色の材料は審美的観点から採用され，金属材料は強度確保のための構造材料として採用される．

　前装用コンポジットレジンは，表面が粗造であるとプラークが付着しやすいとされ，レジン前装ポンティックの基底面はコンポジットレジンとしないことが推奨されている．

　一方，金属に比して陶材のほうが生体親和性に優れるとされており，陶材焼付ポンティックでは，フレームワークが金属であっても，ポンティック基底面は陶材グレーズ面とすることが推奨されている．また，オベイトなどに代表される顎堤粘膜との接触面が広いポンティックの場合にも，陶材グレーズ面が有効とされている．

# ブリッジによる補綴処置

## レジン前装冠 | 2

### 一般目標

1. レジン前装冠による補綴歯科治療を理解するうえで必要となる基礎的知識を学ぶ.

### 到達目標

1. レジン前装冠の意義と特徴を説明できる.
2. レジン前装冠の支台歯形態を説明できる.
3. レジン前装冠の適用範囲を説明できる.
4. レジン前装冠の製作法を説明できる.
5. レジン前装冠の製作に必要な材料の基本的操作を説明できる.

## 1. 概説

### 1）臨床的意義

　**レジン前装冠**とは外観に触れる部分を**前装用レジン（間接修復用コンポジットレジン）**で，支台歯に適合する部分を金属製の**フレームワーク**で製作する修復物である[7,8]．前装用レジンによる審美性とともに，支台歯に適合する部分を金属で製作することにより補綴装置としての強度を確保していることから，前歯から大臼歯まで天然歯列に近似した形態と色調を回復することができる[9]．したがって，レジン前装冠は審美性の要求される部位での，歯冠修復およびブリッジの支台装置として使用される．

レジン前装冠
resin-veneered restoration,
（resin-veneered crown）

### 2）前装用レジンの変遷

　最初期の前装用レジンの組成は床用材料に類似したもので，色調が歯冠色の加熱重合レジンを用いた．続いて，その成分に**無機フィラー**が添加されるようになり，硬さを増大させた．

前装用レジン,
間接修復用コンポジットレジン,
前装冠用レジン,
前装用コンポジットレジン,
歯冠補綴用レジン,
歯冠補綴用コンポジットレジン,
ジャケット冠用レジン,
（硬質レジン）
indirect composite resin,
prosthodontic composite resin

　一方で，粉液を混合し，加熱／加圧重合を行う前装用コンポジットレジンが開発された．これはその後，ペースト型で光重合を行う前装用コンポジットレジンへと発展し，賦形性の良さや色調変化が少ないことから，前装用レジンの主流となっている．現在では，物性の向上のために**フィラー**の充填率を非常に高くした材料も用いられている．

フレームワーク
framework

無機フィラー
inorganic filler

フィラー
filler

　現在市販されている前装用レジンの組成を，**表1**[*5] に示す．

## 2. 支台歯形成

### 1）支台歯形態

#### （1）支台歯形態の特徴

　唇・頬側では前装用レジンの厚みを確保する必要があるため，削除量は大きくなり，**辺縁形態**は**ショルダー**，**ラウンドショルダー**または**ディープシャンファー**となる．また，フレームワークのみの部分となる舌，口蓋側の削除量は少なくでき，辺縁形態は**シャンファー**となる．両者の移行部は接触点を舌側寄りに超えたところに設定し，ここにウイングを付与することもある．**ウイング**は，残存歯質の保全，歯髄の保護という点からは有意義であるが，隣接面部での光の透過性が妨げられ，透明感を再現するうえでは不利となる．また，臨床的にも形成自体が容易ではないため，ウイングを付与せずに**ショルダー**からシャンファーに連続的に移行させる場合も多い[3,4]．ウイングを付与したレジン前装冠の支台歯形態を**図1**に示した．

辺縁形態
finish line design
margin design

ショルダー
shoulder finish line

ラウンドショルダー
rounded shoulder finish line

ディープシャンファー
deep chamfer finish line

シャンファー
chamfer
chamfer finish line

ウイング
wing preparation

**表1** 前装用レジンの組成 [*1][*5]

| フィラー[*2] | 無機質フィラー | 形態：不定型，針状，球状など<br>成分：酸化ケイ素（シリカ）系，酸化ジルコニウム（ジルコニア）系など<br>粒径（$\mu$m）：マクロ（20），ミクロ（0.04），ハイブリッド（マクロ-ミクロ併用）など | |
|---|---|---|---|
| | 複合フィラー | モノマーとミクロフィラーの混合物を重合後に粉砕する．結果的に無機質ミクロフィラーを含む． | |
| | 有機質フィラー | 一部の製品で粉砕した高分子材料をフィラーとしている．無機質を含まない． | |
| モノマー[*3] | 二官能モノマー | ウレタン系ジメタクリレート（UDMA）など | |
| | 三官能モノマー | トリメチロールプロパントリメタクリレート（TMPT）など | |
| | 四官能モノマー | ウレタン系テトラメタクリレート（UTMA）など | |
| 重合開始剤[*4] | 可視光線重合開始剤 | カンファーキノン（CQ）など | 硬化深度は深い．表面に未重合層を生じる．単独，あるいは紫外線重合，加熱重合と併用 |
| | 紫外線重合開始剤 | ベンゾインメチルエーテル（BME），アシルフォスフィンオキサイド（APO）など | 表面未重合層を生じにくい．硬化深度は浅い．可視光線重合，加熱重合と併用 |
| | 加熱重合開始剤 | 過酸化ベンゾイル（BPO）など | 単独，あるいは可視光線重合，紫外線重合と併用 |
| その他 | 還元剤（重合時に重合開始剤の反応を促進），重合禁止剤（保存中，材料の無用の硬化を防止），顔料（材料に色を付与） | | |

* 1　レジン前装冠の前装部に使用される材料の構成成分についての記載とした．
* 2　2種以上のフィラーを含む材料をハイブリッド型と称する．
* 3　メタクリレートの前のジ，トリ，テトラは，1分子中の二重結合の数で，di = 2，tri = 3，tetra = 4を示す．
　　　例として，二重結合を2個有するメタクリレートをジメタクリレートと命名し，これは二官能モノマーに分類される．
* 4　前装用レジンの重合において，紫外線重合単独の材料はなく，可視光線照射または加熱重合との併用である．
* 5　最新歯科技工士教本 歯科理工学 78，医歯薬出版，2016. を引用改変

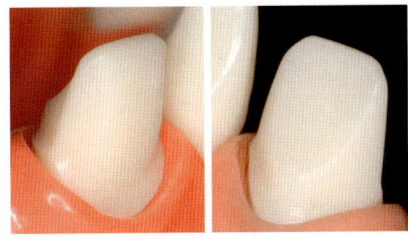

**図1**　レジン前装冠の支台歯形態

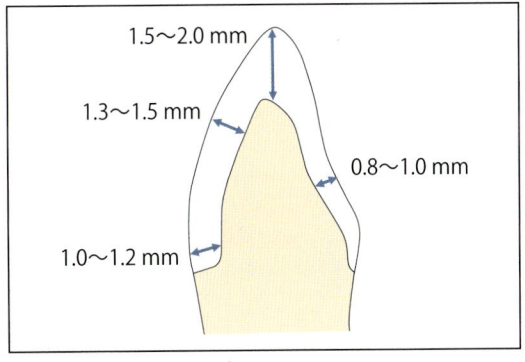

**図2**　各部位の削除量[6]

## （2）支台歯形成の手順と各部の標準的削除量（図2）

　1. 切端の形成：歯軸に対して45°の傾斜をつけ，歯冠長の1/4（1.5～2.0 mm）まで削除する．
　2. 唇側の形成
　　a. 歯頸側 1/3 は歯軸に対してほぼ平行に 1.0～1.2 mm 削除する．
　　b. 辺縁形態はショルダーとし，歯肉縁下 0.5 mm に設定する．
　　c. 切端側 2/3 は，歯面に対してほぼ平行に 1.3～1.5 mm 削除する．

## 2）特徴

　審美歯冠修復物である**陶材焼付冠**と比較した場合の特徴としては，使用可能な金属の種類が多いこと，技工操作が簡便であること，前装作業時に高温加熱を伴わないのでフレームワーク**変形**のおそれが少ないこと，などが挙げられる．しかしながら，前装用レジンは機械的強度や耐**摩耗**性に劣るため，原則として対合歯と咬合接触する部位は金属で回復する必要があるほか，経時的な前装用レジンの吸水に伴う**変色**や，フィラー脱落による表面の粗造化から**着色**や**プラークの付着**を起こしやすくなる．

　また，前装用レジンとフレームワークを結合させるためには，リテンションビーズなどの機械的維持装置の付与や，金属接着プライマーによる化学的処理を行う必要がある．

陶材焼付冠
metal-ceramic restoration, porcelain-fused-to-metal restoration

変形
deformation

摩耗
abrasion, wear

変色
discoloration

着色
coloration

プラークの付着
plaque accumulation

## 3）利点と欠点

　部分被覆冠，全部金属冠および陶材焼付冠と比較して，レジン前装冠には**表 2**のような利点と欠点がある．

## 4）適用範囲と適応症

　レジン前装冠の適用範囲と適応症を，**表 3**に示す．

# 3. 製作法

## 1）構造と製作

### （1）構造

　支台歯に適合するフレームワークを金属で製作し，外観に触れる部分を前装用レジンで被覆した構造となっている．咬合状態やブラキシズムの有無などにより，切端までフレームワークで裏打ちする（**メタルバッキング**）場合と，切端は前装用レジンで被覆する場合とがある（**図 3**）．後者の場合，審美的に有利となるが，前装用レジンの破折の危険性がある．

メタルバッキング
backing

　前装用レジンの層は，金属色を遮蔽するオペークレジンと，歯頸部色調再現のためのサービカル（歯頸部色）レジン，歯冠全体の基本色となるデンティン（ボディ色）レジン，切端部の透明性を再現するエナメルレジンの多層構造となる．

　フレームワークには，前装用レジンを機械的に維持するための構造を付与す

**表2　レジン前装冠の利点と欠点**

| 利点 | 欠点 |
|---|---|
| 審美性に優れる（全部金属冠との比較） | 歯質削除量が多い（全部金属冠との比較） |
| 前歯部にも適用可能（全部金属冠との比較） | 歯周組織への為害性（全部金属冠，陶材焼付冠との比較） |
| 保持力が大きい（部分被覆冠との比較） | 技工操作が煩雑（全部金属冠との比較） |
| | 材料のコストがかかる（全部金属冠との比較） |
| | 前装部の摩耗，変色，破折のおそれ（陶材焼付冠との比較） |

**表3　レジン前装冠の適用範囲と適応症**

| 適用範囲 | 適応症 |
|---|---|
| 前歯部から大臼歯部まで適用可能 | 広範囲の齲蝕による実質欠損，失活歯の支台築造後の歯冠修復 |
| 健康保険では前歯部のみ適用可能．ただし，ブリッジの支台装置となる場合は，第一小臼歯も適用可能 | 形成不全歯や変色歯の審美性改善 |
| | ブリッジの支台装置 |
| | インプラントの上部構造 |
| | コーヌステレスコープ義歯の外冠 |

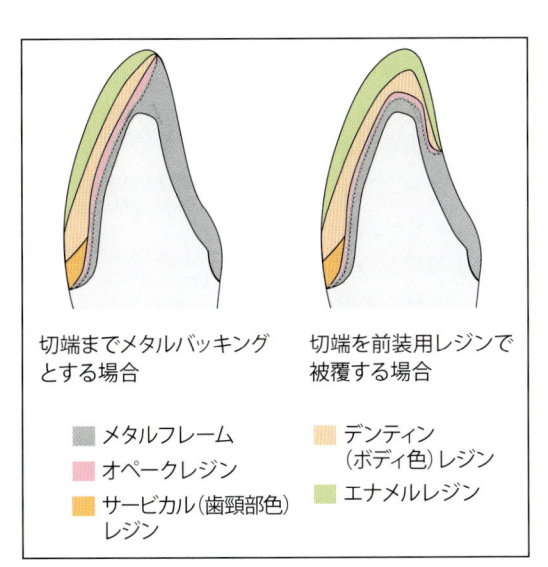

切端までメタルバッキングとする場合　　切端を前装用レジンで被覆する場合

- ■ メタルフレーム
- ■ オペークレジン
- ■ サービカル（歯頸部色）レジン
- ■ デンティン（ボディ色）レジン
- ■ エナメルレジン

**図3　レジン前装冠の構造**

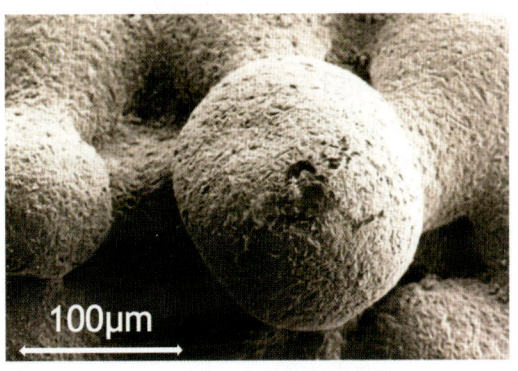

**図4　リテンションビーズの電子顕微鏡像**

る．維持装置への**機械的嵌合**に，**金属接着プライマー**を用いた**化学的接着**を併用することによって，オペークレジンがフレームワークに結合している．機械的維持のための構造としては，バー，おろし金，ループなどが使われてきたが，現在は球状のリテンションビーズを用いるのが主流である．**リテンションビーズ**は粒径 150 ～ 200 μm のものが広く用いられている（**図4**）．

機械的嵌合
mechanical interlocking

金属接着プライマー
metal adhesive primer

化学的接着
chemical bonding

リテンションビーズ
retention beads
retentive beads

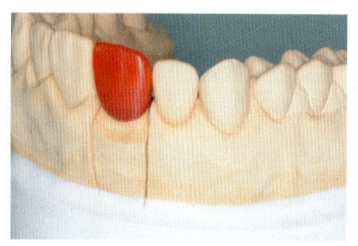
図5　全歯冠形態のワックスパターン形成

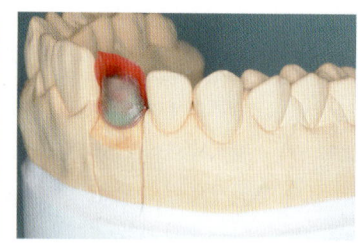
図6　前装部分の窓開け

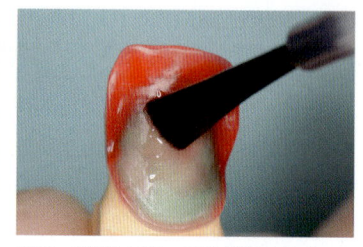
図7　窓開け部への接着剤の塗布

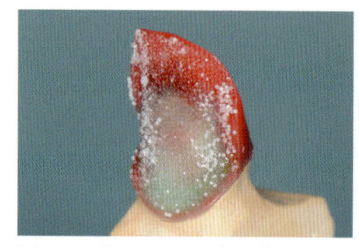
図8　リテンションビーズのふりかけ

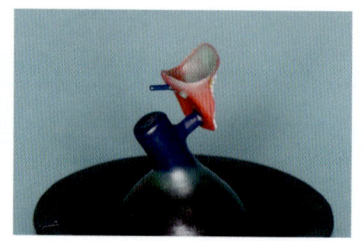
図9　ワックスパターンの円錐台への植立

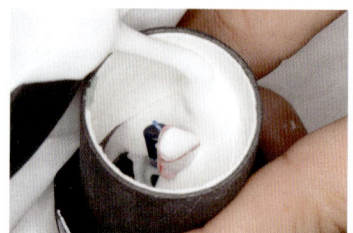
図10　埋没

## （2）製作

　フレームワークの製作にあたっては，ワックスパターン形成によりあらかじめ全歯冠形態を製作してから，前装部分の**窓開け**を行う．**隣在歯との接触点**はフレームワークと前装用レジンの境界部に確保する（**図5, 6**）．切端側では，フレームワークと前装レジンの境界部が咬頭嵌合位での接触点と一致しないように，窓開け部の辺縁を設定する．窓開け部の全面に接着剤を薄く塗布してから，リテンションビーズをくまなくふりかける（**図7, 8**）．球形のリテンションビーズの下半分をアンダーカットとして，前装用レジンの機械的維持に利用する．さらに，必要に応じて**リムーバルノブ（撤去用突起）**を付与する．エアベントは，前装作業時にフレームワークを把持するための**作業用の持ち手**として利用できる．

## 2）埋没，鋳造（図9, 10）

　埋没は，リテンションビーズの接着剤が十分に乾燥した後に行う．埋没に先立ち，**埋没材**とワックスパターンのぬれを改善する目的で界面活性剤を用いるが，これは接着剤を溶解し，リテンションビーズを脱落させることがあるので，前装部には用いない．

## 3）試適，調整

　**試適**の段階では，フレームワークは中程度の研磨にとどめておいてよい．試適においては，まず，隣在歯との接触点をフレームワーク上にも確保しておく．そのうえで，フレームワークの歯頸部辺縁が支台歯の歯頸部辺縁に**適合**しているか確認する．

　続いて，咬頭嵌合位ならびに偏心運動時のフレームワークの**咬合調整**を行う．偏心運動時の誘導面を形成する場合には，あらかじめ滑走面を形成できるように調整する．

ワックスパターン形成
waxing up

窓開け
cut-back

接触点
contact point,
contact area

隣在歯との接触点
interproximal contact area

リムーバルノブ，撤去用突起
removal knob

作業用の持ち手

埋没
investing

埋没材
dental casting investment

試適
try-in
trial placement

適合
adaptation,
marginal adaptation

咬合調整
occlusal adjustment,
occlusal reshaping

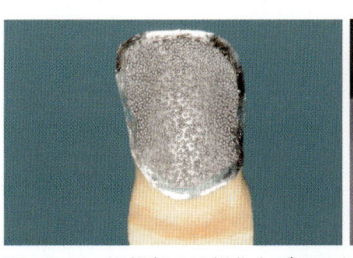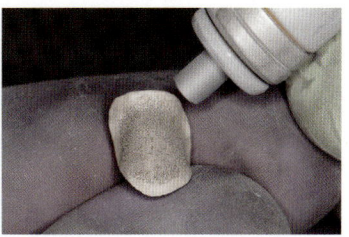

**図 11, 12** 辺縁部の平坦化とブラスト処理

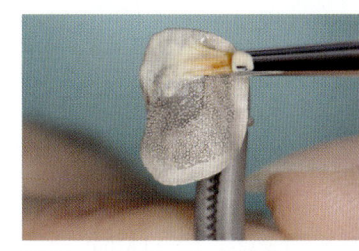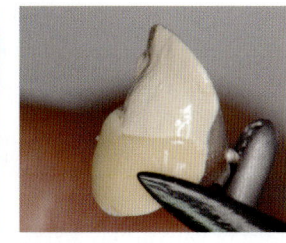

**図 13** 前装用レジンの築盛
オペークレジンは液状に近く筆で塗
布する.

**図 14** ペーストタイプのレ
ジンはヘラ状のインスツル
メントで築盛する.

**表 4** 金属接着プライマーに含まれる機能性モノマー

| 被着体（合金）／化合物（官能基） | 官能基構造式 | モノマー |
|---|---|---|
| 貴金属合金（金銀パラジウム合金，金合金他） | | |
| チオン（チオキソ基） | =S | MTU-6 |
| チオン（チオキソ基） | =S | VTD |
| チオン（チオキソ基） | =S | MDTP |
| ジスルフィド（ジスルフィド基） | -S-S- | 10-MDDT |
| 非貴金属合金（Co-Cr合金，チタン合金他） | | |
| 芳香族カルボン酸（カルボキシル基） | -COOH | 4-MET (A) |
| リン酸エステル（ホスホリル基） | $-OP(=O)(OH)_2$ | MDP |
| ホスホン酸（ホスホニル基） | $-P(=O)(OH)_2$ | 6-MHPA |

*接着機能性モノマーの名称，略号および構造式はp173, **図12**参照.

　なお，前装部分に歯冠色ワックスで仮前装を施しておき，形態やリップサポートなどの確認・調整を行う場合もある．フレームワークの試適・調整後に，シェードガイドを使用して前装部の**色調選択**を行う．

色調選択
tooth color selection,
shade selection

### 4）前装作業の前準備

　前装に先立ち，色調再現性ならびにメタル‐レジン境界部の作業性を考慮して，前装部の辺縁部ではリテンションビーズを削合して平坦にしておく（**図 11**）．続いて，アルミナ（酸化アルミニウム）粉末を用いて，前装面の**ブラスト処理**を行う（**図 12**）．これは前装面の清掃，表面の粗造化とそれに伴う接着面積の増加を目指すものである．さらに，化学的接着の獲得を目的に金属接着プライマーを塗布する（**表 4**）．合金の種類により用いるプライマーが異なる．一般的に，貴金属に有効な機能性モノマーはその構造中にイオウを，非貴金属に有効な機能性モノマーは酸性の官能基をもち，金属表面と結合する．この機能性モノマーの層を介して，オペークレジンとの接着が成立する．

ブラスト処理
airborne-particle abrasion,
air-borne particle abrasion

表5　歯科技工用重合装置

| 箱型光重合器の光源 | 規格例（W） | 主波長*（nm） |
|---|---|---|
| キセノンフラッシュランプ | 3.8（220 V〜12 V） | 370〜700 |
| ハロゲンランプ | 150, 360 | 400〜600 |
| メタルハライドランプ | 150, 155 | 250〜600 |
| 蛍光管 | 27 | 400〜600 |
| 超高圧水銀ランプ | 150 | 380〜550 |
| **LED**ランプ | 160 | 375〜495 |
| 中間（予備）重合器の光源 | 規格例（W） | 主波長（nm） |
| ハロゲンランプ | 75, 150 | 400〜600 |
| LEDランプ | 30 | 375〜495 |
| 加熱重合器の熱源 | 規格例（W） | 重合条件 |
| 電気熱源（オーブン） | 300 | 110℃, 10〜15分 |

*波長：紫外線 10〜400 nm；可視光線 360-830 nm；紫外線-可視光線重複領域 360〜400 nm
（最新歯科技工士教本 歯科理工学 79, 医歯薬出版, 2016. を改変引用）

## 5）前装材の築盛と重合

　最初に，フレームワークの前装面全体にオペークレジンを筆で塗布し（**図13**），重合する．次にサービカル（歯頸部）レジン，デンティン（象牙質，ボディ）レジン，エナメル（切端，インサイザル）レジンの順に築盛・重合し，歯冠形態を再現する．これらのレジンはペースト状で供給されるため，賦形性が良く（**図14**），また重合後の色調の変化が少ないため作業性に優れる．

## 6）歯科技工用重合器

　前装用レジンは，技工用の専用の**重合器**で重合する．その重合様式は，**光重合**によるものと，光重合に**加熱重合**や**加圧重合**を併用するものなど，いくつかの重合方法がある（**表5**）．前装用レジン内の未重合のモノマーが可能なかぎり少なくなるように，光線の強度が高い重合器を用いる．また，加熱や加圧重合の併用が指示されている材料では，指示どおりの温度や時間，圧の下で重合操作を行う．

## 7）前装材の種類と特徴

　オペークレジンはフレームワークと前装用レジンとの結合を成立させると同時に，金属色を遮蔽し色調の下地をつくるレジンである．サービカル（歯頸部）レジンは歯頸部の色調を再現する．デンティン（象牙質，ボディ）レジンは前装部全体の色調と形態の基本となるレジンであり，色調は**シェードガイド**により分類される．エナメル（切端，インサイザル）レジンは切端部の色調と形態を再現するためのレジンである（**図3**）．

　これらに加えて，切端の透明感を強調するトランスルーセントレジン，歯肉色を再現するガムレジンなどがある．さらに細かな色調の修正や，キャラクタライズのために使用されるステインレジンやキャラクタライズレジンもある．

LED
light emitting diode

築盛
build-up,
application

重合器
curing unit,
polymerization unit,
polymerization apparatus

光重合
photoactivation,
light-activated polymerization

加熱重合
heat curing,
heat-activated polymerization

加圧重合
pressurized polymerization

シェードガイド
shade guide

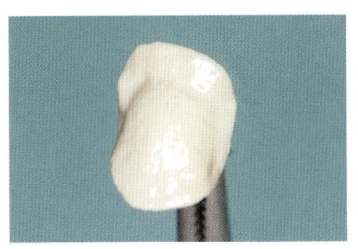

図 15　オペークレジンの築盛

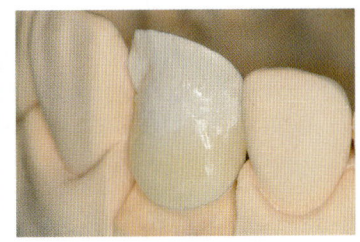

図 16　前装用レジンの築盛
サービカルレジンの築盛

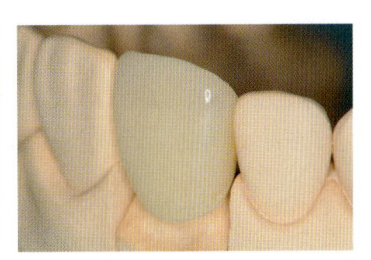

図 17　デンティン，エナメルレジンの築盛

## 8）前装材の重合方法

1. フレームワークの前装面全体にオペークレジンを筆で塗布し，重合する．オペークレジンは重合時の照射光を透過しにくいので，①金属接着プライマーに**重合促進剤（還元剤）**を添加しておく，②**デュアルキュア（光 - 化学重合）**型にする，③オペーク層は維持装置が完全に被覆されるまで何層かに分けて築盛する，などの工夫が必要である（**図 15**）.
2. サービカル（歯頸部）レジンを歯頸側に築盛し，重合する（**図 16**）.続いてデンティン（象牙質，ボディ）レジンを築盛・重合して，歯冠形態の大部分を再現した後にエナメル（切端，インサイザル）レジンを築盛・重合して最終的な歯冠形態を再現する（**図 17**）.
3. 歯冠色レジンの築盛・重合においては，照射光の透過不足による重合不良を防ぐために，1 回の築盛量は厚さ 3 mm 以内とし，築盛・重合を繰り返して必要な形態を再現する．前装用レジンは，重合操作後にも酸素に触れている表層部は重合が阻害され**未重合層**として残る．これを利用して，その上に積層・重合されたレジンが一体化する.
4. 前装部の形態が完成した後に，最終重合を行う.

重合促進剤
polymerization accelerator

デュアルキュア,
光 - 化学重合
dual-curing,
dual-polymerization

還元剤
reducing agent

未重合層
oxygen inhibited layer

## 9）前装部の研磨

　前装用レジンは，多量の無機フィラーを含有していることから，形態修正や研磨はセラミックスに準じた器材を用いることが多い．形態修正や粗研磨にはダイヤモンドポイントやカーバイドバー，カーボランダムポイントを用いる．さらに，中程度の研磨にはシリコーンポイントを用いる．最終的に，研磨用ホイールと，ルージュや研磨ペーストを用いて仕上げ研磨を行う（**図 18 〜 20**）.

研磨
polishing

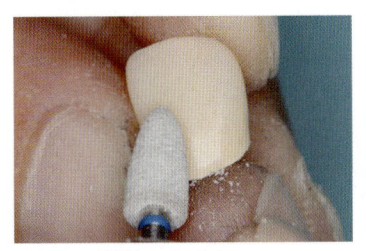

図 18　形態修正と研磨
カーボランダムポイントによる形態修正後にシリコーンポイントで研磨

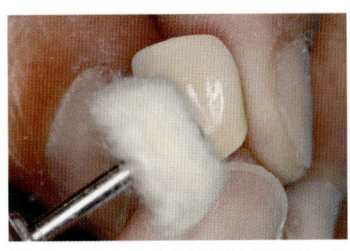

図 19　ホイールと研磨材を用いた仕上げ研磨

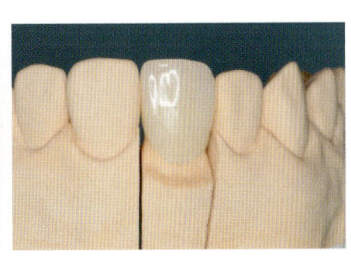

図 20　研磨終了後

# 仮着材の特徴とは

仮着材には現在，以下の種類があり，種類によってさまざまな特徴がある.

## （1）ユージノール系セメント

　一般的に酸化亜鉛ユージノールセメントと呼ばれており，粉末の酸化亜鉛と液体のユージノールを練和して使用する. ユージノールが歯髄に対して鎮静効果あることから，主に生活歯に使用される. しかしレジン材料に対しては重合阻害や軟化が生じ，さらに歯肉に対しては炎症を引き起こす可能性があるので注意が必要である（図1）.

## （2）非ユージノール系セメント

　酸化亜鉛ユージノールセメントのユージノール成分を，他の油性成分に置換したセメントである. ユージノールを含有していないため，レジンの重合阻害や軟化もなく，歯肉への為害作用も少ないのが特徴である（図2）.

## （3）カルボキシレート系セメント

　酸化亜鉛に，ポリカルボン酸水溶液を混和して使用する. 粉末のなかに，HY材（タンニン-フッ化物合材）が含有されていることが特徴である. 歯質強化や抗菌性が期待されており，保持力も高いことが報告されている（図3）.

## （4）グラスアイオノマー系セメント

　アルミノシリケートガラスと，ポリカルボン酸含有のペーストを練和して使用する. 種類は限定されるが保持力が高く，被膜厚さを薄くできることが特徴である（図4）.

## （5）レジン系仮着材

　メタクリルレジンをベースとした仮着材の一種である. 接着機能を有していないものの，他の仮着セメントに比べ維持力が飛躍的に高く，辺縁封鎖に優れていることから，長期に使用することが可能である（図5）. 接着性レジンセメントを用いる場合の仮着材として有効.

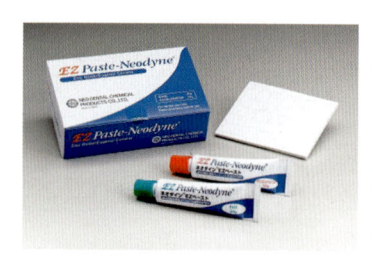

図1　ユージノール系セメント

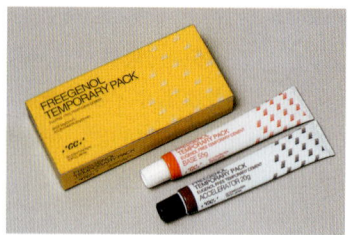

図2　非ユージノール系セメント

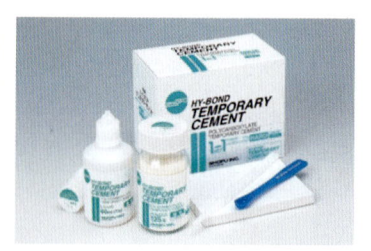

図3　カルボキシレート系セメント

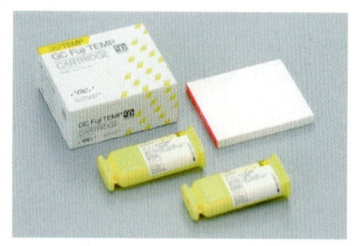

図4　グラスアイオノマー系セメント

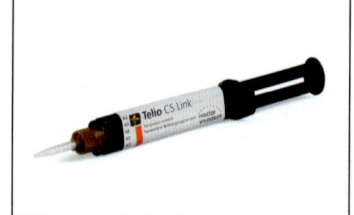

図5　レジン系仮着材

陶材焼付冠 | 3

## 一般目標

1. 陶材焼付冠による補綴歯科治療を理解する うえで必要となる基礎的知識を学ぶ.

## 到達目標

1. 陶材焼付冠の意義と特徴を説明できる.
2. 陶材焼付冠の支台歯形態を説明できる.
3. 陶材焼付冠の適用範囲を説明できる.
4. 陶材焼付冠の製作法を説明できる.
5. 陶材焼付冠の製作に必要な材料の基本的操 作を説明できる.

## 1. 概説

### 1）陶材焼付冠の意義

　審美性が要求される部位に適用される全部被覆冠には，前装冠とジャケットクラウン（オールセラミッククラウン，コンポジットレジンクラウン）がある．**陶材焼付冠**は前装冠の一種で，前装材料に陶材を用いたクラウンであり，鋳造したフレームワークに金属焼付陶材を焼き付けた，天然歯に近い色調を備えたクラウンである．メタルボンドクラウンや，メタルセラミッククラウンとも呼ばれる（**図1, 2**）．

　陶材焼付冠は，ロストワックス法にて製作されるフレームワークの優れた適合精度と機械的強度および前装用陶材による精緻な色調再現性と色調安定性を併せもち，長きにわたり審美性の要求される部位に標準的に適用されてきた補綴装置である．

　陶材焼付冠の適応症と禁忌症を，**表1**に示す．

陶材焼付冠
metal ceramic restoration,
porcelain fused to metal
restoration

## 2. 支台歯形成と構造

### 1）支台歯形成

#### （1）歯頸部辺縁形態

　唇側または頬側の前装面の歯頸部辺縁は，前装材の厚みを確保するためにディープシャンファー，**ラウンドショルダー**または**ショルダー**とする．舌側面など，前装せず金属で被覆する歯頸部辺縁は，全部金属冠に準じて**シャンファー**またはナイフエッジとする（**図3**）．

　唇側または頬側のショルダーは，他の辺縁形態に比べ適合精度がやや劣る．ショルダー部にベベルを付与することにより（ベベルドショルダー）適合性は向上するが，歯頸部に金属が露出し審美性が損なわれるため歯頸部が露出する部位にはあまり用いられない（**図4**）．

ショルダー
shoulder finish line

ラウンドショルダー
rounded shoulder finish line

シャンファー
chamfer finish line

#### （2）隣接面部

　隣接面部は唇側，頬側のディープシャンファーから舌側のシャンファーまたはナイフエッジへ徐々に移行するようにウイングレスとする（**図5**）．

表1　陶材焼付冠の適応症と禁忌症

| 適応症 | 禁忌症 |
| --- | --- |
| 審美性の要求される上下顎前歯部，臼歯部すべての部位の単独冠，連結冠，ブリッジの支台装置として用いられ，生活歯にも失活歯にも適応可能 | 歯髄腔が大きく支台歯形成により露髄の可能性が高い症例で，歯髄を保存したい場合や，若年者で歯肉縁の位置が変化する可能性がある場合 |
| 審美的な要求があるが，過度な咬合力が生じる可能性があり，オールセラミッククラウンでは破折のリスクが高い場合 | 歯冠長が短く，咬合面に十分な陶材のスペースが確保できない場合 |
| 審美的な要求があるが，スパンの長いブリッジや連結冠で，ろう付けにより精度補償が必要な場合 |  |

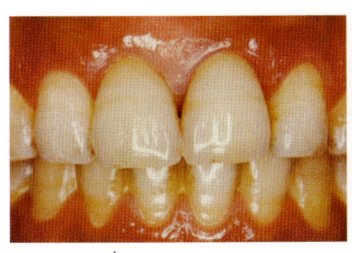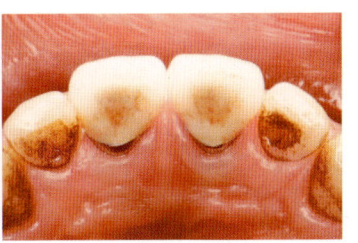

図 1, 2　<u>1｜1</u> の陶材焼付冠

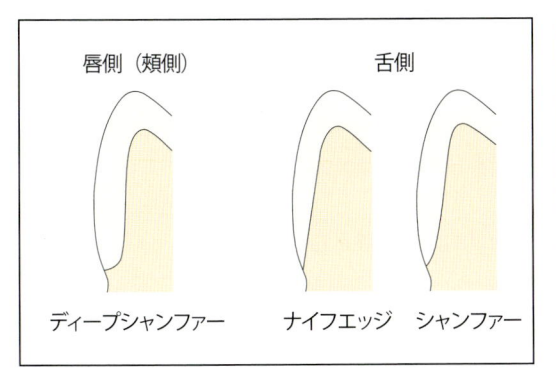

図 3　歯頸部辺縁形態

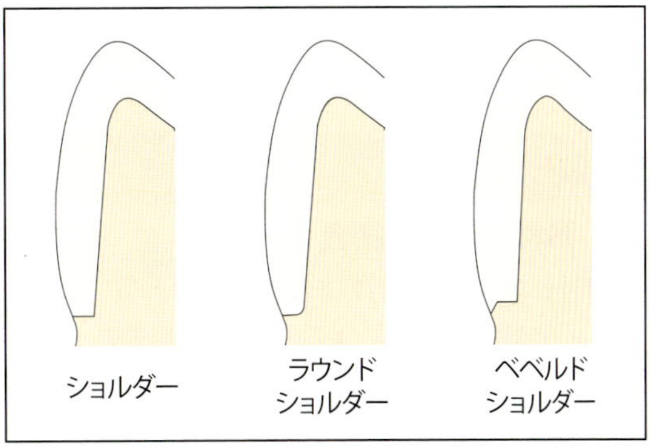

唇側（頬側）　　　　舌側

ディープシャンファー　ナイフエッジ　シャンファー

ショルダー　　ラウンド　　　ベベルド
　　　　　　ショルダー　　ショルダー

図 4　ショルダーを基本とする辺縁形態

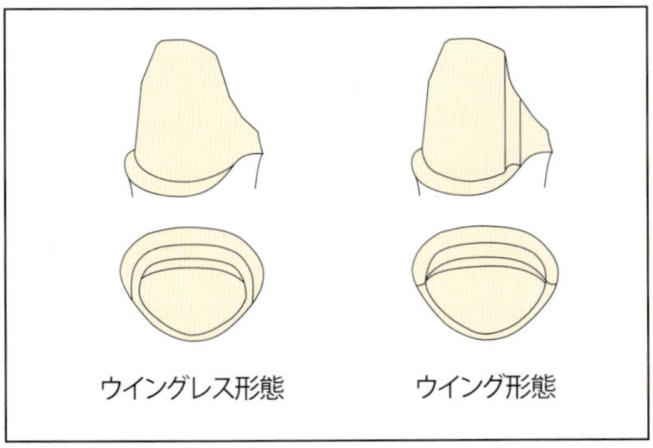

ウイングレス形態　　ウイング形態

図 5　隣接面部の形態

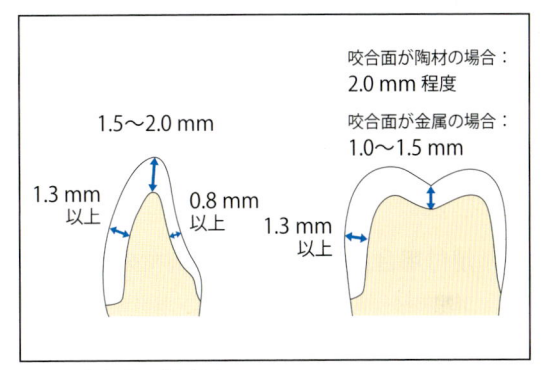

咬合面が陶材の場合：
2.0 mm 程度

咬合面が金属の場合：
1.0〜1.5 mm

1.5〜2.0 mm

1.3 mm
以上　　0.8 mm
　　　　以上　　1.3 mm
　　　　　　　以上

図 6　支台歯の削除量

## （3）支台歯の削除量

　前歯部と臼歯部における削除量を**図 6** に示す．前装部は陶材の厚みを確保するために削除量が大きくなる．臼歯部咬合面を陶材で修復する場合には破折に抵抗するため 2.0 mm 程度の削除が必要となる．

## 2）構造

　陶材焼付冠は**図 7** に示すように，フレームワークの前装部は，最内層のオペーク陶材，歯頸部のサービカル陶材，歯冠の大部分を占めるデンティン陶材および歯冠中央から切縁部のエナメル陶材で構成されている．

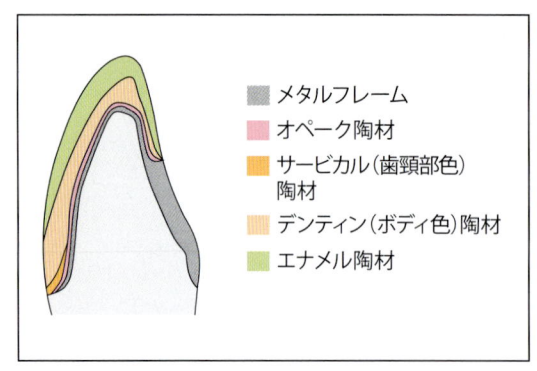

凡例:
- ■ メタルフレーム
- ■ オペーク陶材
- ■ サービカル(歯頸部色)陶材
- ■ デンティン(ボディ色)陶材
- ■ エナメル陶材

**図7　陶材焼付冠の構造**

## 3. 製作法

### 1）陶材と金属の結合 [10]

　陶材と金属との結合は大きく**表2**の4つのメカニズムによると考えられているが，化学的結合力によるところが大きい.

### 2）熱膨張係数

　陶材は950℃前後まで加熱して金属に焼き付けるが，焼き付け後の温度低下の際にどちらも収縮する．陶材の熱膨張係数が金属より大きいと，陶材内部に引張応力が生じ，陶材のクラックや剝離が起こる．そのために陶材の熱膨張係数は金属よりわずかに小さいか同じ値になるように調整されている．陶材の熱膨張係数が金属よりわずかに小さいと，焼成 - 冷却後，陶材内部に圧縮応力が生じ，陶材と金属の結合力が増大する（**表3**）.

### 3）焼付用合金の融解温度と陶材の焼成温度の差

　焼付用陶材の焼成温度は900〜980℃であるため，焼付用合金の融解温度は，PtとPdを添加することにより，それよりも高い1,200〜1,300℃に調整されている.

### 4）陶材焼付用合金の組成と性質 [13]

（1）陶材焼付用合金の組成

　陶材焼付用合金は，貴金属合金と非貴金属合金があるが，使用実績の多いのは貴金属合金である陶材焼付用金合金である．主成分のAuは72〜87%含まれ，PtとPdが10%前後添加され，合金の融解温度を1,200〜1,300℃に高くし，熱膨張係数を小さく，弾性係数および弾性限を大きくしている．また，陶材との焼き付きをよくするために，In, Sn, Feが約1〜3%添加されている．一方，他の鋳造用合金に比べ特徴的な点として，陶材への着色を防ぐためにCuは添加されていない．陶材を黄変させるためAgも添加されていないか，添加されていてもごく少量である.

（2）陶材焼付用合金に要求される性質

　陶材焼付用合金に要求される性質は，**表4**のとおりである.

表2　陶材と金属との結合メカニズム

| 化学的結合[11, 12] | オペーク陶材に含まれる金属酸化物の酸素原子と，焼付用金属の表面に形成される $In_2O_3$，$SnO_2$，$Fe_2O_3$ などの酸化膜との化学的結合 |
|---|---|
| 圧縮応力による結合 | 陶材の熱膨張係数が，金属よりわずかに小さいことによって生じる，焼成‐冷却後の陶材内部の圧縮応力による結合 |
| 機械的結合 | 金属表面の微細な凹凸への陶材の陥入による，嵌合効果による機械的結合 |
| ファンデルワールス力による結合 | 分子間に働く引力，いわゆるファンデルワールス力による結合 |

表3　陶材と焼付用合金の熱膨張係数

| 材料 | 熱膨張数 |
|---|---|
| 焼成陶材 | $13–15×10^{-6}$/℃ |
| 焼付用金属 | $13–16×10^{-6}$/℃ |
| 差が $0.5–1.0×10^{-6}$/℃となるよう調整（金属＞陶材） | |
| 焼成温度（950℃）→室温　0.6–0.8％収縮 | |

表4　陶材焼付用合金に要求される性質

1. 陶材の焼成温度よりも高い融解温度を有する
2. 焼成時に変形しない
3. 陶材と強固に化学的に接合する
4. 熱膨張係数が，陶材よりわずかに大きいか，同じ値

表5　金属焼付陶材の成分

| 長石 | 80～90％ カリ長石（$K_2O・Al_2O_3・6SiO_2$）と，ソーダ長石（$Na_2O・Al_2O_3・6SiO_2$）の混合物．カリ長石は陶材の主成分で，透明性の増加，石英，カオリンとの結合および，形状の維持を役割とし，その融点や粘性を低下させるためにソーダ長石が少量混入されている |
|---|---|
| 石英 | 10～15％ 石英（$SiO_2$）は機械的強度を増大させるが，透明度は低下する |
| カオリン | 0～5％ 陶土（$Al_2O_3・2SiO_2・2H_2O$）により可塑性をもたせ成型を容易にするが，透明性を低下させる働きもあるため添加量は5％以下にしてある |
| 着色剤 | 酸化鉄や酸化チタンなどの金属酸化物が，色調調整に用いられている |
| フラックス | 炭酸ナトリウムなどのアルカリ化合物が，焼成温度を下げるためのフラックスとして用いられている |
| リューサイト結晶 | オペーク陶材とデンティン陶材には，陶材の熱膨張係数を焼付用金属に近似させるために，長石に組成が類似したリューサイト結晶を（$K_2O・Al_2O_3・4SiO_2$）散在させている |

## 5）金属焼付陶材の特徴 [14]

### （1）金属焼付陶材の成分

　金属焼付陶材は，焼成温度が 900 ～ 980℃の低融長石系陶材で，表5 の成分からなる．

### （2）金属焼付陶材の種類

　金属焼付陶材の種類を表6に示す（113頁『2）構造』参照）．

## 6）作業用模型製作への配慮

　一般的にダウエルピンを使用した歯型可撤式模型を製作する．歯型のトリミングにより辺縁歯肉の形態が損なわれることから，歯間乳頭，歯頸部辺縁歯肉の形態との関係を考慮して歯冠形態を決定する場合には，ガム模型（人工歯肉付模型）を製作する．

作業用模型,
作業模型
definitive cast,
final cast,
master cast,
working cast（non standard）

表 5　金属焼付陶材の種類

| オペーク陶材 | オペーク陶材は直接金属に接する陶材で，In，Snなどの金属酸化物を含んでおり，金属表面の酸化膜と強固に結合する．また，結合時に不透明な層を形成することから，金属色の遮蔽と歯冠色のベースの色調になる．焼成温度はデンティン陶材より10〜20℃程度高い |
|---|---|
| サービカル陶材 | 歯頸部のデンティン陶材の厚みが不十分な場合など必要に応じて濃いめの色調のサービカル陶材を歯頸部に築盛し，オペーク陶材から直接的な光の反射を防止する |
| デンティン陶材 | 陶材焼付冠を構成する陶材の大部分を占め，象牙質の色感を出してオペーク陶材とともに歯冠色のベースとなる |
| エナメル陶材 | 歯冠中央付近から切端までの層を構成し，透明度が高くエナメル質の色感を出す |
| その他 | 陶材の色調に深みを与える透明層を形成するトランスルーセント陶材や最終的な色調の微調整，キャラクタリゼーションに用いるステイン陶材などがある |

## 7）設計とワックスパターン形成

（1）設計 [15]

1. **前装範囲**：陶材の被覆する範囲によって，パーシャルベイクタイプとフルベイクタイプに分かれる．パーシャルベイクタイプは，唇側（頰側）から切縁（頰側咬頭）をやや超えた範囲まで陶材で被覆する．このタイプは上顎歯に応用されることが多く，対合歯の咬耗を防ぐことや，過度の咬合力に対する破折のリスクの軽減を目的とする．
   フルベイクタイプは，舌側の歯頸部付近まで，歯冠のほぼ全体を被覆する．フルベイクタイプでは陶材の厚みを確保するために，支台歯形成時に前歯舌面，または臼歯の咬合面のクリアランスを多くとる必要がある（**図8**）．

2. **前装部の形状**：前装部の陶材の厚みはできるだけ均一になるようにし，丸みのある曲面形態とする．また，パーシャルベイクタイプは切縁や咬頭を超えた位置まで陶材で被覆し，フレームワークを包み込むようにする．
   このような形態を付与することにより，陶材内部の応力集中を避け，破折や剥離を防ぐ（**図9**）．

3. **陶材と金属の境界部**：陶材と金属の境界部はサポーティングエリアを確保し，**バットジョイント**とする（**図10**）．

4. **接触点と咬合接触**：接触点は陶材で回復する．パーシャルベイクタイプの咬合接触はできるだけ金属で咬合接触させ，境界部での咬合接触は避ける（**図11**）．

5. **ポーセレンマージンまたはカラーレスマージン**：シャンファー部分の金属色が透過すると，歯頸部辺縁歯肉がやや黒く見えることがある．これを改善するためにシャンファー部分の金属を一部除去し，その部分を専用のマージンポーセレンを用いて製作する（カラーレス陶材焼付冠）．ただし，作業が煩雑で高度な技術が必要であり，適合性の問題もある（**図12**）．

バットジョイント
butt joint

カラーレス陶材焼付冠
collarless metal
ceramic restoration

116

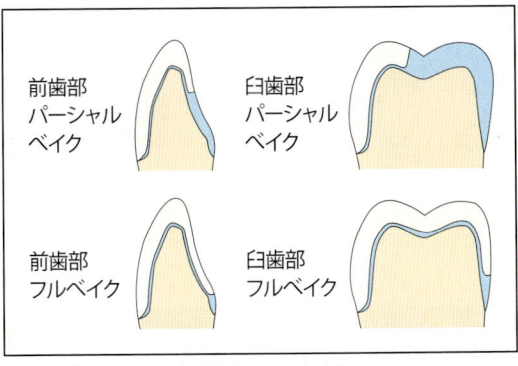

図8　パーシャルベイクとフルベイク

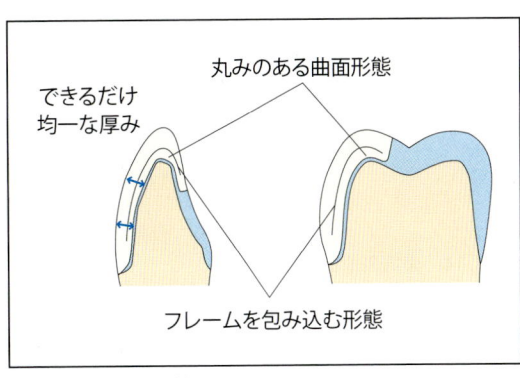

図9　前装部の形状

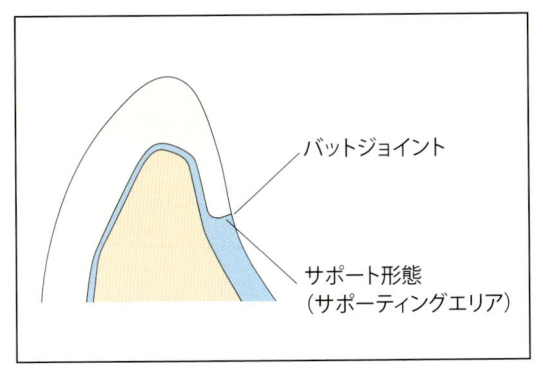

図10　陶材と金属の境界部

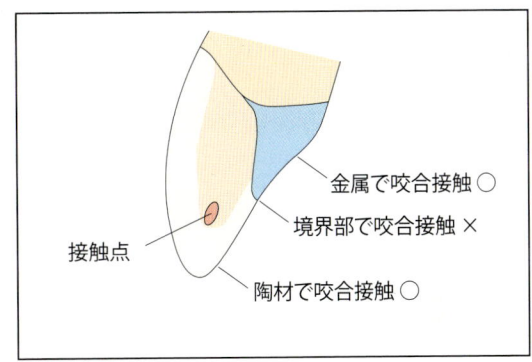

図11　接触点と咬合接触

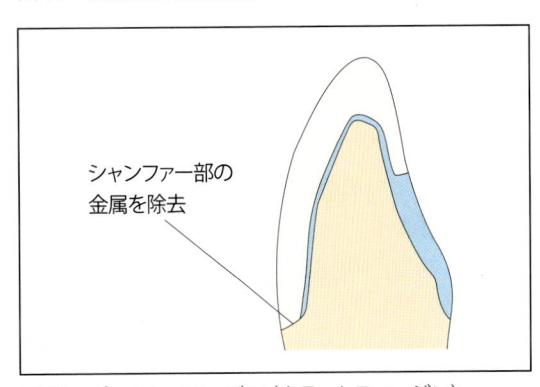

図12　ポーセレンマージン（カラーレスマージン）

（2）ワックスパターン形成 [16)]

1. **歯冠形態回復**：最終的な歯冠形態を回復し，歯列との形態的調和と咬合関係を確認する（**図13, 14**）．

2. **唇面コア**：シリコーンゴム印象材のパテタイプにより採得し，ワックスパターンで製作した唇面の最終的形態を記録し，この後行われる窓開け後の前装スペースの確認と，陶材築盛時のガイドに用いる（**図15**）．

3. **窓開け（カットバック）**：フレームワークの設計に基づいて陶材と金属の境界部を決定し，唇面コアを指標として用い，陶材を築盛する領域のワックスを必要十分量削除して前装部を形成する（**図16**）．

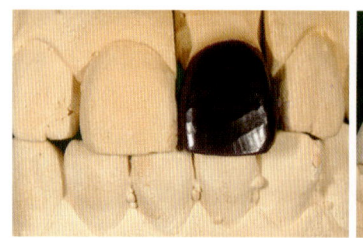
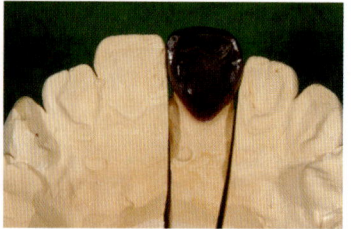
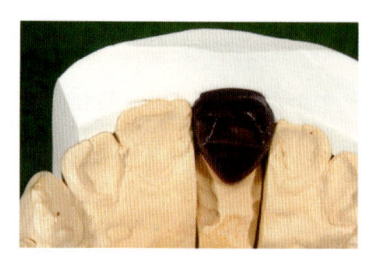

**図 13, 14** 歯冠形態の回復

**図 15** 唇面コア

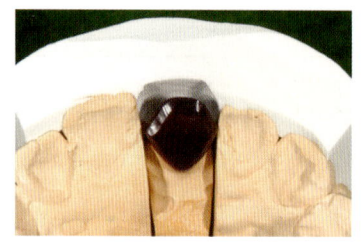
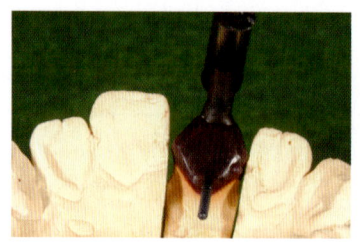
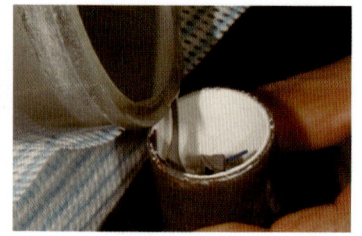

**図 16** 窓開け（カットバック）
パーシャルベイクタイプ

**図 17** スプルー植立

**図 18** リン酸塩系埋没材による埋没

### 8) スプルー植立

スプルーには，レディキャスティングワックスを用いる．太めで短めのスプルーを前歯，臼歯ともに窓開けされた切縁部（頰側咬頭部）に植立する．

陶材を前装しない舌側部には，細めのレディーキャスティングワックスによりハンドルを付与し，陶材築盛，焼成時に鉗子による把持部とする．舌側には併せてリムーバルノブを付与する（**図 17**）．

### 9) 埋没

焼付用合金の融解温度は 1,200 〜 1,300℃であるため，高温鋳造用のリン酸塩系埋没材を用いる．リン酸塩系埋没材の結合材はリン酸アンモニウムと酸化マグネシウムで，耐火材はクリストバライトと石英である．水またはコロイダルシリカ溶液で練和する．両者の混合比により硬化膨張量を調整できる（**図 18**）．

### 10) 鋳造

高融点の金属を融解するため，都市ガスと酸素の組み合わせによるブローパイプや高周波誘導加熱，アーク融解などの電気式融解により金属を融解後，鋳造を行う（**図 19**）．

### 11) コーピングの前処理 [17]

1. **フレームワーク修正**：鋳造後埋没材を除去し，陶材焼付面をカーバイドバーにより形態修整を行う．焼成面はなだらかな曲面に仕上げ，陶材と金属の境界部のバットジョイント部を明確にする．焼成面の金属の厚みは 0.3 mm と薄く変形を防ぐため，歯型に装着したままで修正する．なお，金属の研削に用いるカーボランダムポイントは，バリやめくれが生じるので，陶材焼成面の研削には不適切である（**図 20 〜 22**）．カーバイドバーによる形態修正後，アルミナブラストにより焼成

コーピング
coping

118

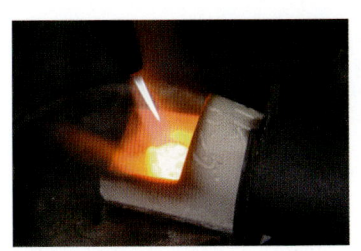

図19 都市ガスと酸素によるブローパイプによる高温鋳造

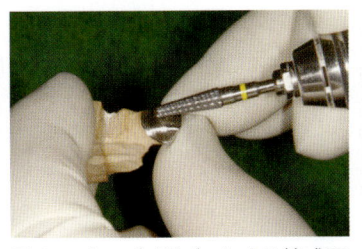

図20 カーバイドバーによる焼成面の切削修整

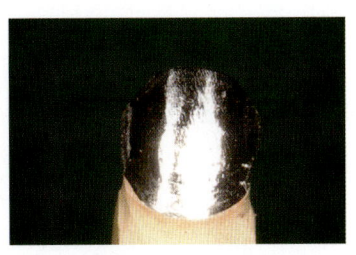

図21 焼成面の修整が終わったフレームワーク（唇側面）

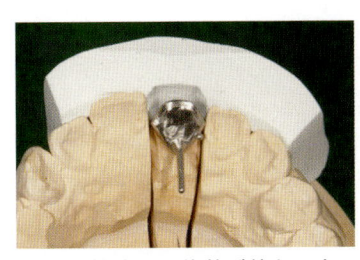

図22 焼成面の修整が終わったフレームワーク（舌側面）

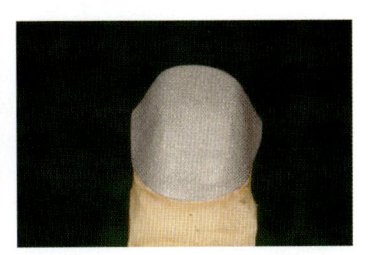

図23 アルミナブラスト処理後のフレームワーク

面に微細な凹凸を付与して陶材の機械的結合を得る（**図23**）.

2. **酸処理**：以前は陶材焼成面の不純物の除去を目的にフッ化水素酸が用いられてきたが，毒性が強いため，低濃度フッ化水素酸を含むメタル処理液やスチームクリーナーで洗浄する.

3. **ディギャッシング**：ディギャッシングは，鋳造時に合金内部に取り込まれたガスを抜くことを意味するが，実際には $In_2O_3$, $SnO_2$, $Fe_2O_3$ などの酸化膜の生成が主目的であり，メーカー指示にもよるが，陶材焼成温度より 20〜30℃ 高い温度（1,000℃程度）で，10〜15 分間大気中，または真空中で加熱係留する（**図24, 25**）.

## 12）陶材の築盛と焼成 [18]

1. **オペーク陶材築盛，焼成**：オペーク陶材を，筆を用いてフレームワークに薄く一層塗布する（**図26**）.歯冠色陶材の層を少しでも厚く確保するために，金属色を遮蔽できる範囲で可及的に薄く築盛する.金属との結合強度を高めるために，最初は薄く塗布した状態で真空中（減圧下）にてファーストベイクを行う（**図27**）.
焼成開始温度は500℃で昇温速度50℃/分，960℃まで焼成する（メーカーにより異なる）.次に，金属色を完全に遮蔽するために，薄い箇所に追加塗布して同様に焼成する（**図28, 29**）.焼成温度は，ファーストベイクより 10〜20℃ 低い温度で焼成する.

2. **歯頸部色（サービカル）陶材**：歯頸部の陶材層が薄くなる場合には，サービカル陶材を築盛，焼成する.焼成温度は，築盛する陶材の量が少なく，築盛位置が先端部分であることから加熱効率が良いので，歯冠色陶材より 20〜30℃ 低い温度で焼成する.

3. **デンティン色陶材築盛，カットバック**：デンティン色陶材の粉末を，

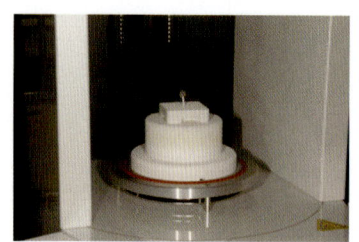

図24　陶材焼成炉

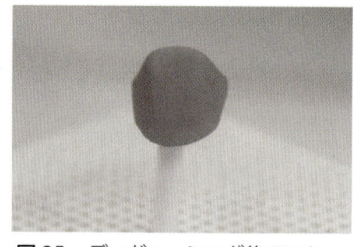

図25　ディギャッシング後のフレームワーク．表面に酸化膜が形成されている．

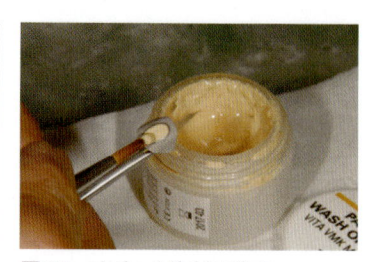

図26　オペーク陶材の塗布

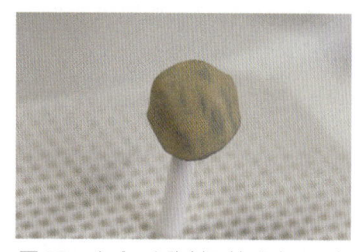

図27　オペーク陶材の焼成（1回目）

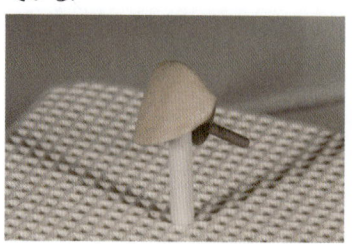

図28　オペーク陶材の焼成（2回目）

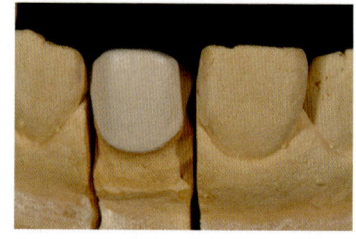

図29　焼成が終了したオペーク陶材

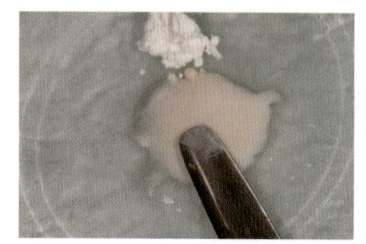

図30　デンティン色陶材の混和

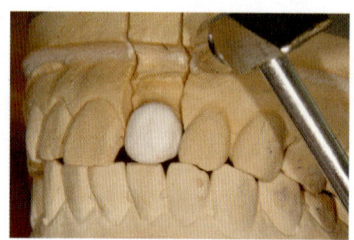

図31　デンティン色陶材の築盛とハンマーによるコンデンス

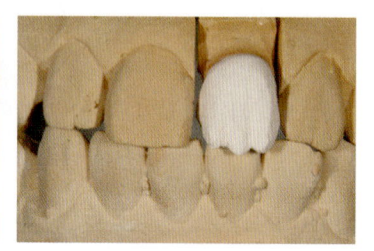

図32　デンティン色陶材のカットバック（切縁に指状構造を付与）

専用液または蒸留水で混和する（**図30**）．

筆で少量ずつ築盛し，歯冠形態を回復する．築盛時にはコンデンスを行い，水分を吸収して陶材粉末を密に詰める（**図31**）．唇面コアを参照に歯冠形態を回復したのち，切端から歯頸側1/3までと隣接面部をカットバックする（**図32**）．ワックスパターン形成の際に行うカットバックは陶材焼付する前装部のスペースを確保するもので，ここで行われるカットバックは，エナメル色陶材の築盛スペースの確保と象牙質への解剖学的形態の付与が目的である．

4. **エナメル色陶材築盛**：カットバックされたデンティン色陶材の上に，エナメル色陶材（必要に応じてトランスルーセント陶材）を築盛する（**図33**）．

5. **歯冠色陶材築盛完成**：焼成後の収縮を考慮して15〜20%大きく築盛し，歯型から撤去して隣接面を修正し完成する（**図34**）．

6. **歯冠色陶材焼成**：乾燥後，真空中（減圧下）930℃（メーカーにより異なる）で焼成する（**図35**）．焼成後，模型に戻して接触点の修正，歯冠形態の修正および咬合調整を行う（**図36**）．

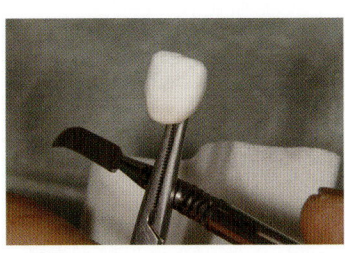

図33　レクロン彫刻刀の刻み目によるコンデンス

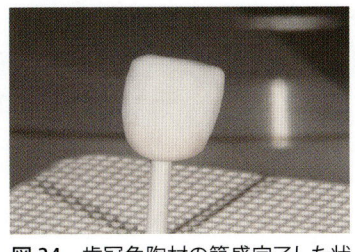

図34　歯冠色陶材の築盛完了した状態

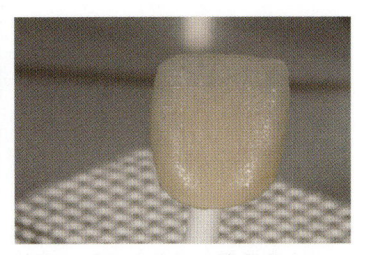

図35　歯冠色陶材の築盛完了した状態

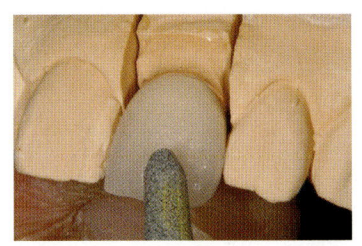

図36　カーボランダムポイントによる形態修整

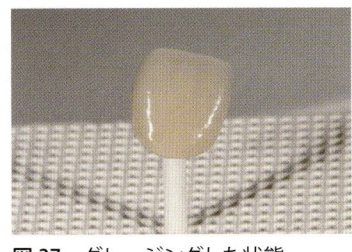

図37　グレージングした状態

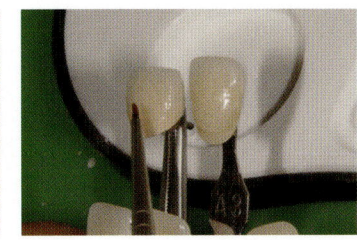

図38　ステイン陶材による色調調整

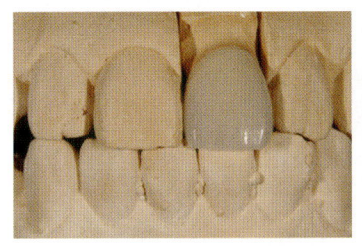

図39　完成した陶材焼付冠（唇側面）

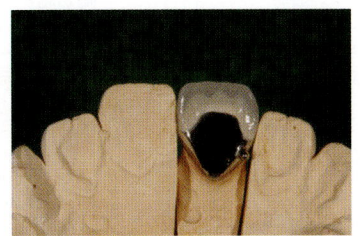

図40　完成した陶材焼付冠（舌側面）

レクロン彫刻刀
LeCron carver

7. **グレージング（艶焼き）**：形態修整が終了したのち，歯冠色陶材と同程度かやや高い温度で大気焼成し，陶材の表面を滑沢な面に仕上げることを**グレージング（艶焼き）**と呼ぶ（**セルフグレージング**）．この操作で十分な艶が得られない場合には，グレージングパウダーを用いることがある．必要に応じてステイン陶材を用いて，色調を修正する（図37, 38）．

グレージング，
艶焼き
glazing

セルフグレージング
natural glazing

### 13）レジン前装冠と陶材焼付冠の比較

　レジン前装冠と陶材焼付冠の支台歯形態は同一であるが，陶材焼付冠はレジン前装冠に比べ色調再現性に優れ，長期経過において変色や摩耗，咬耗がほとんど生じない．そのほかの違いを**表6**に示す．

**表6　レジン前装冠と陶材焼付冠の比較**

| | 前装材料と金属の結合 | フレームワークの形態 |
|---|---|---|
| **陶材焼付冠** | 焼付用金属表面に形成された，酸化膜との化学的結合が主体 | 陶材の被覆する範囲範囲によって，パーシャルベイクタイプとフルベイクタイプに分かれる．接触点は陶材で回復する（**図42**） |
| **レジン前装冠** | 前装部に付与したリテンションビーズによる機械的結合が主体であり，補助的に接着性プライマーを介して化学的に結合している（**図41**） | 一般的には，切縁または咬合面は金属で被覆する．また，接触点はレジンと金属の境界部に設定する（**図42, 43**） |

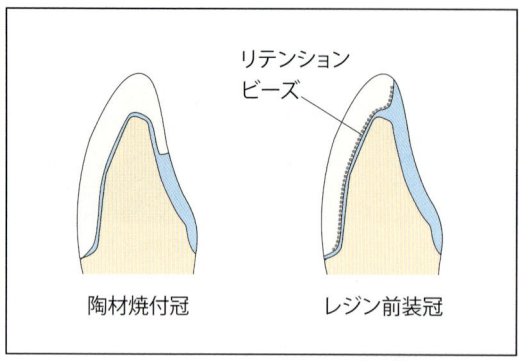

**図41**　陶材焼付冠とレジン前装冠の断面の比較

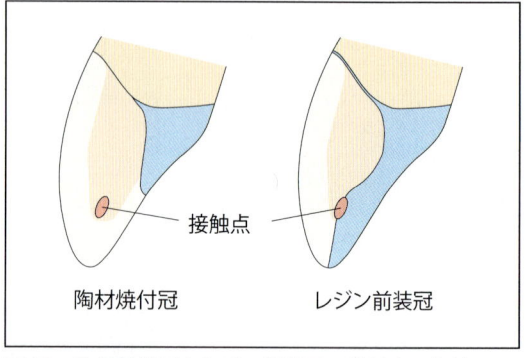

**図42**　陶材焼付冠とレジン前装冠の接触点の比較

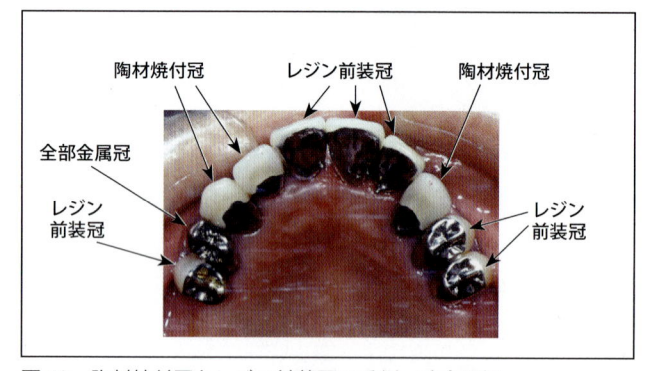

**図43**　陶材焼付冠とレジン前装冠の舌側，咬合面観

# ブリッジによる補綴処置

## ブリッジの支台装置と 支台歯形成の留意点 | 4

### 一般目標

1. ブリッジによる補綴処置の支台歯形成の意義と方法を理解する.

### 到達目標

1. ブリッジの支台装置としての部分被覆冠の種類および構造を説明できる
2. ブリッジの支台装置としての部分被覆冠の適応症・禁忌症を説明できる.
3. ブリッジの支台歯形成時における留意点を説明できる.

## 1. 金属製支台装置の種類と支台歯形態

### 1）ピンレッジ

#### （1）構造

**ピンレッジ**（**図1**）は，1915年にBurgessによって名称が与えられた前歯の有髄歯に適応される部分被覆冠の一つで，ブリッジの支台装置としても応用される．3/4冠よりも歯質削除量が少なく，その改良型とも言われ，構造はピン，**レッジ，ニッチ**からなるのが特徴である．ピンレッジは十分な保持力，強度，審美性があり，歯周組織への為害作用も少ない．ピンレッジの形成は，舌側面，隣接面，レッジ・ニッチ，**ピンホール**の順で行う[19, 20]．

#### ①舌側面，隣接面の形成

咬合圧による補綴装置の変形やたわみを防ぐために舌側面の削除量を十分に確保する．上顎前歯の場合，対合歯と0.8～1.0 mmのクリアランスを確保するための削除が必要である．歯頸部のフィニッシュラインは歯肉縁上に設定する．

ブリッジの支台装置となる場合の欠損側と齲蝕が存在する場合は，隣接面も形成の対象となる．

#### ②レッジ・ニッチの形成（図2, 3）

形成部位は上部ピンとして切端側1/4の近心，遠心辺縁隆線の内側に2つ，下部ピンとして歯頸側に1つ形成するピンホールの位置に合わせてレッジ・ニッチを形成する．レッジはピンホールのための起始点としてその方向に直角な棚状の面で，ニッチはピンホールの方向に平行な陥凹した面である．レッジとニッチは円筒形のポイントを使用して形成する．

#### ③ピンホールの形成（図2, 3）

ピンはこの支台装置の主維持構造として重要で，一般的には3本設置し，それぞれのピンが平行であることが重要である．したがって，ピンホールの形成には，平行形成器を用いることが望ましい．ピンホールの形成方向は補綴装置の着脱方向に一致させる．また，ピンホールの形成にあたり露髄を避けるため，歯髄腔の平均的な大きさと形成する歯のエックス線写真を参考に決定されるべきである．ピンホールは長さ2～2.5 mm，直径0.8～1.0 mmの範囲で形成する．ピンの本数は多くなるほど保持力は増すものの，適合精度が低下することを考慮して決定する必要がある．

ピンレッジ
pinledge

レッジ
ledge

ニッチ
niche

ピンホール
pin hole

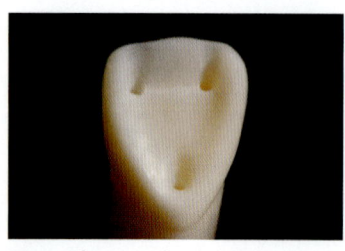

図1　ピンレッジの支台歯

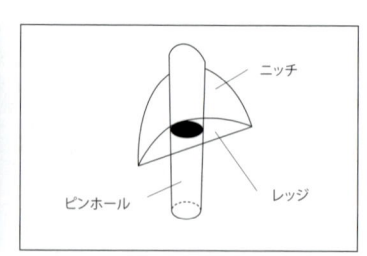

図2　ニッチ，レッジ，ピンホールの関係

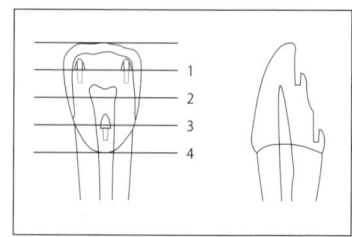

図3　ピンホールの位置および方向の目安

## （2）適応症と禁忌症

ピンレッジの適応症と禁忌症を**表1**に示す.

表1　ピンレッジの適応症と禁忌症

| 適応症 | 禁忌症 |
| --- | --- |
| 有髄歯 | 無髄歯 |
| ピンレッジのために十分な歯質の厚みがある歯 | 歯髄腔が大きい歯（若年者） |
| 3/4冠では保持力が確保できない症例 | 実質欠損を有する歯 |
| 金属の露出が少なく審美性を重視する症例 | 唇舌的に歯冠が薄く象牙質の裏打ちが確保できない歯 |
| 上顎前歯舌側の豊隆や咬合を修正する症例（犬歯誘導の付与，咬合挙上） | ブリッジの支台装置とする場合，歯軸が着脱方向と干渉する場合 |
| 動揺歯の固定（ピンレッジ固定装置） | 歯頸部が狭窄していて歯冠側の形成量が多くなり，審美性が得られない歯 |
| | 口腔衛生状態の悪い患者 |

## 2）プロキシマルハーフクラウン

### （1）構造

**プロキシマルハーフクラウン**（**図4**）は，有髄歯の臼歯において欠損側隣接面と咬合面，および頬舌側面の1/2を被覆する補綴装置である．主に下顎第一大臼歯が欠損しブリッジを適応する際に，その欠損側に近心傾斜した有髄の第二大臼歯を支台歯とする場合，近心側半分に窩洞を形成することで第二小臼歯と平行性を図る目的で応用される.

プロキシマルハーフクラウンは，咬合面中央部から形成される**イスムス，鳩尾形**の側壁とその先端部分のピンホール，および頬舌側面中央に形成されるグルーブの平行性で保持力が発揮される．プロキシマルハーフクラウンは，歯冠の約半分が温存されるため補綴装置を装着するまでの期間，咬合が安定し機能回復が得られやすいことも特徴として挙げられる．全部被覆冠と比較してフィニッシュラインが長く，二次齲蝕の発生頻度が高いため，口腔衛生指導が重要である.

プロキシマルハーフクラウン
proximal half crown

イスムス
isthmus

鳩尾形
dove tail,
dove-tailed

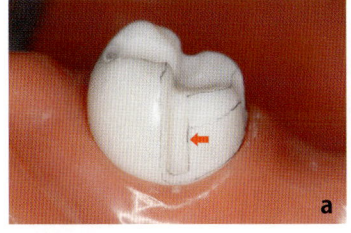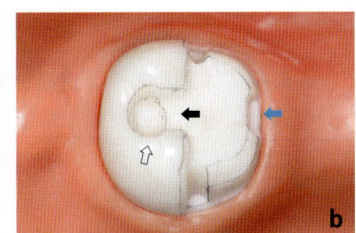

図4　隣接面のボックス形成は修復物の剛性を高めたり，ブリッジの症例でポンティックとの接合部の強度を高める目的で設定する.

a：頬側面観
←グルーブ

b：咬合面観
⇦鳩尾形，←イスムス，←ボックス

### ①咬合面の形成

欠損側の機能咬頭は1.5 mm，非機能咬頭は1.0 mmの削除を行う.

### ②隣接面（欠損側）および頬舌側面の形成

最大豊隆部を削除して補綴装置の着脱方向，またはブリッジの症例では，他の

支台歯の長軸に平行となるように削除を行う．頬舌側面の中央部には 1.0 mm の
グルーブを形成する．隣接面のボックス形成は，修復物の剛性を高めたり，ブリッ
ジの症例でポンティックとの接合部の強度を高める目的で設定する．

### ③イスムス，ピンホールの形成

咬合面の遠心側に，鳩尾形窩洞を深さ 1.5 mm，最少幅 2.0 mm で形成する．
また保持力を増加させる目的で，その先端中央部分に深さ 1.5 mm のピンホール
を形成する．

### ④辺縁形態

シャンファー形態とし，フィニッシュラインは歯肉縁下 0.5 ～ 1.0 mm とする．

## （2）適応症と禁忌症

プロキシマルハーフクラウンの適応症と禁忌症を**表 2** に示す．

## 2. ブリッジの支台歯形成における留意点

ブリッジによる欠損補綴において支台歯は複数歯が選択されるため，そのブ
リッジの着脱方向に一致するように各支台歯が平行性をもって形成されなくては
ならない．しかしながら，支台歯の傾斜や捻転など，支台歯形成に制約が生じる
場合もあり，単独冠形成の場合よりも事前の診察・検査などが重要となる．

ブリッジによる欠損補綴治療に際しては，研究用模型などを参考にして以下の
項目に配慮し設計，治療を行うとよい．

### ①ブリッジの着脱方向

支台歯の長軸方向がブリッジの着脱方向と一致しているか否か，サベイヤー
（**図 8**）を用いて検査する．もしも支台歯の長軸方向とブリッジの着脱方向が異
なる場合は，形成軸を変更することを検討する（**図 9**）．支台歯が無髄歯の場合
には修正範囲は広いが，有髄歯の場合には限界がある．そのような場合，歯内治
療後に支台築造によって支台歯の方向をブリッジの着脱方向に一致させるように
対応するか，または矯正治療を施すのかを十分説明し，患者から**インフォームド
コンセント**を得ることが重要である[21]．

インフォームドコンセント
informed consent

### ②支台装置の選択

単独冠とは異なり，ブリッジの支台歯形成にはさまざまな制約が生じること
から歯の削除量は多くなる傾向があり，支台歯に対する侵襲性，審美性，ブリッジ
の強度などを考慮した支台装置の選択が求められる．また，各支台歯間の平行性
を得るために支台歯のテーパーが大きくなり，本来の保持力や抵抗性が発揮でき
ないような場合は，補助的にグルーブや保持孔などの形成が必要になる．

### ③形成時の留意点

支台歯形成に際しては，軸面の平行性を保つことが必要である．サベイヤーを
用いて評価したとおりに形成するためには術者の姿勢，患者の体位，ハンドピー
スの動かし方が重要となる．事前に患者の口腔内に形成の参考となる基準軸を
マークしておくとよい．

しかしながら，臼歯部などで支台歯が直視できない場合には，術者の姿勢およ

び患者の体位を余儀なく変更することから，基準軸への注意を怠りテーパーが思いのほか大きくなってしまうことがある．形成途中にバーを平行移動したり，**平行測定器**あるいは大型のミラー（**図10**）を用いるなどして，過度なテーパーが生じないよう，注意が必要である．また，支台歯間でのアンダーカットの存在も調べる必要がある．

平行測定器
parallelometer

表2　プロキシマルハーフクラウンの適応症と禁忌症

| 適応症 | 禁忌症 |
| --- | --- |
| 上下顎臼歯の健全歯，または近心側か遠心側半分に限局した，実質欠損のある有髄歯 | 失活歯 |
| 欠損部に隣接する近心傾斜した有髄の臼歯を，ブリッジの支台装置とする症例 | 欠損側に著しく傾斜し，支台歯の平行性確保のために隣接面の形成量が多くなり，歯髄の保存が困難な症例 |
| ブリッジの支台装置となる場合には，十分な歯冠長と頬舌的幅径のある歯 | 多数歯欠損の支台装置 |
| 遠心部分の萌出が少ない歯（**図5〜7**） | 口腔衛生状態が悪い患者 |

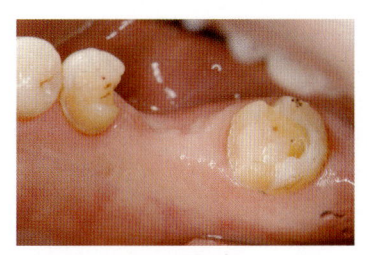
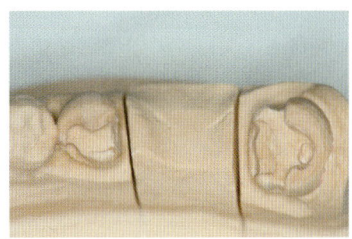
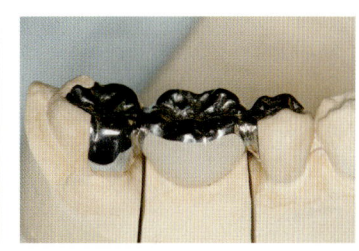

**図5, 6, 7**　⑥欠損症例で，⑦にプロキシマルハーフクラウンの形成を行った症例
遠心部分の萌出が少なく，全部被覆冠の形成では，軸面の高さが確保できない．

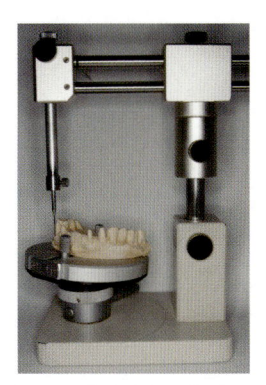
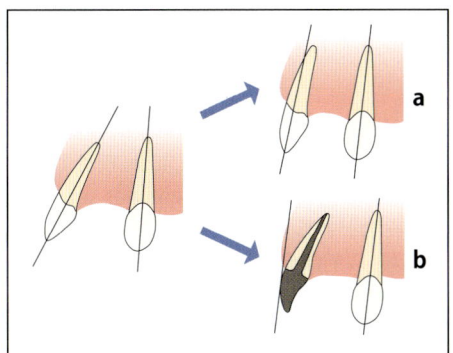
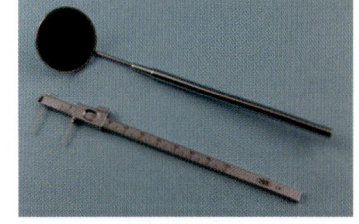

**図8**　サベイヤーを用いて支台歯の形成軸を評価する．

**図9**　ブリッジの着脱方向の修正の一例
a：矯正治療を行うことで歯髄を保存できる．
b：歯内治療後に支台築造にて着脱方向を改善する．

**図10**　平行測定器と大型のミラー

# 歯科診療録の用語と教科書の用語

　診療録とはいわゆるカルテのことであり，多忙な歯科医師が種々の内容を手短に記載できるよう，略号が制定されている．この略号を頻繁に変更すると診療の現場あるいは診療報酬請求の事務手続上混乱をきたすため，修正は慎重に行われる．

　下記に示す「項目」と「略称」は，厚生労働省が発行した文書に記載されている単語と略称，「教科書の用語」は日本で市販されている歯学の教科書に掲載されている単語である．この表から，略号は英語単語のみではないことがわかる．

表　歯科診療録の用語と教科書の用語（抜粋）

| 項目（略称）* | 教科書の用語 |
|---|---|
| 歯冠形成（PZ）<br>　P：Präparation（形成，独），Z：Zahn（歯，独）の略 | 支台歯形成 |
| 窩洞形成（KP）<br>　K：Kavität（窩洞，独），P：Präparation（形成，独）の略 | 窩洞形成 |
| 根面形成（PW）<br>　P：Präparation（形成，独），W：Wurzel（歯根，独）の略 | 根面形成 |
| テンポラリークラウン（TeC） | プロビジョナルレストレーション |
| 装着（set） | 装着，合着，接着など |
| 全部金属冠（FMC） | 全部金属冠 |
| 高強度硬質レジンブリッジ（HRBr）<br>広範囲顎骨支持型補綴（特イ補） | 高強度コンポジットレジンブリッジ<br>特殊歯科インプラント補綴 |

\* 厚生労働省：歯科の診療録及び診療報酬明細書に使用できる略称について．保医発 0320 第 6 号，平成 30 年 3 月 20 日.

　表中のsetに「位置づける」という意味があるが，「装着する」に対応する英単語は，義歯の装着 seat，クラウン，ブリッジ等の装着，合着 seat, cement, lute，接着 bondなどである[1]．一方setには他に「固まる」という意味があり，The cement was set.（セメントが硬化した），setting expansion（硬化膨張）などとして用いられる．

　全部金属冠（full metal crown, FMC）は，以前は全部鋳造冠（full cast Krone, FCK）であったが，クラウンの略号が英語crownとなった．しかし，米国では全部金属冠への対応用語としてcomplete metal crownがあり，最近ではクラウンのことをcrownと表示せず，restorationと表示することが多い．テンポラリークラウンをプロビジョナルレストレーションと表記するのは，その一例である．

コラム　文献 ⋯⋯⋯⋯⋯⋯⋯⋯⋯⋯⋯⋯⋯⋯⋯⋯⋯⋯⋯⋯⋯⋯⋯⋯⋯⋯⋯⋯⋯⋯⋯⋯⋯⋯⋯⋯⋯⋯⋯⋯⋯⋯⋯⋯
1)　The Glossary of Prosthodontic Terms Ninth Edition. J Prosthet Dent 117: e1-e105, 2017.

# ブリッジによる補綴処置

## ブリッジの印象採得から装着 | 5

## 1. ブリッジの印象採得

### 1) 欠損補綴における印象採得

口腔内に連続 1 歯以上の欠損が生じた場合，欠損回復のために，**ブリッジ**による補綴治療を行う頻度は高い．ブリッジの製作には，クラウンと同様に**印象**採得から精度の高い作業用模型を製作して間接法でブリッジ製作を進めることが必要となる．

ブリッジの印象採得では，クラウンの印象採得時と同様に留意すべき点と，ブリッジの印象採得時に特有な留意すべき点がそれぞれ存在する（**表 1**）（24 頁，section 2『2.印象』参照）．そのため欠損補綴における印象採得は，クラウンの印象採得をあらかじめ十分に理解したうえで行わなければならない．

### 2) 歯肉圧排 [22]

ブリッジの印象採得における歯肉圧排はクラウンの印象採得における歯肉圧排に準ずるものの，支台歯数の増加に伴う操作の煩雑さが推測され，予想外の出血に遭遇するなどの偶発症に注意が必要となる（**図 1 ～ 3**）．

### 3) 付加型シリコーンゴム印象材の取扱い

付加型シリコーンゴム印象材の取扱については，24 頁，section 2『2.印象』参照．

### 4) ブリッジの印象採得

本章では付加型シリコーン印象材（Imprint II Garant ライトボディ，Imprint II Penta ヘビーボディ）を用いた二重同時印象法（1 回法）で行うブリッジの印象採得の手順を解説する．

1. **トレーの選択**：トレーは，既製トレーか個人トレーのいずれかを選択するが，個人トレーのほうが，使用する付加型シリコーン印象材の厚さを均一にできることから印象精度が向上し，誤差の原因となる撤去時の応力と熱収縮も小さくなる．また，個人トレーは十分な剛性が得られるように，厚さ 2 ～ 3 mm であることが好ましい．
2. **支台歯の清掃**：超音波スケーラーなどを用いて，**仮着セメント**などを除去する．生活歯の場合には，必要に応じて浸潤麻酔を行っておく．
3. **支台歯平行性の最終確認**：ブリッジの印象採得前に，支台歯の平行性の最終確認を行っておく．多数歯の場合には，研究用模型での平行性の確認も必要である．
4. **歯肉圧排**：特に前歯部を含むブリッジの場合には，**フィニッシュライン**が**歯肉縁下**に設定されていることがほとんどであるため，歯肉圧排は必須となる．
5. **個人トレーの試適と接着材の塗布**：歯肉圧排後に個人トレーの試適を行い，問題がなければ接着材を塗布して乾燥させる．

ブリッジ，橋義歯
fixed partial denture,
fixed complete denture,
fixed dental prosthesis,
bridge（俗語）
fixed bridge（廃止語）

印象
impression

仮着
provisional cementation

仮着セメント
provisional cement

フィニッシュライン
finish line

歯肉縁下
subgingival

**表1** クラウンの印象採得時と同様に留意すべき点と，ブリッジの印象採得時に特有な留意すべき点

| クラウンの印象採得と同様の留意点 | ブリッジの印象採得時のみに認められる留意点 |
| --- | --- |
| 水分（唾液）の管理が必要 | 印象前に支台歯の平行性や設計等を確認しておく必要がある |
| 出血の管理が必要 | 支台歯の数が増加するため，印象採得の各操作が煩雑になりやすい |
| 歯肉圧排や止血が必要な場合がある | プロビジョナルレストレーションで，印象部位すべての歯肉の安定性を獲得しておかなければならない |

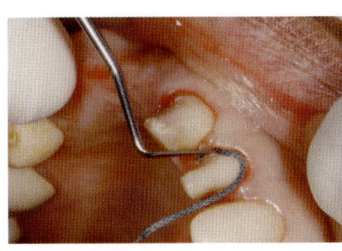

**図1** 歯肉圧排
ジンパックインスツルメントと圧排用コードを用いた歯肉圧排の開始．隣接面から開始するとよい．

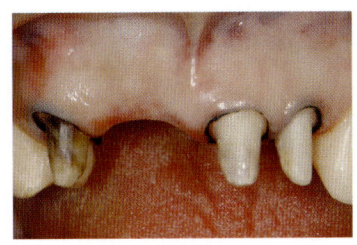

**図2** 圧排終了時の正面観．圧排用コードは支台歯全周にわたり覗きみえていることが重要

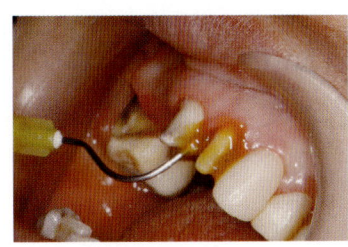

**図3** 凝固性止血薬による予想外の出血への対応

**6. 印象採得** [23] （図4〜18）：

a. 必要に応じて，支台歯以外の部分にブロックアウトを行う．有効な材料としては，寒天印象材やユーティリティワックスが挙げられる．

b. 術者は圧排コードを歯肉溝から撤去し，出血がないことを確認する．万が一出血が認められる場合には，即効性の凝固性止血薬などを用いて止血する．

c. アシスタントは，ライトボディをシリンジに入れて術者に渡す．

d. ライトボディの入ったシリンジを受け取った術者は，支台歯，隣在歯ならびに歯列咬合面に印象材を注入する．支台歯に対しては，シリンジノズルの先端をフィニッシュライン付近に接触させながら，印象材をゆっくりと押し出す．なお，ノズル先端は初めに遠心側の見えにくい部位から挿入すべきであり，これにより印象材が形成面を流れて気泡を巻き込むのを防ぐ．すべての支台歯のフィニッシュラインと軸面を覆った後に，印象材にエアーを吹きつけて薄い層とし，気泡が存在していないことを確認する．

e. 次いで，ただちにライトボディとヘビーボディを個人トレーに盛って術者に渡す．

f. ライトボディとヘビーボディを盛った個人トレーを口腔内の所定の位置に圧接し，トレーを動かさずに5〜10分程度保持する（用いた各種印象材のメーカー推奨に従う）．患者が不快感を示す場合には，印象を早く撤去してしまいがちになるが，印象変形の主原因は早すぎる撤去にある．

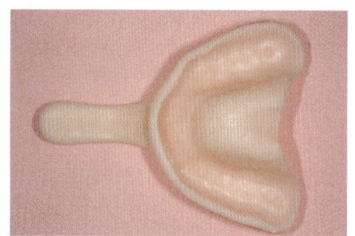

**図4** ブリッジの印象採得
剛性を有する個人トレーを製作

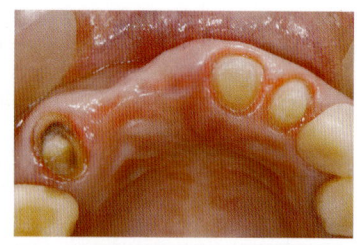

**図5** 印象採得部位の咬合面観. 平行性の最終確認を行う.

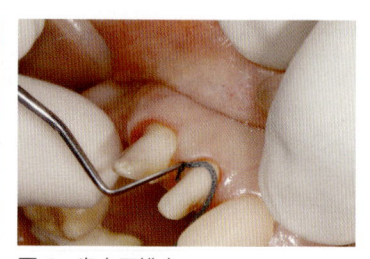

**図6** 歯肉圧排中

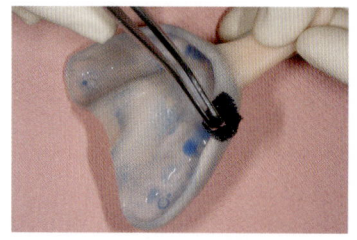

**図7** 個人トレーへの接着材の塗布

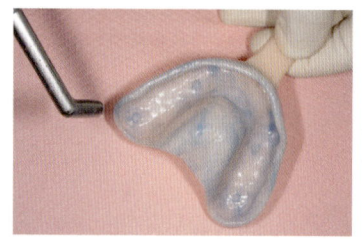

**図8** 接着材の完全乾燥

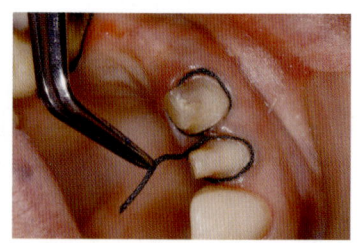

**図9** 圧排コードの撤去

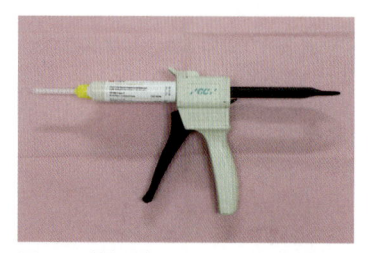

**図10** 付加型シリコーン印象材（ライトボディ）

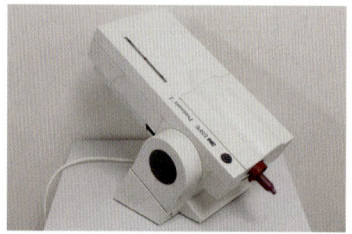

**図11** 付加型シリコーン印象材（ヘビーボディ）

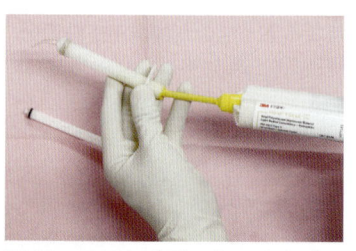

**図12** ライトボディをシリンジへ注入

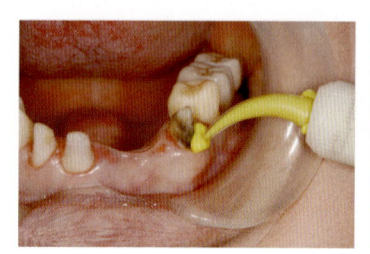

**図13** ライトボディの注入開始. 支台歯すべてに印象材を注入

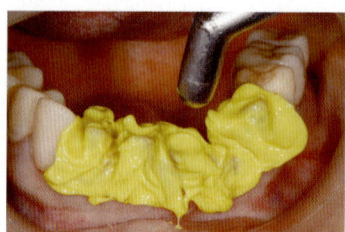

**図14** すべての支台歯に弱圧でエアーが吹きつけられ，全体的に薄い層になった印象材

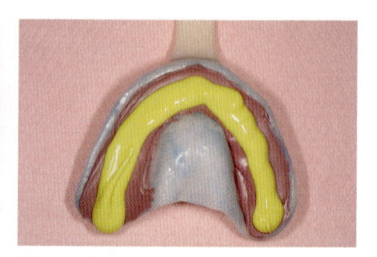

**図15** 個人トレーに盛られたライトボディとヘビーボディ

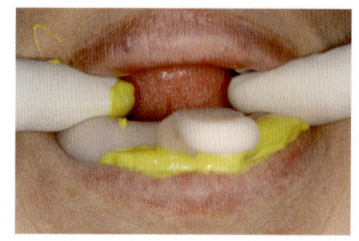

**図16** 印象材の盛られた個人トレーが口腔内に圧接された状態

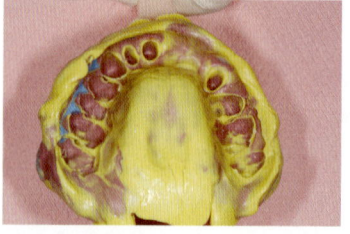

**図17** 印象採得後の連合印象の印象面. 左側の青色はブロックアウトに使用された寒天印象材が付着している状態

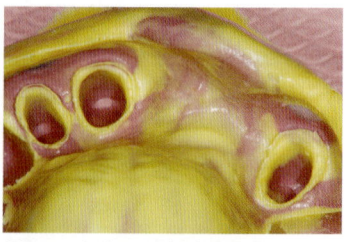

**図18** 印象面の拡大像. フィニッシュラインよりも下部の印象採得がなされていることに注目

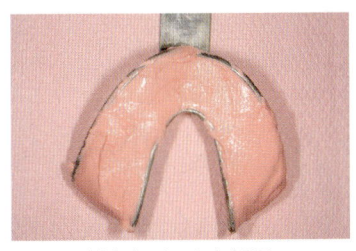

**図 19　対合歯列の印象採得**
既製トレーに盛られたアルジネート
印象材

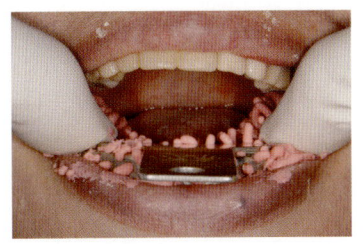

**図 20　対合歯列に圧接した状態**

7. **評価**：印象採得終了後には評価を行い，印象精度を調べる．理想的には実体顕微鏡の利用が好ましいが，所有していなければ拡大鏡の使用が推奨される．肉眼での確認は，確実性が低いことから避けるべきである．マージン部の気泡やちぎれなどの欠陥がある場合には再度印象採得を行う必要がある．各支台歯において，印象面にはフィニッシュラインよりもさらに下部の印象採得がなされていなければ，印象が成功したとはいえない[22, 23]（**図 18**）．

## 5）対合歯列の印象採得

　対合歯列の印象採得に関しては，通常既製トレーにアルジネート印象材を盛り，単純印象を行って石膏模型を製作することになる（**図 19 〜 20**）．

# 2. ブリッジの顎間関係の記録（咬合採得）

　**顎間関係**には上下顎相互間の任意の位置関係を示す意味と，無数の位置関係のうちの 1 つを示す意味がある[24, 25]．

　本項では，顎間関係を記録する行為を示す，**顎間関係の記録**と**咬合採得**とを同義語として扱い，顎間関係の記録（咬合採得）とする[24-28]．また，上下顎歯列または顎堤間の相互的位置関係を記録した媒体を，**インターオクルーザルレコード**とする[24, 25]．

顎間関係
maxillomandibular
relationship

顎間関係の記録
maxillomandibular
relationship record

咬合採得
maxillomandibular
registration

インターオクルーザル
レコード
interocclusal record

## 1）下顎位

　顎間関係のうち，上顎を基準とした下顎の位置を下顎位[24, 29-32]という．下顎位には咬合位や顆頭位が含まれる（**表 2**）．

　主要な下顎位を，以下に示す．

### （1）咬頭嵌合位

　上下顎の歯列（天然歯，人工歯）が最も多くの部位で接触し，安定した状態に

表 2　咬合位と顆頭位

| 咬合位 | 上下顎の歯（天然歯，人工歯）が接触している下顎位 |
|---|---|
| 顆頭位 | 関節窩に対する顆頭の位置 |

133

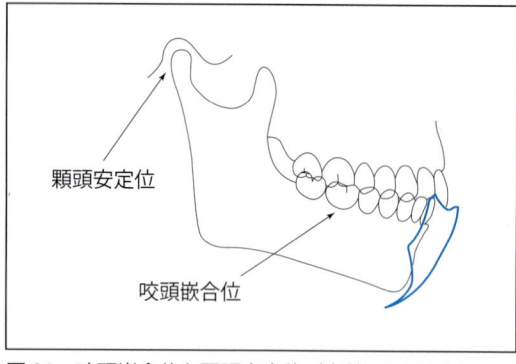

**図 21** 咬頭嵌合位と顆頭安定位（文献 29 を改変）

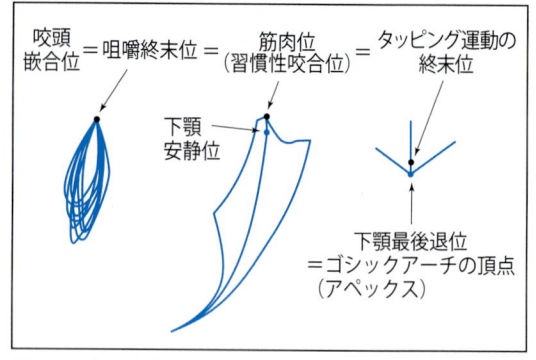

**図 22** 咬頭嵌合位に関連した下顎位（文献 29 を改変）

**表 3** 咬頭嵌合位に関連した下顎位

| 筋肉位 | 咀嚼筋群が協調活動した状態で，下顎安静位から閉口することによって得られる咬合位．正常有歯顎者では咬頭嵌合位と一致するといわれている |
|---|---|
| 習慣性咬合位 | 習慣的な閉口運動の終末位．正常有歯顎者では咬頭嵌合位と一致するとされている |
| タッピング運動の終末位 | 開口量の少ない反復的な開閉口運動で習慣性開閉口運動の一種であるタッピング運動の終末位をいう．正常有歯顎者では，ほぼ咬頭嵌合位に一致するといわれている |
| 顆頭安定位 | 顆頭が関節窩のなかで緊張することなく安定する顆頭位をいう．正常有歯顎者の咬頭嵌合位では，下顎頭は顆頭安定位にあるとされている |

あるときの下顎位を**咬頭嵌合位**という．**中心咬合位**ともいわれる．咀嚼終末位，習慣性開閉口運動の終末位あるいは生理的噛みしめ位として機能的に最も重要な咬合位と考えられている．咬頭嵌合位において，正常有歯顎者の顆頭は関節窩内で最も安定した**顆頭安定位**に位置する（**図 21**）．

表 3 に，咬頭嵌合位に関連した下顎位を示す（**図 22**）．

### （2）下顎安静位

上体を起こして安静にしている時の下顎位を，**下顎安静位**という．上下口唇は軽く接触した状態で咬合面間に安静空隙がある．咬頭嵌合位の 2 〜 3 mm 下方の位置とされるが，姿勢や緊張状態によって変化する．咬合高径の決定あるいは診断を行う上で，有力な手がかりとなる重要な下顎位である．

### （3）下顎最後退位（図 23）

**下顎最後退位**とは下顎のとりうる最後方位で，ゴシックアーチの頂点（**アペックス**）と一致する．関節窩における顆頭の位置を基準とした顆頭位である．顆頭安定位の 0.3 〜 0.5 mm 後方に位置する．終末蝶番運動路上のすべての位置が下顎最後退位に相当し，顆頭は終末蝶番軸周りの回転のみ行う（終末蝶番運動）（**図 24**）．過去に**中心位**と呼ばれたことがある．

### （4）偏心咬合位

**偏心咬合位**を，**表 4** に示す．

咬頭嵌合位
intercuspal position

中心咬合位
centric occlusion

筋肉位
muscular position

顆頭安定位
stabilized condylar position

下顎安静位
rest position

下顎最後退位
posterior border position
of mandible

アペックス
apex

中心位
centric relation

偏心咬合位
eccentric occlusal
position

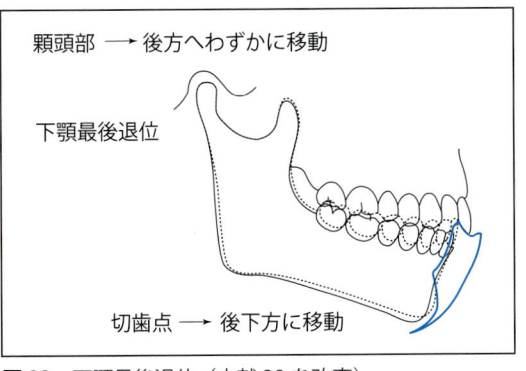

図 23　下顎最後退位（文献 29 を改変）

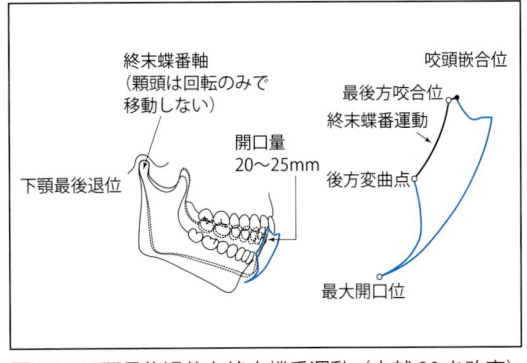

図 24　下顎最後退位と終末蝶番運動（文献 29 を改変）

表4　偏心咬合位

| 前方咬合位 | 咬頭嵌合位より下顎が前方に位置するすべての咬合位 |
|---|---|
| 最前方咬合位 | 前方咬合位のうち，下顎が最前方に位置する咬合位 |
| 切端咬合位 | 前方咬合位のうち，上下顎歯の切端が接触する咬合位 |
| 側方咬合位 | 咬頭嵌合位から下顎が右側あるいは左側へ偏位した位置でのすべての咬合位 |
| 最側方咬合位 | 側方咬合位のうち，右側あるいは左側へ最も偏位した位置での咬合位 |
| 後方咬合位 | 咬頭嵌合位より下顎が後方に位置するすべての咬合位 |
| 最後方咬合位 | 下顎がとりうる最後方位（下顎最後退位）のうち上下顎歯の接触がある下顎位で，終末蝶番運動路の最上点 |
| 嚥下位（図25） | 後方咬合位の1つ．嚥下動作の第1相における下顎位．正常有歯顎者では，嚥下時に咬頭嵌合位と最後方咬合位の中間あたりに咬合接触する．無歯顎者の下顎位の設定に利用される |

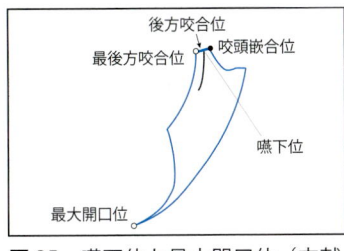

図 25　嚥下位と最大開口位（文献29を改変）

表5　歯列模型を咬合器に装着する目的で行う顎間関係の記録（咬合採得）

1. 咬頭嵌合位におけるインターオクルーザルレコードの採得

2. フェイスボウによる上下顎間の開閉軸（顆頭間軸）の記録，および水平基準面に対する上顎歯列の位置の記録

3. 咬合器の顆路調節のための記録

（5）最大開口位（図25）

　開口時に，上下顎切歯点間距離が最大となる下顎位．下顎の限界運動範囲を示すポッセルトの図形 Posselt's figure の最下点にあたる．

### 2）顎間関係の記録（咬合採得）

　固定性補綴装置の製作で，歯列模型を咬合器に装着する目的で行う顎間関係の記録（咬合採得）は，大きく3種類に分類される[31, 32]（表5）．必ず3種類すべてを行うのではなく，目的や咬合器の種類によって採得する記録を決定する．

## （1）咬頭嵌合位におけるインターオクルーザルレコードの採得

### ①咬頭嵌合位の診断と適正化 [29, 30]

咬頭嵌合位が適正である場合には，以下の咬頭嵌合位の記録へ移行する．

低位咬合や咬頭嵌合位が不安定な場合など，適切で再現性のある咬頭嵌合位が失われている可能性のある場合には，咬頭嵌合位の診断を行う．咬頭嵌合位が適正でないと診断された場合には，補綴治療に先立って，まず適正な咬合高径を決定し，次に水平的な下顎位を設定し，咬頭嵌合位の適正化を図る．その後に，適正化された咬頭嵌合位の記録を行う．

  a. 咬頭嵌合位の診断 [30]

  **咬合高径**：安静空隙量が 5.0 mm 以上を低位，1.0 mm 未満を高位と診断する．

  **水平的**：咬頭嵌合位と習慣性咬合位とのずれが 0.5 mm 以上ある場合，咬頭嵌合位が水平的に偏位していると診断する．

  b. 咬頭嵌合位の適正化

  **咬合高径の決定法** [30, 33]：形態的ならびに機能的に決定する種々の方法が考案されている．

  　**下顎安静位利用法（機能的）**：上下顎の皮膚上に設定した標点間の距離を計測し，下顎安静位のものから平均的な安静空隙量（2 ～ 3 mm）を減じた値となる下顎位を，適正な咬頭嵌合位として求める．

  　**顔面計測法（形態的）**：代表的な方法として，瞳孔－口裂間距離と鼻下点－オトガイ底間距離が等しいとして咬合高径を決定する Willis 法がある．

  　**セファログラム利用法（形態的）**：顎顔面骨格と咬合平面や下顎位との位置関係をとらえることが可能であり，また術前後の比較も行える．

  **水平的下顎位の決定法**：咬合高径が決定したら，筋肉位（習慣性咬合位），タッピング運動の終末位，嚥下位などを利用して，咬頭嵌合位として適正な水平的下顎位を決定する．

上記，垂直的・水平的下顎位を決定した後に，プロビジョナルレストレーションを一定期間装着して経過観察し，神経筋機構に異常がないことを確認する必要がある．

### ②咬頭嵌合位の記録 [30, 31]（図 26）

  a. 口腔内で残存歯により咬頭嵌合位が決定できる場合

  **歯列模型でも残存歯によって咬頭嵌合位が決定できる場合**：咬合採得材を介在させずに，上下顎歯列模型を嵌合させて咬頭嵌合位を再現する．咬合関係の確認を目的に，インターオクルーザルレコードを採得することがある．

  **歯列模型で咬頭嵌合位が不安定な場合**：上下顎歯列模型の位置関係を支持する部分が，可及的に広い面積で 3 カ所以上必要である．咬合採得材を直接支台歯と対合に介在させる場合には，付加型シリコーンや印象用石膏などを用いる．咬頭嵌合位をとらせておいて，唇側あるいは頬側から咬合採得材を注入する方法も行われる [34, 35]．欠損歯数が多い場合や，支台歯数が多い場合には，咬合床を用いて支持部を確保する必要がある．

  b. 口腔内で残存歯による咬頭嵌合位の決定ができない場合

  すれ違いなどで残存歯間の咬合接触が失われている，あるいは存在していても咬合接触が不安定な場合にも咬合床を用いる．また使用義歯やプロビジョナルレス

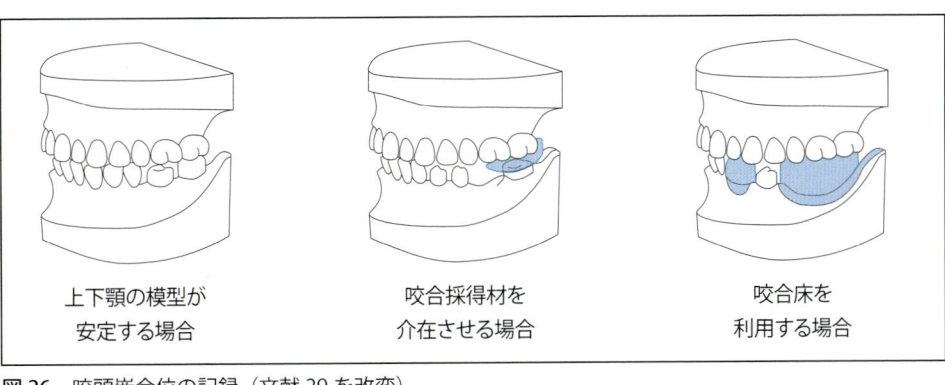

図26　咬頭嵌合位の記録（文献29を改変）

上下顎の模型が安定する場合

咬合採得材を介在させる場合

咬合床を利用する場合

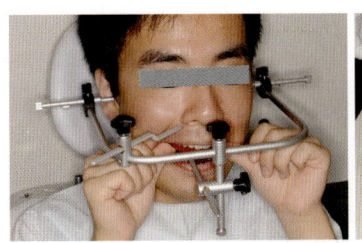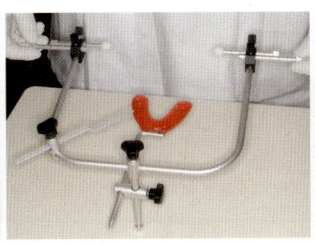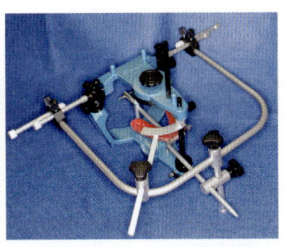

図27　フェイスボウトランスファー．鼻翼下縁を前方基準点とした場合，Camper平面と咬合器の水平基準面が一致する．

トレーションの咬合支持を利用できる場合には，顎間関係の記録（咬合採得）が容易になる[30]．

## （2）フェイスボウによる上下顎間の開閉軸（顆頭間軸）の記録および水平基準面に対する上顎歯列の位置の記録

　生体に近似した下顎運動を咬合器上で再現するためには，上下顎間の開閉軸（顆頭間軸）を記録し，咬合器の開閉軸と一致させる必要がある．同時に鼻翼下縁（図27）や，眼窩下点（図28）の皮膚上の点を前方基準点として，顆頭間軸と前方基準点とを結ぶ水平基準面に対する上顎歯列の位置を記録し咬合器上に再現することができる．フェイスボウを用いる本操作をフェイスボウトランスファーと呼ぶ．顆頭間軸を構成する左右の顆頭点として，平均的顆頭点を用いることが多い．この平均的顆頭点を前方基準点に対して後方基準点という．

　なお，平均的顆頭点は[24]，耳珠上縁と外眼角を結んだ線上で外耳道の前方13mmの点，その下方3mmの点，あるいはフランクフルト平面上で外耳道の前方12mmの点など諸説あるうちのいずれかの皮膚上に設定される．

## （3）咬合器の顆路調節のための記録

### ①チェックバイト法

　半調節性咬合器の顆路調節に用いる．咬頭嵌合位と偏心位の2点の下顎位記録から，直線的な顆路を求め，基準平面となす角度を計測する．

　偏心位として前方咬合位と，左右側方咬合位の記録（チェックバイト）を行う．

　a. 前方咬合位（前方チェックバイト）

　　咬頭嵌合位から5mm程度離れた位置（切端咬合位付近）で採得し，矢状前方

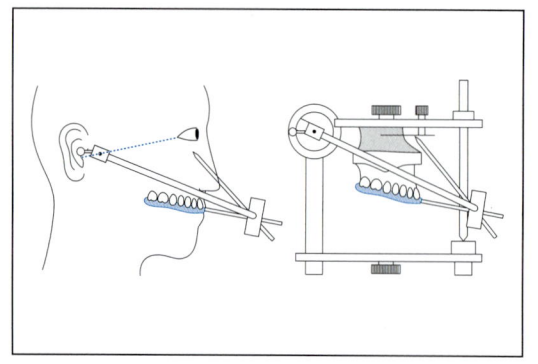
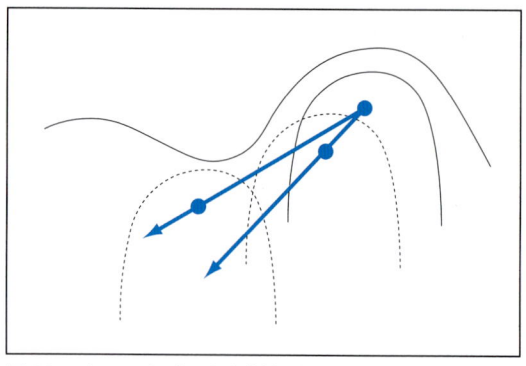

図28 眼窩下点を前方基準とした場合，フランクフルト平面と咬合器の水平基準面が一致する．図28の場合に比べ，矢状顆路傾斜が約10°急傾斜となる（文献29を改変）

図29 チェックバイトを採得する下顎位によって矢状顆路傾斜角は異なって計測される（文献31を改変）

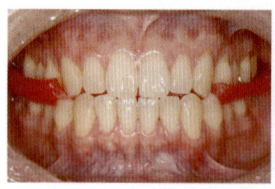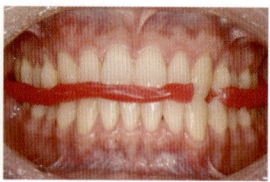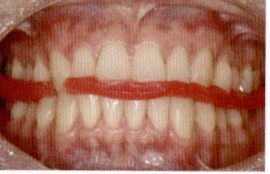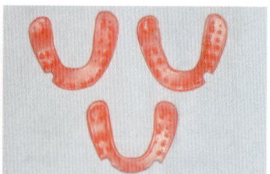

図30 チェックバイトの採得

 顆路傾斜角を求める．
 b. 左右側方咬合位（側方チェックバイト）
  咬頭嵌合位から5mm程度離れた位置（犬歯尖頭付近）で採得し，矢状側方顆路傾斜角と側方顆路角を求める．

 チェックバイトを採得する下顎位によって，矢状顆路傾斜角は異なって計測される（**図29**）．咬頭嵌合位から離れすぎると咬合嵌合位付近の顆路が不正確に再現されるので，クラウンブリッジの製作では，咬頭嵌合位から5mm程度離れた下顎位でチェックバイトを採得する．

 チェックバイト法の術式（**図30**）は，次のとおりである．

1. 歯列に合わせて，パラフィンワックス2枚を馬蹄型に成型したものを3枚用意する．
2. 前方チェックバイト用は両側臼歯部に，側方チェックバイト用では平衡側臼歯部にパラフィンワックスを2枚追加して厚みを増しておく．
3. 前方チェックバイト用は前歯部，側方チェックバイト用では作業側犬歯部をカットしておく．
4. 前方あるいは左右側方へ咬頭嵌合位から5mm程度離れた下顎位を確認し，口腔内の歯に目安となるマークを付けたりして，患者さんに手鏡を持たせ，目的の下顎位へ開口から直接咬合できるよう練習してもらう．
5. 軟化させたワックス板を上顎歯列に圧接，目的の下顎位で閉口させる．

### ②パントグラフ法（図31）
 顎運動の記録法の1つ．全調節性咬合器を調節する．パントグラフは上顎と下

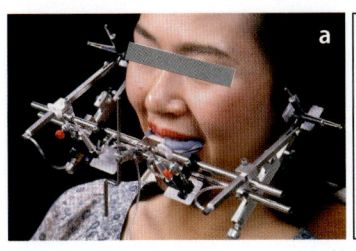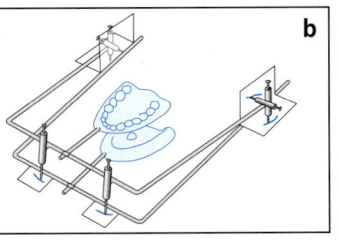

図31　パントグラフ法（a：ヨシダ提供，b：文献 36 を改変）

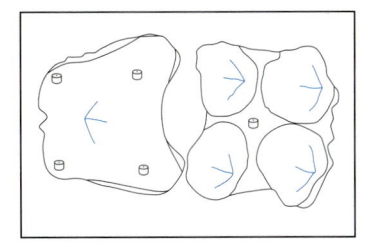

図32　チューイン法の口腔内記録
（文献 30 を改変）

顎に分かれたクラッチを上下顎それぞれに装着する．前方部左右 2 カ所の水平描記板と，後方部左右それぞれの水平および垂直描記板（後方部計 4 カ所）の 6 カ所の描記板に弾筆構造をもつ描記針で下顎運動を記録する．前方および左右側方運動を描記板に記録した後に，クラッチとともに咬合器に移し，描記軌跡を描記針でなぞりながら顆路を調節する．

### ③チューイン法（図32）

　顎運動の口腔内記録法の 1 つ．Luce（1911）によって提唱されたものが原法．

　上下顎歯列にそれぞれレジン製のクラッチを装着し，セントラルベアリングポイントを介して上下顎を接触させながら術者の誘導で前方，および左右側方運動を行わせ，上顎クラッチにつけられた前方（1 ないし 2 個），後方（2 個）の描記針が下顎クラッチ上に置かれた常温重合レジンを成形して，三次元的に顎運動を記録する．この記録をもとに，現在は TMJ 咬合器（1968 年に Swanson と Wipf が開発）を調節する．記録媒体上の採得された顎運動経路にしたがって咬合器を動かして，咬合器の関節部に填入したレジンを成形し，生体と同様の彎曲をもつ立体的な運動路を再現するよう，関節部ハウジング内の形態を調整する．

## 3. 固定性暫間補綴装置

### 1）テンポラリーとプロビジョナルレストレーションの違い

　一般的にテンポラリーとプロビジョナルレストレーションは混同されることが多いが，どちらとも「仮の」「暫間的な」あるいは「一時的な」という意味をもっており，広義には同義語・類似語として取り扱われている．しかしながら，テンポラリーの主な目的は，支台歯（歯髄や残存歯質）の保護・咀嚼ならびに発音機能の維持・回復，審美性の確保，歯周組織の保護などが挙げられ，これらは最終補綴装置が装着されるまでの暫間的・一時的な役割が強いのが特徴である．

　それに対してプロビジョナルレストレーションは，テンポラリーの基本的な目的に加えて，その形態や機能を補綴装置へ反映させる設計図としての意味合いが大きく，最終補綴装置のデザインの決定要素の 1 つとなる．特に前歯部のような審美領域の歯冠修復や，咬合支持を失った咬合再構成のような症例では，このプロビジョナルレストレーションの役割が，治療上必要不可欠なものとなる[37-39]．

### 2）人工歯または抜去歯の接着

　前歯部のような審美領域で，抜歯を余儀なくされた一歯欠損症例では，抜歯窩の治癒を待ち，ブリッジや口腔インプラント治療を開始するまでの短い期間，人

テンポラリー
temporary

プロビジョナルレストレーション，
暫間被覆冠（単独冠）
interim restoration,
provisional restoration,
temporary restoration

ブリッジ，橋義歯
fixed partial denture,
fixed complete denture,
fixed dental prosthesis,
bridge（俗語）
fixed bridge（廃止語）

口腔インプラント
dental implant

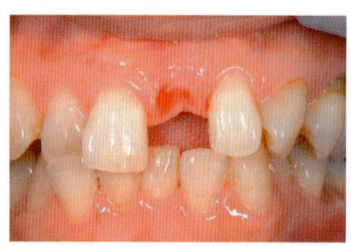
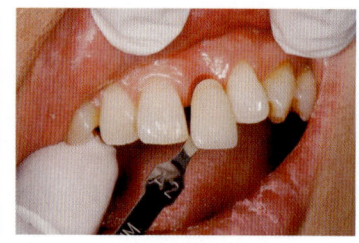
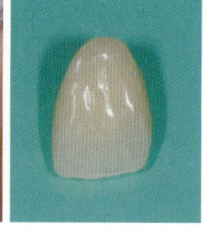

図33　人工歯または抜去歯の接着
抜歯による |1 の欠損

図34　人工歯の選択

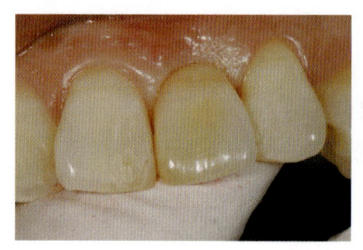
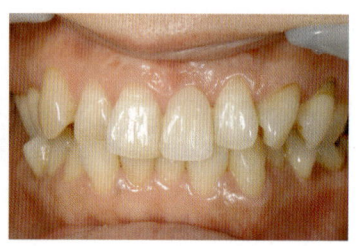

図35　人工歯の試適

図36　レジン系装着材料による人
工歯の固定

工歯や抜去歯を用いて簡易的な固定性暫間補綴装置を製作する（**図33**）.

接着技術の進歩により，臨床ではその頻度は比較的高く，一般的には人工歯を用いる．製作方法は，まず隣在歯の形態，色調にマッチした人工歯を選択し，欠損の大きさに合わせて形態修正を行う（**図34**）. その後，レジン系装着材料を用いて人工歯を両隣在歯に固定し，最終的に咬合関係を確認する（**図35, 36**）.

### 3）固定性暫間補綴装置の製作（直接法）

ブリッジなど支台歯数が多い場合には，常温重合レジン塊を支台歯に圧接する直接法が口腔内で行われる．その方法は以下のようになる.

1. 支台歯形成後，支台歯と対合歯にワセリンを薄く塗布する（**図37**）.
2. 常温重合レジンを練和し餅状になったら，レジン塊を手で整え直接支台歯に圧接し，対合歯と咬合させる（**図38**）.
3. 完全に硬化するまで何回か着脱を行い，余剰な部分のトリミングを行う. 硬化後，マージンラインを鉛筆で明記し（**図39**），マージンラインを傷つけないように，カーバイトバーなどで形態を整えていく（**図40**）.
4. 最後に咬合紙にて咬合関係のチェック（咬頭嵌合位，前方・側方位）を行い（**図41**），研磨後支台歯へ仮着する（**図42**）.

### 4）前歯支台築造窩洞形成後の暫間補綴装置

ブリッジの支台歯が失活歯（根充歯）の場合は，ポストつきの暫間補綴装置を製作する．日常臨床において失活歯の占める割合は高く，ブリッジ支台の 40〜50％に及ぶことが報告されていることから，製作する頻度は高い.

製作方法は，支台築造窩洞形成後，支台築造用ポストピンあるいはクラスプ線など用いて，ポスト部分の製作を行う.

1. ポストピンの試適を行い根管内にワセリンを塗布する（**図43**）.

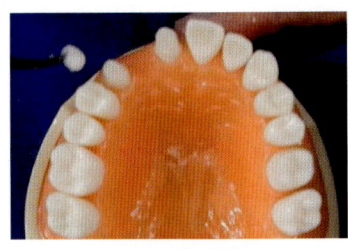

図37　固定性暫間補綴装置の製作
支台歯への分離材の塗布

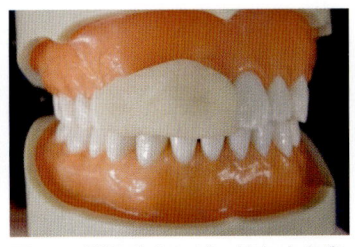

図38　常温重合レジン塊を支台歯
へ圧接，対合歯と咬合させ，咬合面
に圧痕をつける

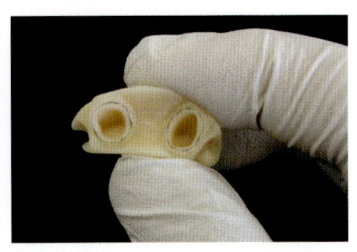

図39　マージンの明記

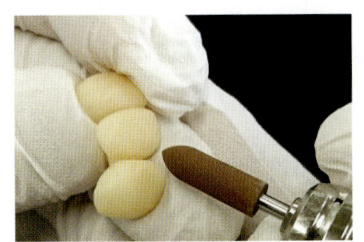

図40　形態修正後，仕上げ研磨

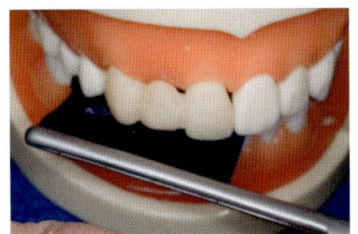

図41　咬合調整

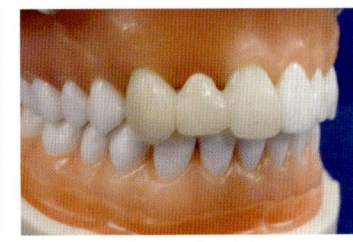

図42　完成したプロビジョナルブ
リッジ

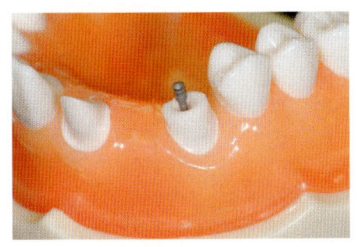

図43　前歯支台築造窩洞形成後の
暫間補綴装置．ポストの試適

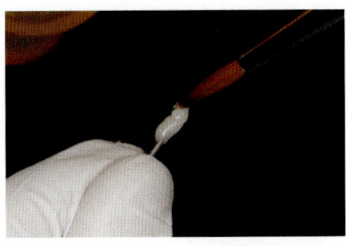

図44　ポスト部に常温重合レジン
泥を塗布し，ポストを根管内へ挿入

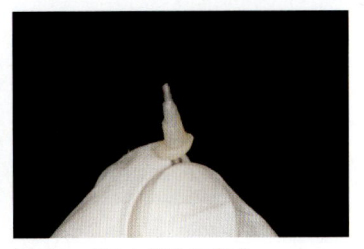

図45　ポスト部分の完成

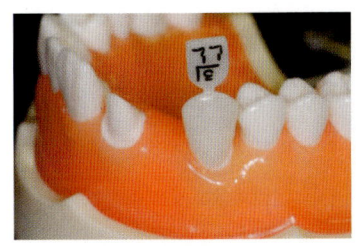

図46　ポリカーボネートクラウン
を用いて歯冠部分の製作

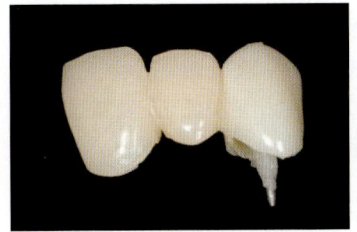

図47　ポスト付のプロビジョナルブ
リッジの完成

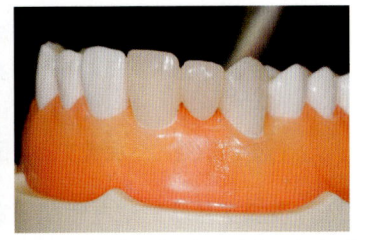

図48　仮着したプロビジョナルブ
リッジ

2. 常温重合レジンをポストに塗布して（図44），根管内に挿入しポスト
　部分を完成させる（図45）.
3. 歯冠部分の製作を行う．適切なサイズのポリカーボネート冠を選択し，
　その内面に常温重合レジンを填塞した後，ポスト部分がすでに装着さ
　れている支台歯に圧接する（図46）.
4. 硬化後，マージンなどを確認し，カーバイトバーを用いて形態修正を行う．
5. ポンティック部分の製作を行う．ポンティック部分は，欠損の大きさ
　に合わせて適切な人工歯やポリカーボネート冠を選択し，過不足分は

sec. 4
ブリッジによる補綴処置

5. ブリッジの印象採得から装着

141

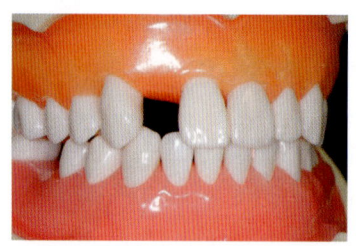

図49　予想支台歯形成と暫間補綴装置の製作. 2|欠損の症例

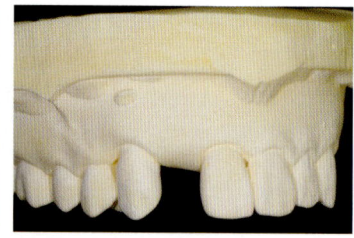

図50　研究用模型の製作

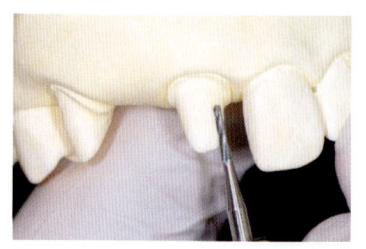

図51　研究用模型上で予想支台歯形成

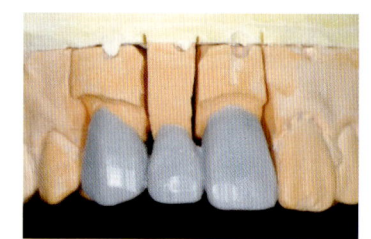

図52　ワックスパターン形成

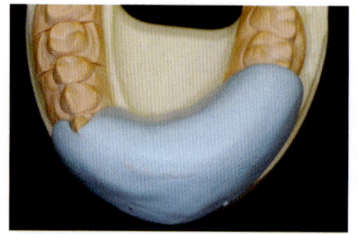

図53　シリコーンインデックスの採得

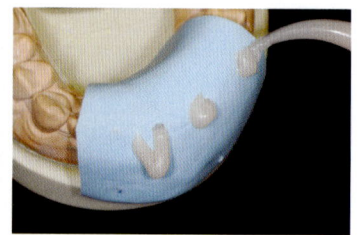

図54　常温重合レジンの填入

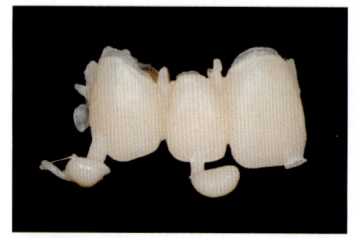

図55　ワックスパターンからレジンに置換された状態

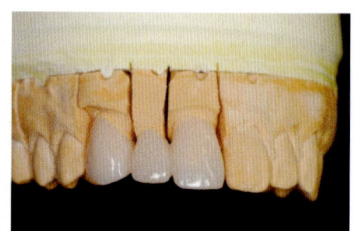

図56　形態修正・研磨が終了した状態

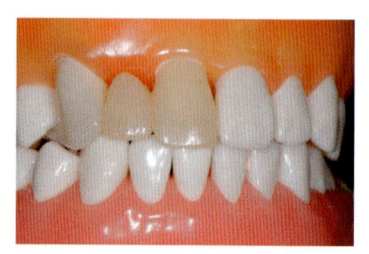

図57　仮着されたプロビジョナルブリッジ

レジンを填塞することで歯冠形態を整えていく.

6. 支台歯部とポンティック部をレジンにて連結（図47）.
7. 咬頭嵌合位ならびに偏心位にて咬合接触関係を確認後，仕上げ研磨を行い，口腔内へ仮着する（図48）.

### 5）予想支台歯形成と暫間補綴装置の製作（間接法）

　チェアタイムを少なくするために，研究用模型を用いて技工室で暫間補綴装置を製作する方法がある．製作方法は，以下のとおりである.

1. 研究用模型を製作し（図49, 50），模型上で予想の支台歯形成を行う（図51）.
2. 予想支台歯に対してワックスパターン形成を行う（図52）.
3. ワックスパターン形成完成後，ワックスパターンのシリコーンインデックスを採得しておく（図53）.
4. インデックスを用いてレジンの填入を行う（図54, 55）.
5. 通法に従って，形態修正ならびに研磨を行い完成させる（図56）.
6. 口腔内においては，支台歯形成終了後，クラウンの内面やマージン部を最終的に調整し，適合状態を確認後支台歯へ仮着する（図57）.

## 4. ブリッジフレームの設計とワックスパターン形成

　ブリッジは単独冠と異なり，ポンティックと連結部が存在し，複数歯の歯冠形態と機能を回復する固定性の補綴装置として設計される．本項では単独冠とブリッジの形態的相違に着目し，連結部とポンティックのワックスパターン形成について解説する [40]．

### 1）模型の削合と調整

　ブリッジ装着時に，ポンティックが粘膜をわずかに圧迫するよう作業用模型を削合し，基底面形態を設計する（表6）．これにより，基底面付近に食片が嵌入する頻度を低くすることができる．また，歯槽骨吸収によるポンティック基底面－粘膜間の間隙拡大を一定期間防止できる（図58～61）．

### 2）ポンティックのワックスパターン形成

　ポンティックワックスパターン形成の原則を表7および図62～71に示す．離底型ポンティックにおいては，食片の遁路を確保する．ポンティック基底面と粘膜の間隙が1mm以下の場合，食片が滞留する傾向が強い．

　ポンティックの歯頸線は歯槽堤吸収の程度に影響される．歯槽堤の吸収が顕著であるとポンティックが長くなる．

表6　ポンティック製作時の模型削除

| |
|---|
| 1. ポンティック基底面が接触する粘膜に相当する部分を作業用模型上で削合する |
| 2. 削除は0.2～0.3mmである |
| 3. 削除は移行的に行い，段差を設けないよう注意する |
| 4. 削除部分においては，ブリッジ装着後にポンティック基底面が粘膜をわずかに圧迫することになる |

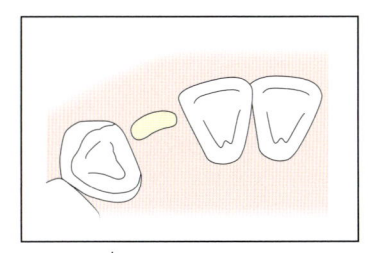

図58　2｜における模型削合の範囲（偏側型ポンティック）

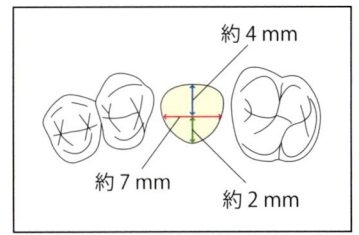

図59　｜6における模型削合の範囲（リッジラップ型ポンティック）

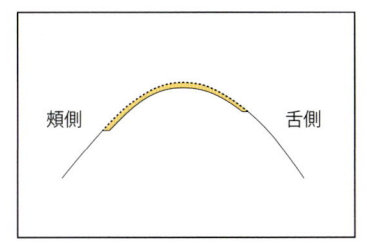

図60　模型の削除は0.2～0.3mmを目安とする．

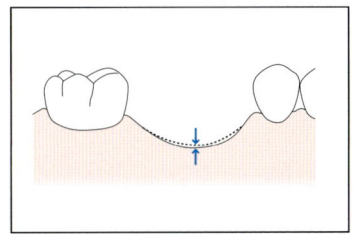

図61　削除部分は周囲に対して移行的形態となるようにし，段差を設けない．

**表7 ポンティックの設計とワックスパターン形成の原則**

| |
|---|
| 1. 離底型ポンティックでは，基底面と粘膜面との間隙を1 mm以上とする |
| 2. ポンティックは天然歯に比して頬舌的幅径を狭くする |
| 3. ポンティックは天然歯に比して咬頭傾斜を小さくして，咬頭頂を低くする |
| 4. 支台装置とポンティックの連結部における強度を確保する |
| 5. ポンティックの歯頸線の位置を適切に設定する |
| 6. ワックスパターン形成時にスタビライザーあるいはコアを設け，ポンティックを安定させる |

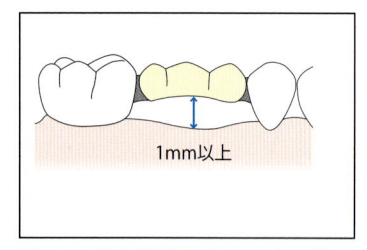

図62 離底型ポンティックの基底面と粘膜との間隙

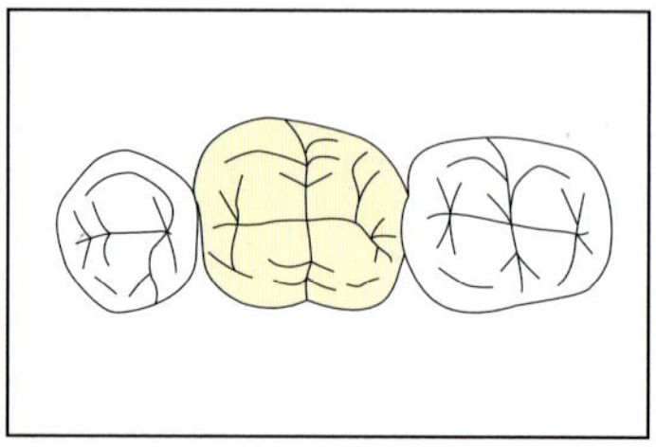

図63 天然歯（列）の頬舌径

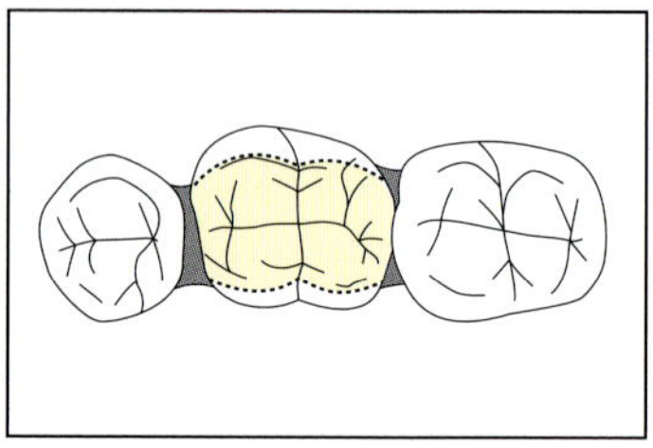

図64 ポンティックの歯冠形態

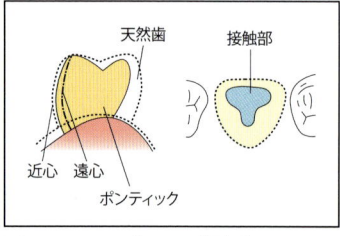

図65 リッジラップ型ポンティックにおける基底面と粘膜の関係

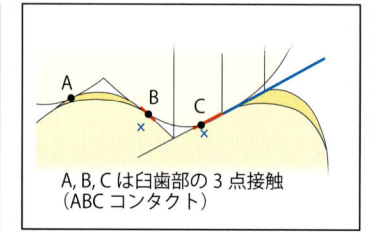

図66 側方力を分散させる目的で低くされるポンティックの咬頭頂

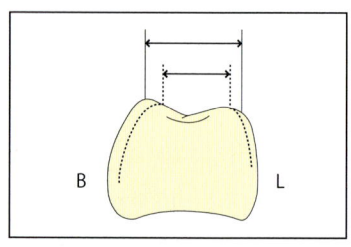

図67 負担軽減を目的としたポンティック幅径の減少と非機能咬頭の平坦化

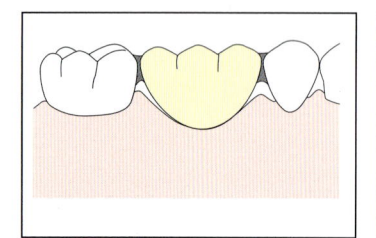

図68 連結部厚さと高さの確保および清掃性を維持するための鼓形空隙の確保

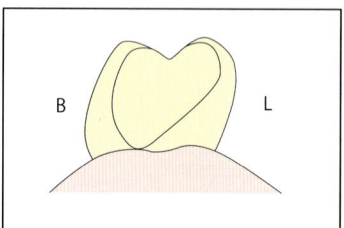

図69 ポンティックの矮小化と高径低下の関係

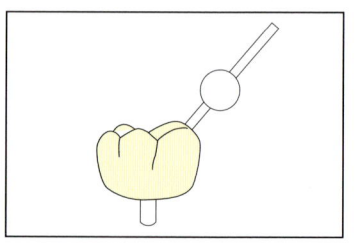

図70 プラスチックスタビライザーによる作業時の安定化

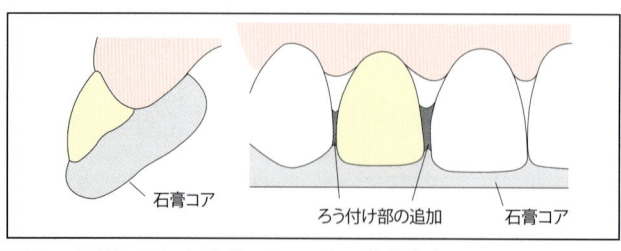

図71 石膏コアによるポンティックの移動防止

天然歯,
自然歯
natural tooth

天然歯列,
自然歯列
natural dentition

**表8　歯科技工指示書に記載されるべき事項**

1. 患者の氏名
2. 設計
3. 作成（製作）の方法
4. 使用材料
5. 発行の年月日
6. 発行した歯科医師の氏名および当該歯科医師の勤務する病院または診療所の所在地
7. 当該指示書による歯科技工が行われる場所が歯科技工所であるときは，その名称および所在地

（歯科技工士法施行規則第3章第12条を一部改変）

**表9　固定性補綴装置の製作時に歯科医師と歯科技工士が考慮すべき事項**

1. 画面の位置により，写真被写体の明度が異なる
2. 照明，採光の条件により，写真被写体の色が異なる
3. 歯の湿潤，乾燥は光沢に影響を及ぼす
4. セラミック修復においては支台歯の色調が大きく影響する
5. 歯列に調和した装置の設計と製作を心がける
6. 患者の顔貌，口唇および歯周組織の解剖学的特徴を固定性補綴装置設計の参考資料とする
7. シェードガイドを使用する場合，対象歯と近い位置でなおかつ視野中央付近に配置し，記号も記録できるよう，写真撮影を行う
8. 患者口腔内情報の記録に有用な電子媒体は積極的に利用する

　船底型ポンティックは歯槽堤の頂上に点接触するため，離底型以外のポンティックに比して高径は減少する．また，点接触のため，基底面付近の清掃は容易である．偏側型ポンティックは歯頸線の位置を比較的自由に設定でき，外観も良好である．一方，舌側の陥凹が大きいため，食片嵌入の頻度が高く，発音に影響することがある．

　連結部は最後にワックスで形成する．ブリッジのフレームワークにはポンティックを含め，**リムーバルノブ（撤去用突起）** をつけないこともある．これは，連結部にリムーバーを適用できるためである．

リムーバルノブ，
撤去用突起
removal knob

### 3）歯科医師と歯科技工士との連携

　歯科医師が，患者に装着する補綴装置の製作を歯科技工士に依頼する場合，歯科診療所での直接指示を除き，歯科技工指示書によるべきことが定められている（歯科技工士法第18条）．同法では，歯科技工指示書には**表8**に示す事項を記載することが定められている．歯科技工指示書（様式）の例を**図72**に示す．

　固定性補綴処置の設計と製作においては，歯科医師と歯科技工士との連携はきわめて重要である．特に，**表9**に示す項目は歯科医師と歯科技工士がともに認識しておくべき事項である[41]．

145

歯科技工指示書

| 発行年月日 | 年 月 日 |

No. _____
患者氏名 _____

性 別 □男 □女　　　　年齢 ___歳
カルテ No. _____

歯科医院名 _____
所在地 _____
担当医 _____

委託品 □作業用模型 □対合模型 □咬合器 □顎間関係の記録 □印象 □参考模型 □写真 □その他

試適・装着___月___日 AM・PM___時___分

| | 部位 | 技工内容 | 材料 |

| 義歯床 | 床用材料 | 種類・色調 | 成形方法 | 人工歯 | 材質 | 商品名 | モールド | シェード |
| | バー：構造，材料を図示 □鋳造 □屈曲 | | | 前歯 | □レジン歯 □硬質レジン歯 □陶歯 | | | |
| | 維持装置：構造，材料を図示 | | | 臼歯 | □レジン歯 □硬質レジン歯 □陶歯 | | | |
| 顔貌 | □方形 □短方形 □尖形 □卵円形 | | | | | | | |

設計

E D C B A  A B C D E
8 7 6 5 4 3 2 1 ｜ 1 2 3 4 5 6 7 8
8 7 6 5 4 3 2 1 ｜ 1 2 3 4 5 6 7 8
E D C B A  A B C D E

色調構造のスケッチ
Shade _____

指示事項

| 歯科技工所名および所在地 | ○○歯科技工所 | 東京都○○区○○町0-0-0 |
| 担当歯科技工士名 | | _____ |

図72　歯科技工指示書様式の例

## 5. ブリッジの鋳造

### 1）ブリッジ鋳造の前準備

　ポンティックは**キャスティングワックス**を軟化させて成形するが，ゴム製の型枠（**ポンティックフォーマー**）を利用すると短時間で**ワックスパターン**概形を製作することができる（**図73, 74**）．連結部を強化するため，単独歯同士の接触点よりも広い面積で支台装置とポンティックを連結する．一方，ろう付け予定の部位は支台装置とポンティックが面接触するよう，双方の隣接面を形成しておく（**図75, 76**）．形態を整えたらナイロンの布などでワックス表面を滑沢にする（**図77**）．

　ポンティック基底面は 0.2 〜 0.3 mm 削除した作業用模型の歯槽堤に適合するよう，所定の形態に形成する（**図78, 79**）．金属鋳造後に研削，研磨を行うため，接触点は完成時よりも面積を広く確保し，埋没直前に少量のワックスを接触点に追加する（**図80**）．全部被覆の形態を完成させた後で**窓開け**を行う（**図81 〜 83**）．一般的には，2ユニット以上の連結装置であれば個別に**スプルー**を植立し，ワックスまたはプラスチック製の**ランナーバー**でスプルー同士を接続する（**図84**）．ランナーバーは①ワックスパターンの変形防止，②**湯だまり**を兼ねるなどの目的で設置する [42]．

キャスティングワックス
casting wax

ポンティックフォーマー
pontic former

ワックスパターン
ろう型,
mold, wax pattern

窓開け
cut-back

スプルー
sprue

ランナーバー
runner bar

湯だまり
reservoir, runner box

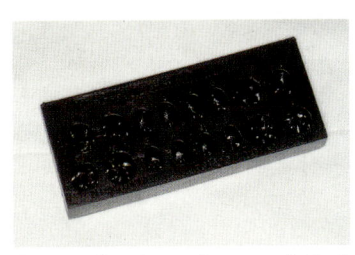

図73 ポンティックのワックスパターンを成形する型枠（ポンティックフォーマー）

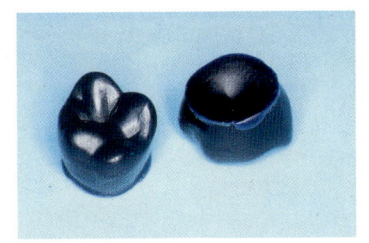

図74 ポンティックフォーマーで成形したワックスパターン

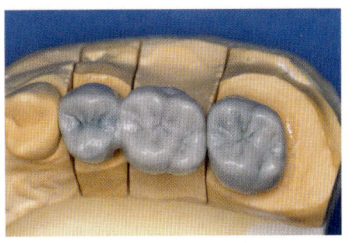

図75 ブリッジのワックスパターン．連結部は単独歯同士の接触点よりも広い面積を確保する．ポンティックの頬舌幅径は天然歯よりも小さい．

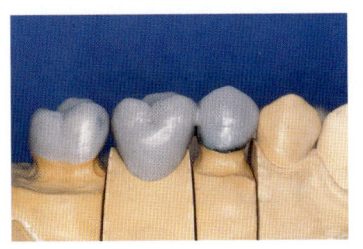

図76 はじめに全部被覆冠の形態でワックスパターン形成を行う．

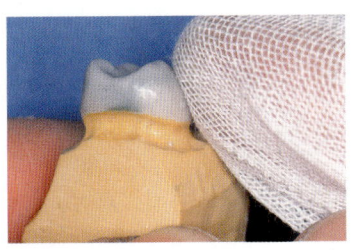

図77 ナイロンの布でワックス表面を滑沢にする．

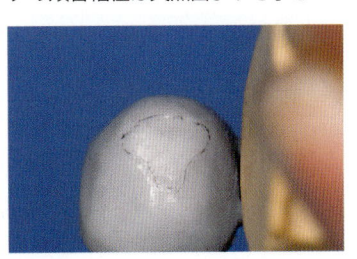

図78 リッジラップ型ポンティックのT字形基底面

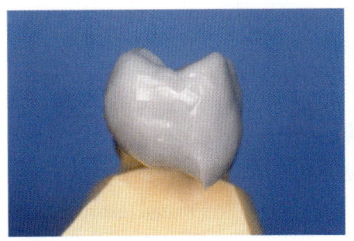

図79 リッジラップ型ポンティックでは，T字の縦棒にあたる部分が凹面となる．

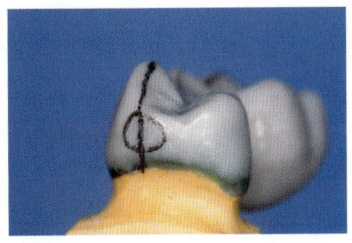

図80 接触点を天然歯より広く確保し，埋没前にワックスを少量添加する．

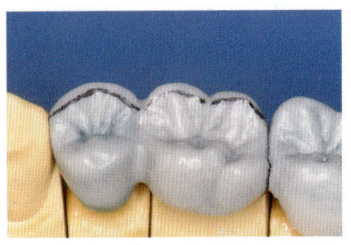

図81 連結部，ろう付け予定部および咬合面の一部に明示された前装範囲

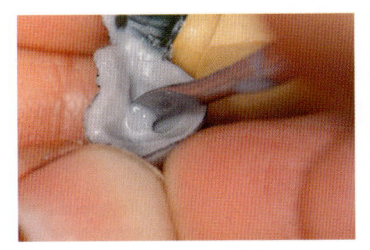

図82 ポンティックの窓開け

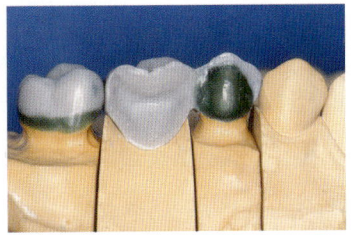

図83 前装部の窓開けを行ったワックスパターン

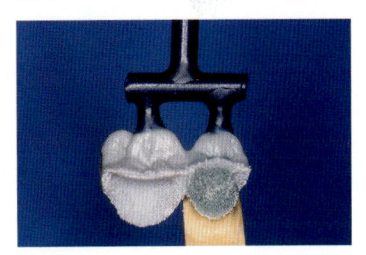

図84 スプルーをランナーバーで接続した状態

## 2）埋没

　円錐台にワックスパターンを植立し（図85），鋳造リングを装着後，埋没材を注入する．埋没材を硬化，乾燥させた後，温度，昇温速度および係留時間を設定した電気炉内でワックスを焼却する（図86，87）．

　ブリッジの製作過程で用いる埋没材は鋳造温度，使用金属の融点によって表10のように分類される．耐火材は鋳型本体の形をなす成分であり，結合材は流動性がある状態から固体に変化させるための成分である．

埋没
investing

円錐台
crucible former

鋳造リング
casting ring

耐火材
refractory material

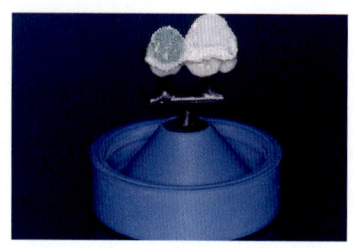
図85 円錐台に植立されたワックスパターン

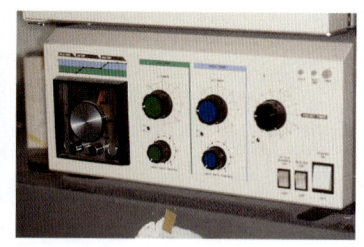
図86 温度と昇温速度を設定できる電気炉

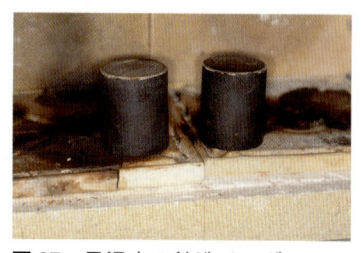
図87 昇温中の鋳造リング．ワックスが焼却され埋没材と周囲が黒変している．

表10 ブリッジの鋳造に用いられる埋没材

| | 耐火材 | 熱膨張* | 結合材 | 硬化膨張* | 混和液 | 総合膨張* | 鋳造温度 | 性質 |
|---|---|---|---|---|---|---|---|---|
| 石膏系 | クリストバライト | 1.02〜1.40% 平均1.23 | 石膏 | 0.21〜0.60% 平均0.43 | 水 | 1.27〜1.88% 平均1.66 | 1,000℃以下 | 通気性良好 |
| リン酸塩系 | シリカ | 0.8〜1.4% 平均1.10% | MgO, $(NH_4)_3PO_4$ | -0.2〜2.1% 平均1.10 | 水, コロイダルシリカ | 0.8〜3.2% 平均2.22 | 1,000℃以上 | 強度が高い |

*中嶌　裕ほか編：スタンダード歯科理工学 第6版, 学連書院, 東京, 195-196, 2016. より引用

　耐火材である**シリカ**には，**クリストバライト**，**石英**，トリジマイトなどがある．**熱膨張**（加熱膨張＋転移膨張）はクリストバライトの方が石英よりも大きく，トリジマイトの熱膨張性は低い．**コロイダルシリカ**溶液は，埋没材の硬化膨張，熱膨張および強度を増大させる．

　**結合材**の一種である石膏は 1,000℃以下で分解するため，**石膏系埋没材**を使用できる合金は融点がおおむね 1,000℃以下のものである．石膏系埋没材は鋳造後の除去が容易である．

　**リン酸塩系埋没材**は硬化後の強度が高く，1,200 〜 1,400℃の鋳造温度に対応可能である．大型の装置を鋳造する際には，①膨張の方向性を自由にする，②埋没材の強度が高いため破壊しにくい，などの理由から，鋳造リングを用いないこともある（**リングレス埋没法**）．一方，硬化後に緻密で通気性が悪い固体となるため，原型の形成時に圧縮された空気の逃げ道（**ベント**）を付与する必要がある．さらに，リン酸塩系埋没材の高い強度は利点となる反面，鋳造後の埋没材除去が困難であるという欠点にもなる．

### 3）ブリッジ用合金

　ブリッジ製作に用いられる金属材料を**表11**に示す．フレームワークの製作には強度が大きく変形しにくい材料を選択する．

　第2種金銀パラジウム合金は硬化熱処理が可能で，日本では広く用いられている．金合金は ISO で規格化された4種類があり，硬質と超硬質の2種がブリッジに適用できる．陶材焼付用合金には貴金属と非貴金属がある．

### 4）ブリッジの鋳造

　ブリッジの鋳造において留意すべき点を**表12**に示し，鋳造温度と熱源の関係を**表13**に示す．鋳造後のスプルー切断にはディスクを用いる（**図88 〜 90**）．平面的構造の部位はカーボランダムポイントなどで削合し，クラウン内面の気泡

シリカ
silica

クリストバライト
cristobalite

石英
quartz

熱膨張
thermal expansion

結合材（剤）
binder,
binding agent

コロイダルシリカ
colloidal silica

石膏系埋没材
gypsum-bonded investment
material

リン酸塩系埋没材
phosphate-bonded
investment material

電気炉
electric furnace

ワックスの焼却
wax elimination

リングレス埋没法
ringless investment
technique

ベント，通気孔
vent

**表11　ブリッジの製作に用いられる合金**

| 合　金 | ブリッジ用合金としての特徴 |
|---|---|
| 第2種金銀パラジウム合金 | 硬化熱処理可，銅含有率大＝硬さ大，健康保険適用 |
| タイプ3金合金 | 硬化熱処理可の製品が多い，硬質，クラウン，ブリッジに適用 |
| タイプ4金合金 | 硬化熱処理可，超硬質，ブリッジ，義歯に適用 |
| 陶材焼付用合金 | 銅含有率は小，基本構成はAu, Pd, Pt, Ag |
| Ti-6Al-7Nb 合金，チタン | チタン鋳造機（不活性雰囲気）と埋没材（MgO系）の選択が重要 |
| Co-Cr 合金 | 高強度，陶材焼付可能な組成あり，研磨，咬合調整が困難 |
| 銀合金，Ni-Cr 合金 | 健康保険適用（Ni-Cr 合金は 2020 年3月まで保険適用） |
| 多目的金合金 | 高カラット金合金，陶材焼付可能，例：69 Au, 12 Ag, 9 Pt, 6 Cu, 2>Zn, In, Ir % |

**表12　ブリッジの鋳造における留意点**

1. 単独冠に比して使用金属量が多いため，還元炎ですばやく溶解
2. 鋳造体変形防止のため，スプルー切断にはディスクを使用
3. 直径3 mm 以上のレディキャスティングワックスあるいはランナーバーで湯だまり兼スプルーの構造を付与
4. リン酸塩系埋没材を使用の場合，エアベントを設定
5. プラスチックパターン（原型）を使用する際の炉内昇温速度と係留時間

**表13　合金鋳造温度と熱源の関係**

| 合金 | 温度 | 熱源ほか |
|---|---|---|
| タイプ1- 4金合金ほか | 915～1,015℃ | 都市ガス＋空気 |
| 陶材焼付用貴金属合金ほか | 1,100～1,300℃ | 都市ガス＋酸素，高周波，アルゴンアーク |
| 陶材焼付用非貴金属合金ほか | 1,200～1,400℃ | 都市ガス＋酸素＋アセチレン，高周波，アルゴンアーク |

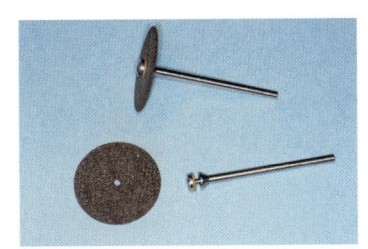

図88　カッティングディスクとマンドレール

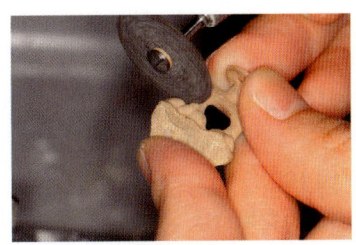

図89　手指で複数のレストを設け，スプルーを慎重に切断する.

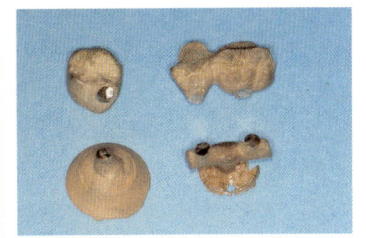

図90　スプルーを切断した鋳造体

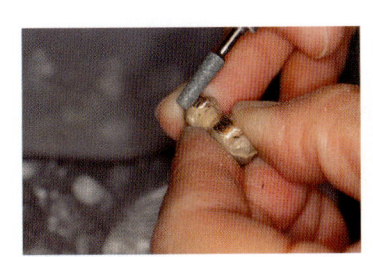

図91　カーボランダムポイントによる広範囲の修正

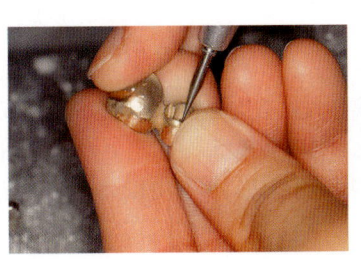

図92　ラウンドバーによるクラウン内面小突起の除去

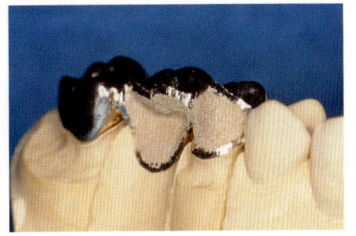

図93　平滑に削合された前装部の辺縁

149

表 14　鋳造欠陥

| | 鋳造欠陥 | 原因，誘因 | 発生予防対策の例 |
|---|---|---|---|
| 広範囲の形態的欠陥 | 入れ干し | 金属量の不足 | 十分な量の金属を使用 |
| | なめられ，湯ざかい | 鋳造圧不足，不十分な溶解 | 溶解，鋳造圧，鋳込み温度，スプルー形状の適正化 |
| | 突起 | 埋没材と原型の間の気泡 | 界面活性剤の使用，埋没時の十分な振動と減圧練和 |
| | 鋳バリ | 埋没材亀裂発生 | 埋没材の十分な乾燥，急加熱禁止 |
| 適合の不良 | 不適合 | 鋳型の膨張，収縮 | 混水比，緩衝材，加熱膨張および硬化膨張の適正化 |
| 限局した欠陥，鋳巣 | 収縮孔，引け巣 | 局所的な凝固の遅れ | スプルーおよび湯だまり形状の適正化 |
| | 空気による欠陥 | 空気の巻き込み | スプルー形状および鋳造圧の適正化 |
| | ガスによる気泡 | 溶湯からのガス放出 | 減圧融解，還元炎の使用，フラックスの使用 |
| | 背圧多孔 | 残留空気による金属の押し戻し | 鋳造圧，鋳込み温度の適正化，エアベントの付与 |
| 表面の粗造化 | 肌荒れ，焼き付き | 界面活性剤の過剰塗布，過熱 | 埋没材と金属の過熱（オーバーヒート）防止ほか |

はラウンドバーで除去する（**図 91, 92**）．前装部辺縁はカーバイドバーなどを用いて慎重に削除を行う（**図 93**）．

### 5）鋳造欠陥

　鋳造体に生じる**欠陥**，原因および発生予防策を**表 14** および**図 94 〜 99** に示す．たとえば，通気性の悪い埋没材を使用して原型にベントを設けないと，鋳型内部に存在する空気の逃げ道が確保されない．この場合，一度鋳型に流れた溶解金属が背圧によって押し戻されることがある．その結果，鋳造体の一部に背圧多孔と呼ばれる欠陥を生じる．ベントは溶湯によって圧迫された空気の逃げ道を確保するために付与する．リン酸塩系埋没材を使用する際には，ベントの付与が必要である．ベントには原型に付与されるダイレクトベントと，原型とは別に空洞を設定するブラインドベントとがある（**図 100**）．

　プラスチックパターンが急激に加熱された場合は，高分子材料が急激に膨張して埋没材が破壊されることがある．また，埋没材の水分蒸発が不十分な状態で加熱された場合は，水の沸騰により埋没材に亀裂が入り，鋳造体にバリを生じることがある．

### 6）硬化熱処理

　ブリッジのフレームワークは鋳造後に強度を確保しておく必要があり，熱処理が施される [43]．この過程を**硬化熱処理**と呼び，2 段階での処理が行われる（**表 15**）．硬化熱処理を行うと，銅酸化物が合金表面に析出し，着色した状態となる（**図 101**）．

欠陥
void

なめられ
rounded margin

鋳バリ
fin

収縮孔，引け巣
shrink-spot porosity, hot spot

気泡，欠孔
porosity

ガスによる気泡
occluded gas porosity

凝固に伴う欠陥
solidification porosity

過熱，オーバーヒート
overheating

背圧多孔
back pressure porosity

焼き付き
contamination

溶体化熱処理
solution heat treatment

硬化熱処理，時効処理
precipitation hardening, age hardening

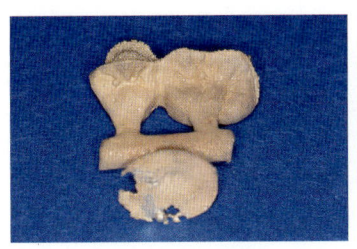

図94　鋳造体咬合面の突起

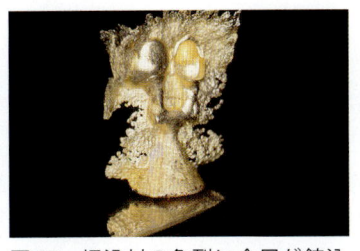

図95　埋没材の亀裂に金属が鋳込まれて発生した鋳バリ

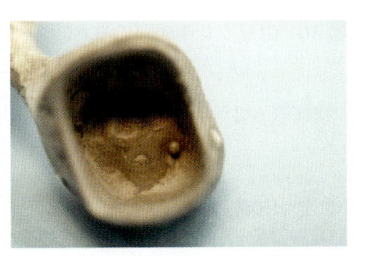

図96　収縮孔，気泡および隅角部付近の突起

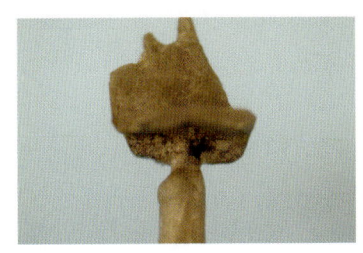

図97　気泡と欠陥

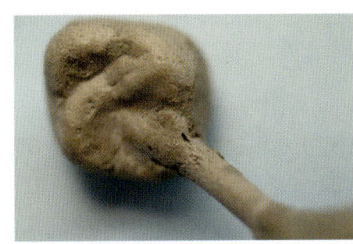

図98　肌荒れと欠陥

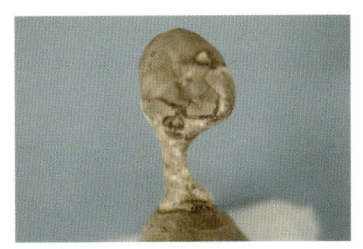

図99　焼き付き

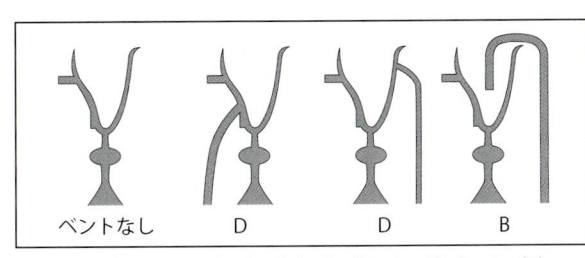

ベントなし　　D　　　　D　　　　B

図100　ダイレクトベント（D）とブラインドベント（B）

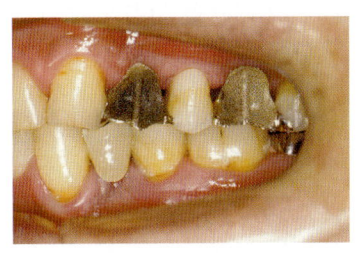

図101　硬化熱処理後，表面に着色を生じたタイプ4金合金製ブリッジのフレームワーク

表15　ブリッジフレームワークの硬化熱処理

| 対象：タイプ3,4金合金，第2種金銀パラジウム合金，低カラット金合金など | |
|---|---|
| 溶体化熱処理 | 均一に固溶する温度以上に加熱：700〜800℃，3〜10分<br>その後急冷 → 過飽和固溶体となる．軟化した状態（例：タイプ4金合金，150 Hv） |
| 硬化熱処理（時効処理） | 溶体化熱処理の後，低温加熱：350〜450℃，2〜20分<br>過飽和固溶体から微細結晶の析出 → 合金は硬化（例：タイプ4金合金，220 Hv）<br>表面着色（銅酸化物） |

## 6. ブリッジの連結法

### 1）連結部の基本的要件

ブリッジ**連結部**の基本的要件を，**表16**に示す．

連結部
connector

### 2）固定性連結　－固定性ブリッジの連結法－

①ワンピースキャストにより連結部を一塊として製作する方法

　金属を用いるブリッジの**支台装置**とポンティックをワックスパターン形成の段階で連結し，すべて一塊として鋳造，製作する方法である．前装冠の場合には，

支台装置
retainer

151

表16　ブリッジ連結部の基本的要件

| 機械的・材料学的要件 | ポンティックに加わる咬合力は，連結部を介して支台装置に伝達されるため，それらに耐えうる強度が必要である．また，口腔内環境において化学的に安定した材質である必要がある |
|---|---|
| 生物学的要件 | 連結部下部の支台装置とポンティックで構成される下部鼓形空隙は，プラークの付着や食片の停滞を避けるために，自浄性，清掃性を考慮した形態とする |
| 審美的要件 | 外観に触れる部分の形態や色調を考慮する．特に前歯部では支台装置とポンティックの独立感を表現する |
| 機能的要件 | 前歯部ブリッジの連結部下部鼓形空隙が大きいと発音の障害となるため，発音機能を考慮した形態とする |

鋳造後に陶材またはレジンにより前装する．鋳造による歪みの影響が少ない3ユニット程度のブリッジに応用する（図102）.

**②ろう付けにより連結する方法**

　金属を用いるブリッジの支台装置とポンティックをいくつかのブロックで別々に製作し，連結部を**ろう付け**によって連結する方法である（図103）.陶材焼付ブリッジでは，陶材焼成前にろう付けを行う「前ろう付け法」と焼成後にろう付けを行う「後ろう付け法」とがある.

ろう付け
solderling

**③CAD/CAMにより連結部を一塊として製作する方法**

　**CAD**で設計したブリッジを，ブロックから**CAM**により一塊として削り出す方法である．削り出すブロックとしてはチタン合金，非貴金属合金，ジルコニアなどがある（図104〜106）.

CAD/CAM
computer aided design/
computer aided manufacturing

**④レーザー溶接法**

　レーザーを熱源として連結部の金属を融解して接合する方法である.

### 3）半固定性連結　－半固定性ブリッジの連結法－

半固定性連結
nonrigid connector,
fixed movable connector

　**半固定性連結**とは，連結部の一方を**固定性連結**とし，他方を可動性連結とする方法で，**キーアンドキーウェイ**が多く用いられる（図107）.ポンティック側に設定されたキーが，支台装置側に設定されたキーウェイと嵌合する（図108）.

固定性連結
rigid connector

キーアンドキーウェイ
key and keyway

　咬合力はポンティックとそれに連結されたキーを介してキーウェイ側の支台装置に伝達される．一方，キーウェイ側の支台装置に生じる離脱力は軽減できる．ただし，キーウェイを設定する支台歯の削除量が多くなるので生活歯に用いる場合には注意が必要である.

　この連結方法を用いる半固定性ブリッジの適応症 [44, 45, 46] は，**表17**のとおりである.

### 4）可撤性連結　－可撤性ブリッジの連結法－

可撤性連結
nonrigid connector,
removable connector

　**可撤性連結**とは，ポンティック部のみ可撤できるように両方の連結部にキーアンドキーウェイなどのアタッチメントを用いた連結方法である（図109）.また，可撤性ブリッジの中にはコーヌステレスコープクラウンを応用して支台装置ごと可撤できるものもある.

　可撤性ブリッジの適応症 [47] は**表18**などであるが，症例自体の頻度は少ない.

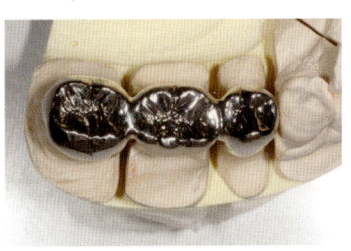

**図 102** ワンピースキャストで製作したブリッジ

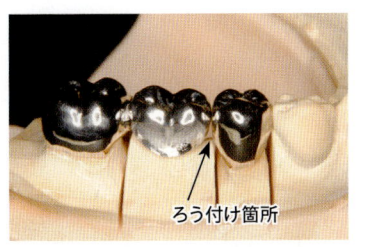

ろう付け箇所

**図 103** 連結部のろう付けによるブリッジ
矢印の連結部でろう付けを行う.

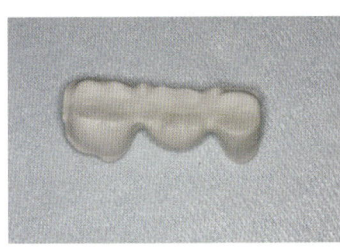

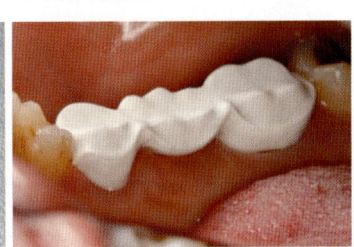

**図 104, 105** CAD/CAM で一塊に削りだしたオールセラミックブリッジのジルコニアフレーム

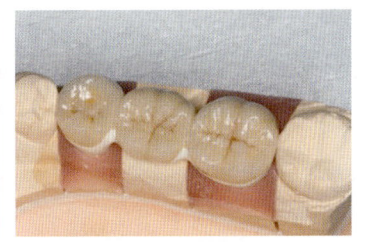

**図 106** 完成したオールセラミックブリッジ

**表 17** 半固定性ブリッジの適応症

| | |
|---|---|
| 支台装置間の保持力に差がある場合 | 保持力が小さい側の支台装置側を半固定性連結としてその支台装置の脱離を防ぐ |
| 支台歯の平行性が悪い場合 | 固定性ブリッジでは平行性を確保するために支台歯の削除量が大きくなることから,傾斜した支台歯側を半固定性連結とする |
| 中間支台歯がある場合[45, 46] | 中間支台歯がテコの支点となることによる,前方,または後方の支台装置の脱離を防ぐ |
| 大きく複雑な下顎固定性ブリッジを分割する場合 | 下顎前歯から臼歯に及ぶブリッジにおいて開閉口時に生じる下顎骨の変形による支台歯への応力集中を緩和する |

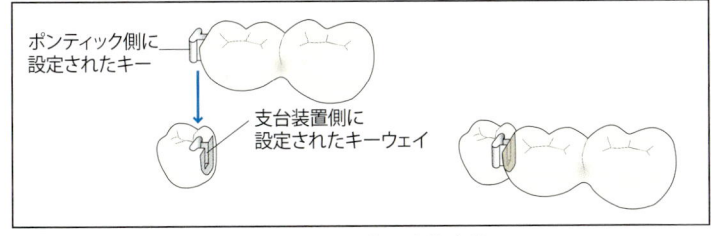

ポンティック側に
設定されたキー

支台装置側に
設定されたキーウェイ

**図 107** キーアンドキーウェイによる半固定性連結

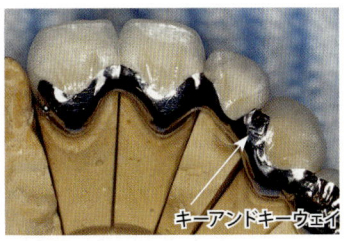

キーアンドキーウェイ

**図 108** キーアンドキーウェイによる半固定性ブリッジ. |2 ポンティック遠心にキー, |3 近心にキーウェイが設定されている.

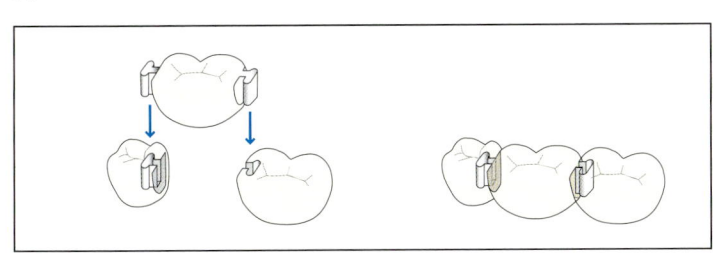

**図 109** キーアンドキーウェイによる可撤性連結

表 18　可撤性ブリッジの適応症

| 1. 顎堤の吸収・欠損が大きい場合 |
| 2. 支台歯の平行性が悪い場合 |
| 3. 固定性ブリッジでは清掃が困難な症例 |

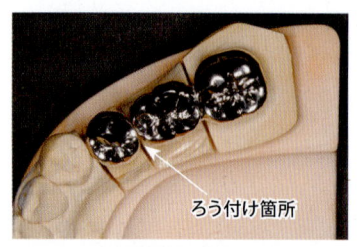

図 110　支台装置とポンティック

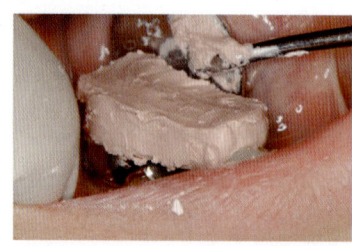

図 111　速硬性石膏による咬合面コアの採得

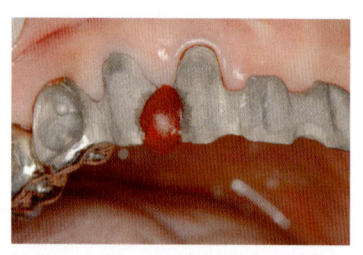

図 112　パターン用レジンにより固定したレジン前装ブリッジの例

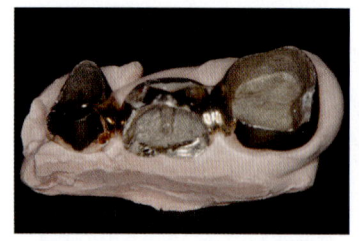

図 113　咬合面コアに，支台装置とポンティックを適合させる．

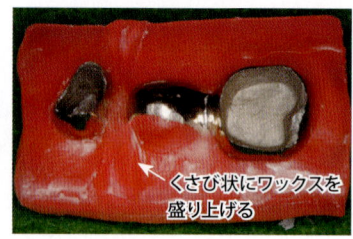

図 114　ワックスにより埋没範囲をカバーする．

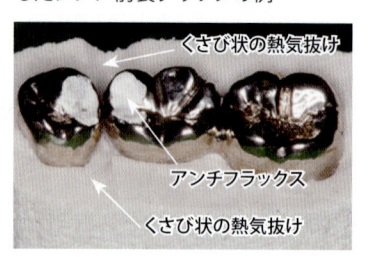

図 115　ろう付け用埋没ブロック

### 5）ろう付けの手順

　ろう付けの手順は以下のとおりである．

1. **支台装置とポンティックの製作**：単独で製作された支台装置とポンティックと連結された支台装置を別々に製作する（**図 110**）．

2. **口腔内試適と位置関係の記録**：接触点と適合およびろう付け間隙（0.05 〜 0.15 mm）の確認を行ったあと，両者の位置関係を記録するために速硬性石膏を咬合面に適用し，咬合面コアを採得する（**図 111**）．
　また，パターン用レジンを用いて固定することもある（**図 112**）．

3. **ろう付け用の埋没**：咬合面コアをトリミングし，支台装置とポンティックをコアに戻し適合を確認する．ろう付け用の埋没ブロックを製作するために，この模型を歯冠の最大豊隆部より上部が露出し，支台装置辺縁が埋入されるようにワックスでカバーし，ボクシングする（**図 113, 114**）．膨張量の少ないろう付け用埋没材を注入し，硬化後流ろうして，ろう付け用ブロックを製作する．ろう付けする連結部の埋没材はブローパイプの炎の熱気抜けとしてくさび状の切り込みを入れておく（**図 114, 115**）．

4. **フラックスとアンチフラックス**：ろう付け部には，酸化防止と酸化膜の除去を行うためにフラックス（ホウ砂 $Na_2B_4O_7$）を塗布し，ろうが流れてほしくない箇所にはアンチフラックスとして鉛筆や修正液を塗

フラックス
soldering flux,
flux

アンチフラックス
soldering antiflux,
antiflux

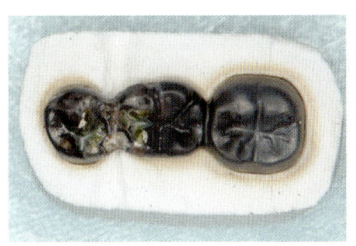

図116　ろう付け後

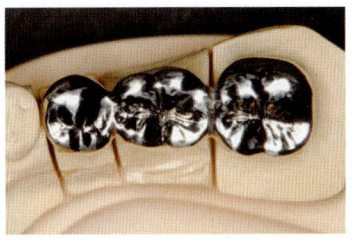

図117　酸処理後研磨して完成した
ブリッジ

**表19　ろう付け用合金の所要性質**

1. 合金の融点は，母金属の融点より100〜200℃低いこと
2. 母金属とのぬれがよく，ろう付け間隙に拡散流入すること
3. 組成が母金属に類似し，同程度の強さを有すること
4. ろうと母金属の間に電位差による腐食がない

**表20　主なろう付け用合金の種類**

| ろう付け合金 | 融解範囲（℃） | 用　途 |
| --- | --- | --- |
| 金ろう | 750〜900 | ほとんどの歯科用金合金<br>16K, 14Kろう：後ろう付け（760℃） |
| 前ろう付け用ろう | 1,100程度 | 陶材焼付用合金 |
| 銀ろう | 600〜800 | クラスプ線など非貴金属合金の<br>ろう付け |
| 金銀パラジウム合金ろう | 820程度 | 金銀パラジウム合金のろう付け |

布する（**図115**）．
5. **ろう付け**：電気炉内で予備加熱後，小さく絞ったブローパイプの還元
炎によりろう付けを行う．低温部から高温部に向かってろうが流れる
ので，流す方向を先に加熱する（**図116**）．
6. **酸処理と研磨**：冷却後，酸処理により酸化膜を除去し，研磨する（**図117**）．

## 6）ろう付け用合金の所要性質 [48, 49]

**ろう付け用合金**の所要性質を**表19**に，主なろう付け用合金の種類を**表20**に示す．

## 7）前ろう付け法，後ろう付け法

### ①前ろう付け法

陶材焼成前にフレームワークの段階で行うろう付けを，**前ろう付け**法という．
したがって，このろう付けに用いられるろうの融点は，陶材焼付用合金の融点より低く，陶材焼成温度よりも高い必要がある．
フレームの段階でろう付けを行うため，ろう付け箇所を陶材で被覆することができ，

ろう，
ろう付け用合金
solder

前ろう付け，
前ろう付け用ろう
pre-ceramic solder

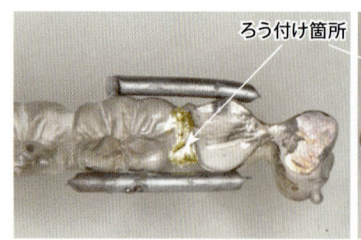
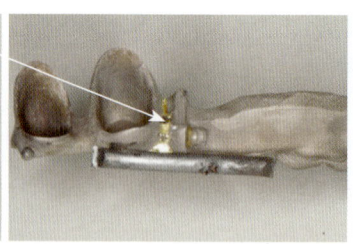

ろう付け箇所

**図 118, 119** 前ろう付けした陶材焼付ブリッジのフレームワーク

金合金全部金属冠

陶材焼付ポンティック

**図 120** 後ろう付けした陶材焼付ブリッジ

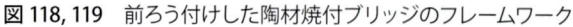

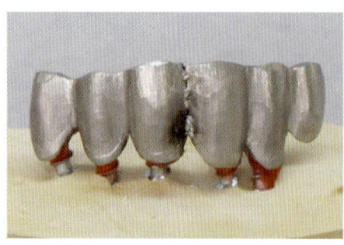
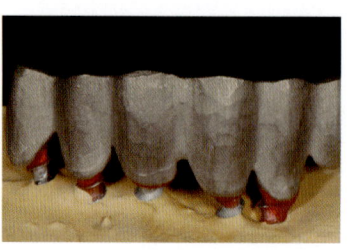

**図 121** レーザー溶接による仮止めした陶材焼付ブリッジのフレームワーク

**図 122** 仮止め後のろう付け（前ろう付け）

審美性に優れ，ろう付け面積を広くとることも可能で強度に優れる（**図 118, 119**）.

### ②後ろう付け法

　陶材焼成，グレージング後に行うろう付けを，**後ろう付け**法という．一般的には陶材焼付ブリッジの一部の支台装置に金合金などの全部金属冠を用いた場合などのろう付けに応用される（**図 120**）．クリアランスの確保が不十分な場合や，陶材の破折を防止する目的で後方の支台装置に全部金属冠を用いる際のろう付け法として有用である.

　用いるろうの融点は，陶材焼成温度より低く，さらにろう付け対象となる支台装置の金属冠に用いる金属の融点よりも低い必要がある.

　連結部がろう付け箇所となるので審美的に問題とならない臼歯部に応用するが，ろう付け面積が十分にとれない場合もあり，強度にやや劣る.

後ろう付け,
後ろう付け用ろう
post-ceramic solder

### 8）レーザー溶接法

　連結部の金属の局所に**レーザー**を集中的にあて，金属を融解して接合する．強度が大きく，腐食は少ないが[45]，連結部全体を溶接できないため，**レーザー溶接**により部分的に仮止めを行った後にろう付けを行う方法がとられている（**図 121, 122**）.

レーザー
laser,
light amplification by
simulated emission of
radiation

レーザー溶接
laser welding

## 7. ブリッジの研削と研磨

　ブリッジの概形ができたところで口腔内に装着できる補綴装置としての最終仕上げが研削と研磨である.

### 1）意義と目的

　一般には研削，研磨をあわせて研磨と呼んでいるが，狭義には，研削により適

研磨
polishing

表21　研削と研磨に使用する材料

| 素　材 | | 主な用途 | モース硬度 | 化学式 |
| --- | --- | --- | --- | --- |
| ダイヤモンド粒子 | モース硬さ10. 工業用ダイヤモンドで主に人工ダイヤモンドを利用する | セラミック補綴装置の形態修正，研磨 | 10 | C |
| カーボランダム | ダイヤモンドとシリコーンの中間的な性質をもつ | 金属補綴装置の形態修正 | 9〜10 | SiC |
| コランダム | 金属の研磨に用いる. 磁鉄鉱，赤鉄鉱，スピネルなどが混ざる粒状の不純なコランダムをエメリー（emery）と呼ぶ | 金属，レジン補綴装置の形態修正 | 9 | $Al_2O_3$ |
| タングステンカーバイト | 硬質金属炭化物の粉末を焼結してつくられる | ポーセレン，金属，レジンの形態修正 | 8 | WC |
| 酸化鉄（Ⅲ） | 研磨用に用いられる酸化鉄（Ⅲ）はルージュ（rouge）とも呼ばれ，金属の艶出しに用いる | 金属の艶出し | 6 | $Fe_2O_3$ |
| 酸化クロム | 硬い金属の艶出し研磨に用いる | 金属の研磨・艶出し | 9 | $Cr_2O_3$ |
| 軽石粉 | 軟らかいため主に研磨に用いる | 金属やレジンの研磨 | 6 | |
| 酸化亜鉛 | 軟らかいため主に研磨に用いる | レジンの研磨 | 4 | ZnO |
| 珪藻土 | 軟らかいため主に研磨に用いる | レジンの研磨 | 1〜2.5 | |

切な形状，寸法に精密加工し，研磨により表面あらさを $0.01\mu$m 以下の鏡面に仕上げ，表面を滑沢にして補綴装置が完成する．ここでは，特に研磨の意義と目的について記載する．

　十分な研磨がなされないと，患者からは舌感不良の訴えがある．また補綴装置の表面にプラークが付着し清掃不良となり，歯周炎の原因にもなるとともに，歯冠色補綴装置では着色や変色が起こりやすくなり，審美的にも影響を及ぼす．被研磨材が金属の補綴装置の場合は，金属の腐食防止やイオン溶出の防止の目的もある．

　研磨法には機械的研磨法，化学的研磨法，電解研磨法などがある．機械的研磨法のなかで，回転切削器具を用いる回転式研磨法は，粒径の大きい研磨材からだんだん小さいものへと段階的に選択し，順序よく行うことが重要である．前の段階でついた傷を除去していくことによって，効率のよい研磨を行うことが可能である．

　ブリッジの場合，クラウンと比較して補綴装置の表面積が大きく，構造も複雑である．特に不潔域となる下部鼓形空隙に位置する連結部や，粘膜と接触するポンティック基底面の十分な研磨が歯周組織の健全な予後に影響する．

## 2）研削と研磨の実際

　研削，研磨に使用する**研磨材**を**表21**に示す[50]．主な用途として研削である形態修正に使用する材料と表面を滑沢に仕上げる材料がある．

研磨材
polishing materials

表 22　研削・研磨用工具

| ポイント | ダイヤモンドを金属やシリコーンゴムで埋めたものや研磨材をセラミックで焼結したものなどがある．特にダイヤモンドを鉄，ステンレス鋼に電着固定したものがダイヤモンドポイントである．ダイヤモンドポイントは目詰まりを起こしやすいので，硬くて脆いものに限って使われる．また粒度の粗い炭化ケイ素（SiC）と粘土や長石を合わせたものをカーボランダムポイント，粒度の細かい炭化ケイ素（SiC）と合成ゴムやシリコーンゴムを合わせたものをシリコーンポイントという |
|---|---|
| サンドペーパー | シリカ，コランダム，エメリーなどの研磨材を，紙，布，プラスチックシートなどに接着させたものである．これを巻いて接着し回転切削器具で使用できるようにしたものをサンドペーパーコーンと呼ぶ |
| ホイール | カーボランダムなどの比較的粗くて硬い研磨材にセラミック粉末を混ぜて焼結したものや，ゴムと混合して円盤状に加硫成形したものなどがある |
| ディスク | ダイヤモンドを金属板に埋め込んだダイヤモンドディスクのほか，研磨材をセラミックスで焼結したもの，サンドペーパーをディスク状にしたサンドペーパーディスクなどがある |
| ブラシ | 円板に硬い毛を植えたもの．ペースト状の研磨材を補綴装置につけて研磨を行う |
| バフホイール | 布や革，フェルトなどを重ねてホイール状に縫ったもので，油脂で固めた酸化鉄（Ⅲ）（ルージュ）や酸化クロムを擦り込んで艶出しに使用する |

## （1）研磨材の所要性質

研磨材は，金属やセラミックスのような被研磨材より硬く，効率的な研磨のためには鋭い角をもち，高い耐摩耗性や耐衝撃性をもたなければならない．

## （2）研磨用工具

研磨材は，能率よく研磨できるように，さまざまな工具にして使用されている．その代表的なものに**表 22** のものが多く使われる．粒径の大きい研磨材を使った工具が研削に，小さい研磨材を使った工具が研磨や艶出しに使われている．

研磨用工具
polishing instrument

## （3）研磨時に注意すべき点

被研磨材である補綴装置の材質を理解し，その硬さによって研磨材を選択しなければならない．また，研磨作業は発熱するので，レジンなどは焦げたり，軟化，変形することもあるので断続的に冷却しながら研磨するよう心掛けなければならない．口腔内で直接研磨する場合は周囲軟組織の損傷に注意するだけでなく，発熱も考慮し，必要に応じて注水下で研磨を行う．

# 8. ブリッジの試適

## 1）試適の意義

試適
try in
trial placement

研削，研磨が完成した補綴装置は，まず口腔内で試適，調整を行う．最終補綴装置の製作は間接法で行われており，この製作工程である印象採得や咬合採得などに技術的誤差が生じる可能性がある．また咬合器の機構に制限があることや，作業用模型には歯根膜が再現できていないことなどによる生体機構再現にも限界がある．したがって，間接法で製作された補綴装置は最終的には口腔内で試適し，適切な状態となるまで調整を行う必要がある．特にブリッジは支台歯が2歯以上

**表 23**　クラウン試適時の点検事項[51]

| |
|---|
| 1. 隣在歯との適切な接触関係が与えられているか |
| 2. 支台歯形成面がすべて被覆されており，冠辺縁形態が適切に再現されているか |
| 3. 咬頭嵌合位において適切な咬合接触関係があるか |
| 4. 側方運動時でのガイドの角度や量が適切であるか |
| 5. 隣在歯との色調が調和しているか |
| 6. 発音に支障をきたさないか |
| 7. 十分な研磨がされているか |

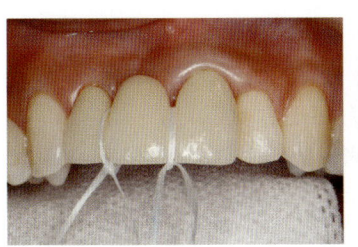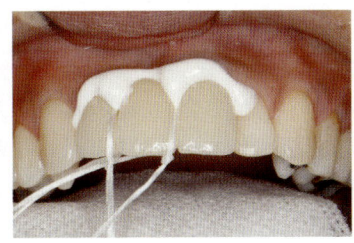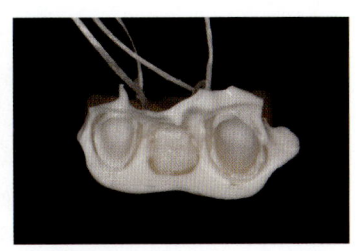

**図 123, 124, 125**　ブリッジの適合性を適合試験材にて確認する．これにより，①支台装置内面の適合性，②ポンティック基底面と顎堤粘膜との関係，③下部鼓形空隙の状態（連結部と歯間乳頭との関係）が確認できる．

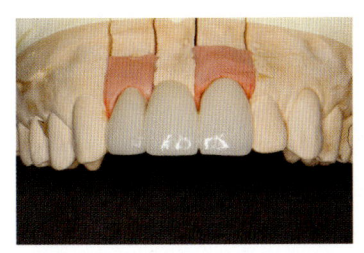

**図 126**　ガム模型にて製作されたブリッジ

で補綴範囲が大きいことから，調整の不足は歯周組織や支台歯，顎関節に影響を及ぼす可能性があり，より詳細な診査，調整を行う必要がある．

## 2）試適の実際

　ブリッジでは，支台装置であるクラウンの点検事項に加えてブリッジとして点検する項目がある．

### （1）クラウン試適時と共通の点検事項

　試適時には，クラウン試適時の点検事項（**表 23**）も確認しなければならない（クラウンの試適については，60 〜 63 頁，『試適，調整』参照）．

### （2）ブリッジの点検事項

　ブリッジでは，クラウン試適時の点検事項に加えて，以下の事項の点検・確認を行う．

①両支台歯の平行関係と支台歯相互間の位置が正確に得られ，ブリッジが適正位置に適合しているか（**図 123**）

通常，両支台歯の平行関係は形成終了時のチェックポイントであり問題はない．しかしブリッジ全体が適正位置に適合しない場合，口腔内と作業用模型の両支台歯相互の位置関係が一致しているかを確認する．不一致の原因としては，印象材の変形，作業用模型の変形，不適切なプロビジョナルブリッジによる支台歯の移動などが考えられる．

### ②咬頭嵌合位の適切な咬合接触関係，側方運動時の滑走状況が適切か

これはクラウンの試適時にもチェックするポイントである．ブリッジの製作において，口腔内の咬合状態を咬合器上に再現するのはクラウンを製作するより難しい場合が多い．これは歯列内で3歯以上の咬合関係がない状態での咬合器装着になるからである．

まずブリッジを試適し，残存歯の咬合接触がしっかり確保されていること，側方運動時の滑走状況が適切であることを確認する．ブリッジの場合，必ず最低1歯のポンティックを有している．すなわち支台歯は自身の歯の咬合力負担以上の力を負担する必要がある．この試適に際しては支台歯の負担能力を考慮して，ブリッジの咬合接触関係，側方運動状態を決定する．咬合接触関係では，咬合接触点や咬合接触面積を減らすことが負担軽減となる．

### ③ポンティックの排列状態は適切か

歯列弓のなかで，ポンティックの位置によりブリッジは直線的排列になったり，曲線的排列になったりする．歯列弓に合わせて排列することも重要だが，支台歯の負担能力の軽減には直線的排列も必要となる．

### ④ポンティックと顎堤粘膜との関係は適切か

ポンティック基底面と顎堤粘膜との関係は，非接触型と接触型がある．

非接触型の場合，ポンティック基底面と顎堤粘膜との間に適切な空隙が存在しているかを確認する．接触型の場合，適切な力で接触しているかを確認する（**図124, 125**）．特に**オベイト型ポンティック**の場合，接触する粘膜圧迫の程度や圧感覚が自制範囲であるかも検査する．

オベイト型ポンティック
ovate pontic

### ⑤歯間乳頭とポンティック連結部形態との関係は適切か

ポンティックでは必ず連結部が存在する．この連結部と歯間乳頭との関係，すなわち下部鼓形空隙の状態を点検する．適切な形態を製作するためブリッジ製作時にはガム模型（**図126**）を使用する．口腔内での点検方法は内面適合試験材を流用して歯間乳頭部との関係をチェックする（**図123, 125**）．

## 9. ブリッジの仮着

### 1）目的

試適で確認された最終補綴装置であるブリッジを永久的な装着を行う前に口腔内に一時的に装着することを**仮着**という．この仮着は，試適時に行った点検事項を，実際の口腔内で，機能性（咬合，咀嚼，発音など），審美性，周囲組織との調和，などを確認することにある．

仮着
provisional cementation

仮着材
provisional cement

ブリッジの場合，クラウンと比較して補綴範囲が広い場合が多く，支台歯の負担も大きい．特にポンティックの形態は天然歯と異なるので，試適では確認できない清掃性や自浄性は仮着で確認することになる．また，プロビジョナルブリッ

表24　仮着材の種類

| ユージノール系セメント | 酸化亜鉛ユージノールセメントが代表的. 主成分は, 粉は酸化亜鉛, 液はユージノール. 歯髄鎮静作用や消炎作用を有するため, 主に生活歯に用いられる. レジン重合阻害作用があり, 歯面処理剤効果阻害作用を有する. 歯肉炎を誘発しやすい |
|---|---|
| 非ユージノール系セメント | 成分は酸化亜鉛. ロジン, ラウリン酸の混和によりキレート反応により硬化. レジンの重合阻害はないが, 植物油が含まれるため十分な除去が必要である |
| ポリカルボキシレート系セメント | 粉は酸化亜鉛を主成分とし, 液はポリアクリル酸水溶液を主成分とする. 歯髄刺激は弱い. 歯質に残留しやすく, 熱や電気の不良導体である. 粘稠度大 |
| グラスアイオノマー系セメント | 粉の主成分はアルミノシリケートガラス. 液の主成分はポリアクリル酸およびアクリル酸とイタコン酸共重合体. フッ化物徐放性があり生物学的性質は穏やか. 仮着用途のため, 接着強さや歯質接着性などが調整されている. 強固な仮着が可能で, 比較的長期的な仮着に適している |

ジと最終補綴装置との材質の違いから, 色調や形態の調和のほかにも歯髄刺激や歯周組織への影響, 咬合時痛の有無などの経時的な観察についても仮着で行う. 特に前歯部では審美性および発音機能の回復について, 臼歯部ではポンティック基底面部の自浄性や舌感についての点検が重要である.

　ブリッジ装着後では, 咬合調整以外の調整や改善はほとんど不可能となるので, この仮着の段階で十分確認しておかなくてはならない.

### 2）仮着時の注意点

　仮着は, 口腔内で補綴装置が機能している時には外れず, 術者が除去したい時には外すことが出来る必要がある. 除去する際には補綴装置や支台歯を傷つけないようにしなければならない. また除去後には装着ないし再び仮着を行うので, 出血も可及的に避けるべきである. このためにはリムーバルノブ（撤去用突起）を付与しておく方が望ましい.

　この装着, 除去時には補綴装置の口腔内への落下による誤飲・誤嚥のリスクがある. 咽頭部にガーゼを設置したり, ブリッジ連結部にデンタルフロスを結んでおくこと（159頁, 図123）は医療安全上有効な手段である. このデンタルフロスは仮着, 合着時のポンティック連結部やポンティック基底面の余剰な仮着材, 合着材を除去するのに有効な手段ともなる.

　仮着材の選択は最終装着材料を考慮して選択する. 特にレジン系セメントを最終装着材料に選択する場合, ユージノール含有仮着材の使用はレジンセメントの硬化阻害の可能性があるので使用は避ける. またブリッジ除去後の支台歯に付着した仮着材は必ず除去する. 支台歯への仮着材の残留は適切な装着の妨げとなるので注意しなければならない.

### 3）仮着材の性質

　十分な辺縁封鎖性をもち, 機能時には脱落することなく, 除去時には補綴装置や歯質にダメージを与えないことが必要である. また, 被膜厚さが装着材料と近い被膜厚さの仮着材を選択する必要がある. 仮着材の長期の使用は避けるべきである.

※仮着材の特徴については, 110頁,『コラム　仮着材の特徴とは』参照.

※セメントによる合着については, 64頁, section2-2『10.装着操作, セメント合着』参照.
接着材料による接着ブリッジの装着については, 172～174頁, section4-6『4. 接着面処理と装着操作』参照.

### 4）仮着材の種類

仮着材の種類を**表 24** に示す[52].

---

## 10. 口腔内情報の記録

### 1）色調の選択と伝達

補綴装置により審美性を回復する場合には，装着する患者の個性も考慮する必要がある．審美性の回復，改善には，歯列の形態や**色調**を調和させることが重要である．そのため形態や**色調の選択**には，補綴装置で回復を行う部位の隣在歯および反対側同名歯を参考とすることが多い．この際に問題となるのは，術者が色調，形態を選択する際に選択エラーを起こすことがあるという点である．さらに，選択した情報を，歯科技工担当者に伝える際に生じる伝達エラーも問題となる．これらのエラーを極力減少させることが，審美性の回復に大きく影響する．

一方，患者の満足度を左右する要件として，歯に対する関心の程度も重要な因子となる．口腔周囲の審美に対する意識調査[53]で，歯の色調や歯並び，装着している補綴装置などの金属色に高い関心を示すことが知られている（**図 127**）．なかでも色調に対する関心はひときわ高く，周囲から見て気にならない程度の色調の違いであっても，本人にはコンプレックスと感じている場合もある．

色調に対する概念，歯冠色の測色法，色調の数値化の概念および的確な伝達方法を理解することが，高い審美性を備えた補綴装置の製作につながることとなる．

色調,
shade

色調の選択,
tooth color selection,
shade selection

### 2）色調の評価

歯の色調評価方法には，大きく分けて，比色法と器械測色法の 2 つがある．比色法には目標歯に対して，色見本となるシェードガイドを用いて術者の目により評価する「視感比色法」と，カメラでシェードガイドと歯を一緒に撮影することにより，画像データの補正を行ったうえで色調を選択する「器械測色法」が挙げられる．器械測色法は，測色計の種類により，「分光測色計」と「光電色彩計」に分けられる（**図 128**）．

### （1）色調選択法
#### ①視感比色法

視感比色法はその名のとおり，目で視て，感じて，色調を比べて判断する方法である．一般的には色見本を用いて行われ，歯科臨床ではシェードガイド（**図 129**）を使用する．視感比色法で色調選択を行う際には，色調選択の条件と限界について理解しておかなければならない．色調選択を行う際の条件としては，正午過ぎの，北側の窓から射し込む光を光源とするのが望ましいとされている．しかし，実際にはこの条件と異なる環境で色調選択を行う場合が多い．そのために，同一光源で色調選択を行うための機器を利用する方法もある（**図 130**）．

視感比色法は術者の主観，経験，色彩感覚および，周囲環境に左右されやすい．光源の種類や，背景の色によっても色調の感じ方は影響される（メタメリズム）．また，シェードガイドが表現しきれない天然歯の色調も存在する[54]．このような問題を解決するためには，歯科技工担当者が色調選択の場に立ち会うことも必

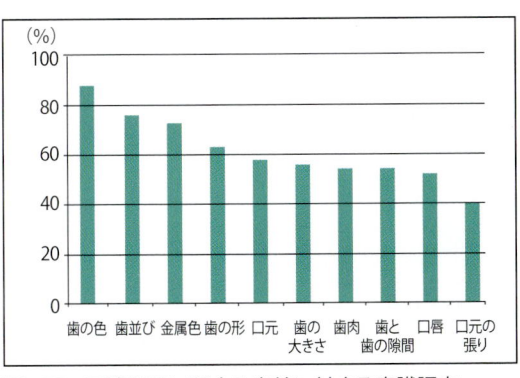

図127　口腔周囲に関する審美に対する意識調査
気になると答えた比率（文献53を改変）

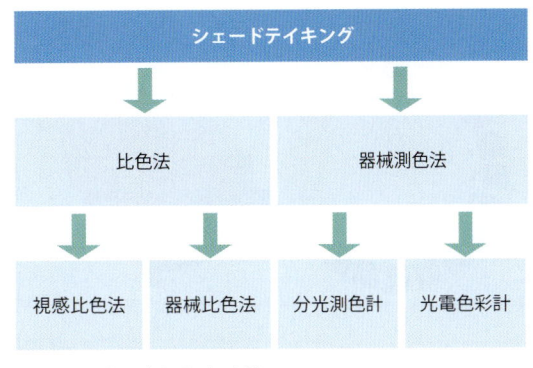

図128　歯の色調評価方法

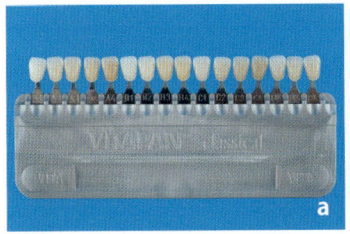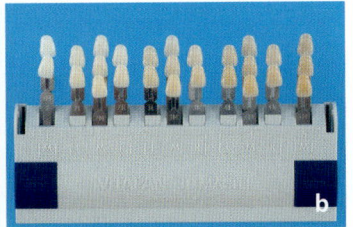

図129　シェードガイド
a：VITAPAN classical，b：VITAPAN 3D MASTER

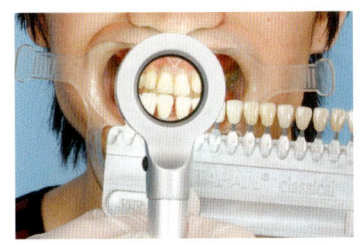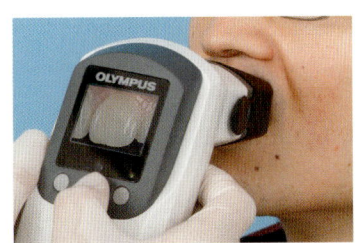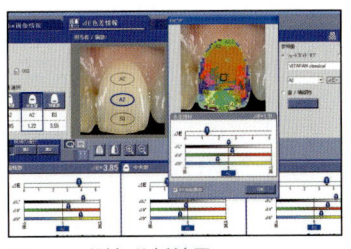

図130　LED光源のもとでの色調選択

図131　歯科用分光測色計

図132　測色分析結果

要である.

### ②器械測色法

　器械測色法に用いられる測色装置は，分光測色計と光電色彩計（三刺激値直読方式）に大別される．**LED**を用いたハンディタイプの歯科用分光測色計（**図131**）では，コンピュータ画面上で測定対象歯の歯頸部，中央部，切縁部の色彩学的情報が表示され，色調選択の具体的な情報が提供されるシステムとなっている（**図132**）.

LED
light emitting diode

### （2）色を数値化することの意義

　1905年に**Munsell**が色票を眼で見比べて行う表現方法を開発し，色を数値化するという概念がスタートした.

マンセル
Munsell

　また，光や色に関してさまざまな取り決めを行う機関である，**国際照明委員会**（**CIE**）が組織され，色を数値で表す方法として1931年にXYZ表色系が，1976年にはL＊a＊b＊表色系が制定された.

国際照明委員会
CIE
Commission Internationale
de l'Eclairage

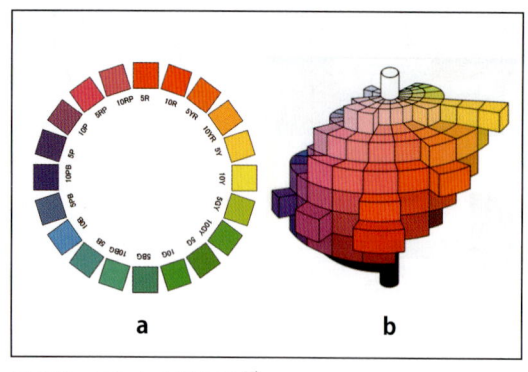 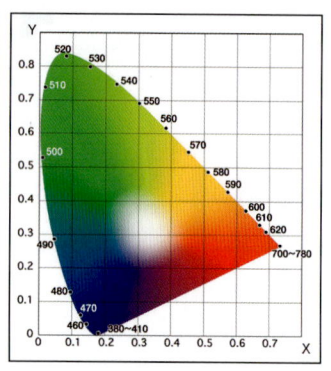

図 133 マンセル表色系 [55]
a：マンセル色相環，b：マンセル色立体構造図

図 134 XYZ 表色系 [56]

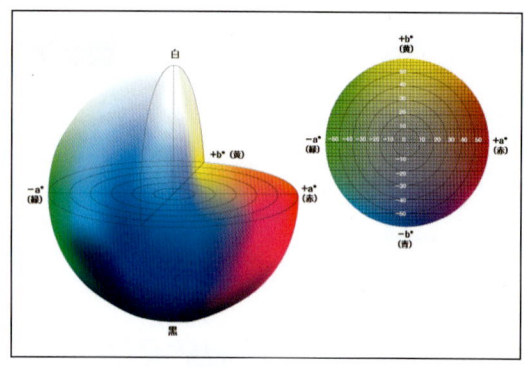

図 135 L*a*b*表色系 [57]

　色を数値化する利点としては，確実に情報が伝達でき，色調を客観的に評価できることがあげられる．

## （3）色調の表現法
### ①マンセル表色系

　**色相**（赤，青，黄を区別する色合い），**明度**（色相に関係なく比較できる明るさ），**彩度**（色相や明度とはまた別に鮮やかさの度合い示す性質）の色の三属性を基準に構成される色立体をなす表色系（**図133**）である．番号や記号で分類された色票を使い，物体の色と色票を見比べて色を表現するのが特徴である．

色相
hue

明度
value

彩度
chroma

### ② XYZ 表色系

　現在，CIE 標準表色系として各表色系の基礎となっているのが，XYZ 表色系である．光の三原色（R＝赤，G＝緑，B＝青紫）の加法混色の原理に基づいて発展したもので，色度図を使って XYZ の 3 つの値で表す（**図134**）．

### ③ L*a*b* 表色系

　L*a*b* 表色系は，現在あらゆる分野で最も使用されている表色系である．

　L* は明度を，a*，b* は色相と彩度を表している．a* は＋が赤，－が緑，b* は＋が黄，－が青を示している．数値が大きくなるにしたがって鮮やかな色になり，中心に近づくに従ってくすんだ色となる（**図135**）．

　2 つの物体の色の差である色差（ΔE）は L*，a*，b* の差 ΔL*，Δa*，Δb* で求められる．$\Delta E = \{(\Delta L^*)^2 + (\Delta a^*)^2 + (\Delta b^*)^2\}^{1/2}$

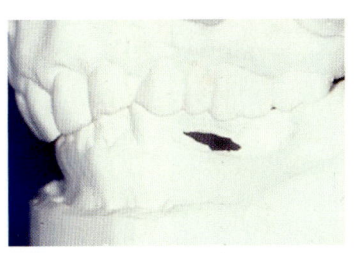

**図 136　咬合平面の設定**
研究模型から観察される咬合平面の乱れ

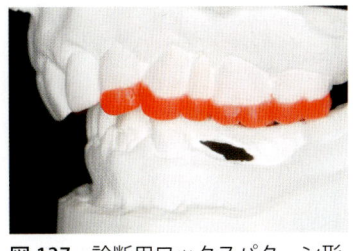

**図 137　診断用ワックスパターン形成で設定した咬合平面**

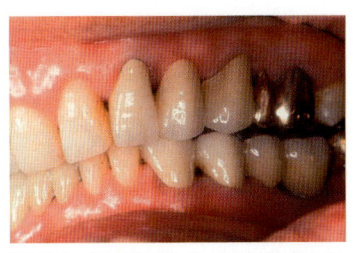

**図 138　診断に基づいて再構成された咬合平面**

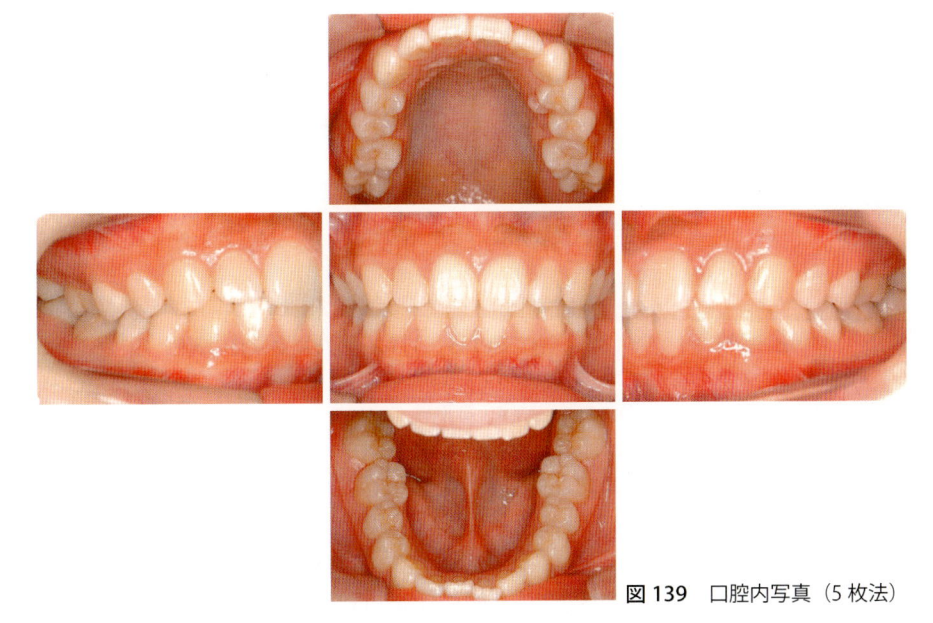

**図 139　口腔内写真（5 枚法）**

### 3）歯の位置および形態の記録

#### （1）研究用模型

　研究用模型は歯列の形態情報を立体的に表すことから，クラウンブリッジの治療計画の立案，決定に対し，重要な役割を任っている．研究用模型を使用することにより，支台歯の位置や角度，歯冠高径や幅経，残存歯質の程度，ブリッジにおける支台歯の平行性，歯の咬耗状態，上下顎の歯列弓の形態，硬口蓋の高さ，欠損部顎堤の状態等を分析することができる．

　研究用模型を咬合器に装着した状態では，偏心運動時のガイド設定，口腔内では確認できない舌側からの咬合接触状態などが追加情報として得られるので，より緻密な治療計画を立案するうえで役立つ．さらに，研究用模型を複製し，診断用のワックスパターン形成，挺出歯の削合，支台歯形成といった治療シミュレーションを行うことができる（図 136 〜 138）．

#### （2）口腔内写真

　咬頭嵌合位での正面観，左右側方面観，上下顎の咬合面観の 5 枚法撮影が一般的であるが，偏心運動時の咬合接触状態，関心領域の拡大写真，さらには必要に

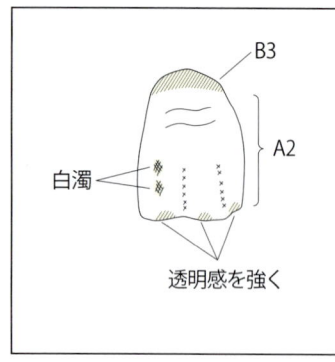

図 140　歯科技工指示書の例

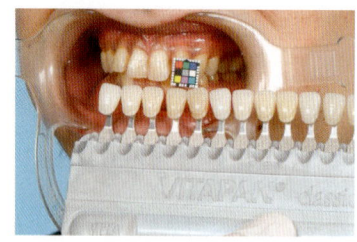

図 141　画像補正用カラーチャート

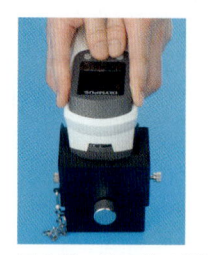

図 142　技工物の測色

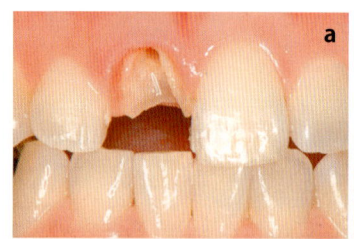
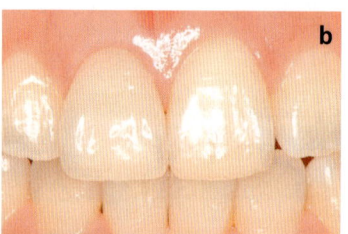
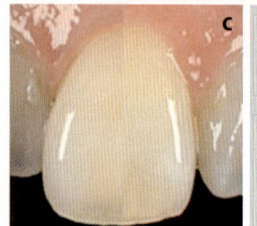
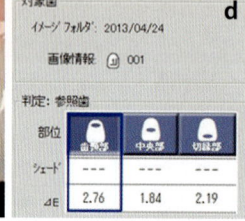

図 143　1| に行った補綴装置の測色
a：治療前
b：治療後
c：1|1 のはり合わせ画像
d：色差がいずれも 3 未満と良好な数値を示している.

応じて顔貌写真を撮影する．研究用模型で三次元的な情報を得ることができるのに対し，口腔内写真からは，色調の情報が得られる（図139）．

このようにして得られた写真情報は治療計画立案，治療方針説明のみならず，経過を追った治療記録となる．

### 4）歯科技工担当者への情報伝達

　口腔内情報を歯科技工担当者へ正確に伝達することは，クラウンブリッジを用いた修復を行ううえで重要である．なかでも色調選択に関する情報は必要不可欠である．従来，シェードガイドを用いた視感比色法で，術者が隣在歯などの色調を選択して技工指示書に記入する方法が用いられてきた（図140）．現在ではデジタルカメラで撮影した口腔内写真データを歯科技工担当者へ伝達することができる．この場合，口腔内での色調と，モニター上での色調を調整するため，画像補正用カラーチャートを同時に撮影することが望ましい（図141）．

　また，歯科技工担当者へ情報伝達を行う際に伝達エラーを避ける手段として，器械測色法がある．特に審美性の要求が高い部位では，口腔内での測色に加え補綴装置を歯科技工担当者が測色する（図142）ことで，色差を客観的に評価することができる．さらに，口腔内試適時に目標となる反対側同名歯との実際の色差も確認できるので，審美性を客観的に捉えることの意義は大きい（図143）．

# ブリッジによる補綴処置

## 接着ブリッジ | 6

### 一般目標

1. 歯質欠損の少ない支台歯に対する固定性補綴の臨床的意義と方法を理解する.
2. 部分被覆冠の種類と特徴を理解する.

### 到達目標

1. 接着ブリッジの意義と特徴を説明できる.
2. 接着ブリッジの適応症と禁忌症を説明できる.
3. 接着ブリッジの利点と欠点を説明できる.
4. 接着ブリッジの支台歯形態と形成について説明できる.
5. 接着ブリッジの装着システムと装着方法について説明できる.

## 1. 概説

### 1）臨床的意義

　**接着ブリッジ**と他のブリッジの基本的相違は，歯の削除量と装着システムである．接着ブリッジ支台歯形成の最大の特徴は，歯質削除を原則としてエナメル質の範囲内とし，健全歯質を可及的に残すことである．一方，歯質の削除が少ない場合，支台装置の強度と保持形態が他の被覆冠に比して不十分となる．したがって，歯質，支台装置ともに接着のための表面処理を施したうえでの装着が不可欠となる．これらの条件を踏まえたうえで装着された接着ブリッジは，健全歯質に対する侵襲を最小限とした固定性補綴装置と位置づけることができる．

### 2）適応症と禁忌症

　接着ブリッジの適応症，禁忌症および禁忌である理由を**表1**に示す[58]．接着ブリッジは中間欠損への適用が原則であり，支台歯に健全エナメル質が確保されている必要がある．このことは齲蝕罹患傾向が低い口腔環境であることと一致する．エナメル質と象牙質を比較すると，前者のほうが被着体としての強度が高く，接着界面の劣化も少ないことから接着に有利である．

### 3）利点と欠点

　接着ブリッジの利点としては，歯質削除量が少なく，麻酔の必要性も低いため，患者に受け入れられやすい処置であることが挙げられる．さらに，健全歯質が可及的に保存された状態でブリッジが装着されているため，二次的処置への対処が容易である．接着ブリッジを他のブリッジと比較した場合の利点と欠点を**表2**に示す．

　一方，3ユニットの接着ブリッジ，1歯欠損の可撤性部分床義歯（いわゆる1本義歯）および単独インプラント補綴装置を比較すると**表3**のようになる．

## 2. 支台歯形成

### 1）前歯支台歯形態と形成

　前歯接着ブリッジと被覆冠支台装置の比較を**表4**に示す．接着ブリッジでは，欠損部位，咬合，歯の骨植，平行測定の結果などをもとに形成のデザインと範囲を決定する．すべての症例において，齲蝕が存在しない限り，形成を可及的にエナメル質の範囲内とできるようフィニッシュライン（形成限界線）を設定し，削除範囲と削除量を決定する．

#### （1）形成を行わない支台歯

　下顎前歯の舌側は咬合接触がないため，切縁を被覆しない範囲においては支台歯形成を行うことなく**支台装置**を装着できる[59]．歯頸部付近は歯石が沈着しやすく，オーバーカントゥアになる傾向があり，金属での被覆範囲と**豊隆**に配慮が必要である（**図1, 2**）．

接着ブリッジ
resin-bonded prosthesis,
resin-bonded fixed partial
denture,
resin-bonded fixed dental
prosthesis

支台装置
retainer

豊隆
contour

**表1 接着ブリッジの適応症，禁忌症と禁忌である理由[58]**

| 適応症 | 禁忌症 | 禁忌である理由 |
|---|---|---|
| 両支台歯に健全エナメル質が多い | 上顎舌側面の咬耗が顕著である歯列 | 象牙質への接着耐久性が低い |
| 齲蝕罹患傾向が低い | 咬合が緊密である歯列 | 支台装置の厚さが確保しにくい |
| 支台歯の骨植が良好 | 動揺が顕著である支台歯 | 接着材に剝離力が加わる |
| インプラントの適用が困難 | 広い歯間空隙がある歯列 | 金属が外観に触れる |
| 外傷，先天的要因による少数歯欠損 | エナメル質の接着面積が少ない歯 | 接着界面の強度が確保しにくい |
| | コンポジットレジン修復がある支台歯 | レジン硬化物は接着が難しい |

**表2 接着ブリッジを他のブリッジと比較した場合の利点と欠点**

| 利点 | 欠点 |
|---|---|
| 歯質削除量が少ない | 保持力が小さい |
| 形成時に局所麻酔が不要 | 支台装置の強度が確保しにくい |
| 支台歯隣接面，機能咬頭などを保護できる | ブリッジの変形および脱離の危険性がある |
| 装着以外の術式は容易である | 接着システムに対する知識が必要である |
| 歯周組織への影響が少ない | 接着面処理と装着に技術を要する |
| 歯質保存的再治療が可能である | |

**表3 接着ブリッジ，インプラント補綴装置および可撤性部分床義歯の比較**

| | 接着ブリッジ | インプラント補綴装置 | 可撤性部分床義歯 |
|---|---|---|---|
| 歯質削除 | 支台装置 | 隣在歯は削除なし | レスト座，ガイドプレーンなど |
| 欠損部への処置 | 少ない | 植立に関わる手術 | 少ない |
| 咬合負担 | 歯根膜 | 顎骨 | 粘膜が主で歯根膜が従 |
| 審美的因子 | 連結部に金属あり | 歯頸部付近で配慮が必要 | クラスプと義歯床が存在 |
| その他 | エナメル質に接着 | 十分な骨量が必要 | 清掃は容易だが，装着感不良 |

**表4 前歯生活歯に用いられる支台装置の比較**

| | | 前装冠 | 3/4クラウン | ピンレッジ | 接着ブリッジの支台装置 |
|---|---|---|---|---|---|
| 歯の削除 | | かなり多い | 中等度 | 少ないがホールあり | 少ないが，設計に配慮が必要 |
| 局所麻酔 | | 必要 | 必要 | 必要 | 通常は不要 |
| 暫間被覆冠 | | 必要 | 必要 | 必要 | 必要だが，症例により不要 |
| 装着前の処理 | 支台歯 | 清拭 | 清拭 | 清拭 | エナメル質のリン酸エッチング |
| | 鋳造体 | 清拭 | 清拭 | 清拭 | アルミナブラスト＋プライマー塗布 |
| 装着材料 | | 各種 | 各種 | 各種 | 接着機能をもつレジン系装着材料 |
| 装着技術 | | 簡便 | 簡便 | 簡便 | 習熟が必要 |
| 外観 | | 自然感あり | 不良 | 3/4クラウンより良好 | 金属が外観に触れる可能性あり |

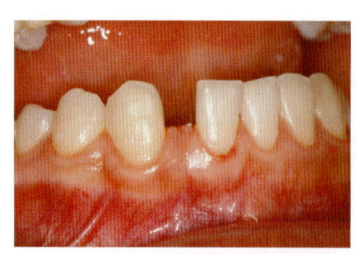
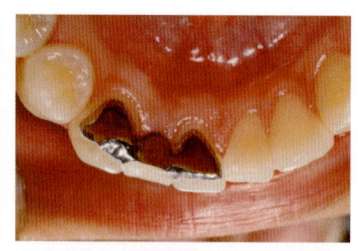

図1　16歳，女性．⌈2 先天欠損症例

図2　支台歯形成を行わず，舌側面に接着ブリッジを装着

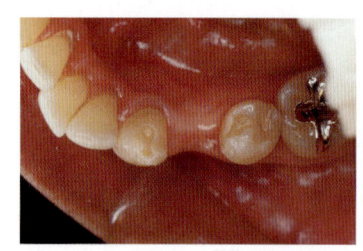
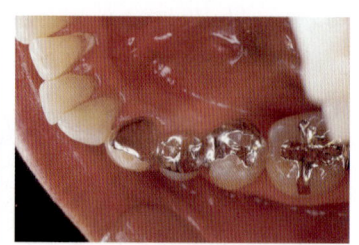

図3　72歳，男性．⌈4 欠損症例 ⌈3 基底結節にホールを形成，⌈5 は咬合面と舌側を形成

図4　金銀パラジウム合金製接着ブリッジを装着した状態

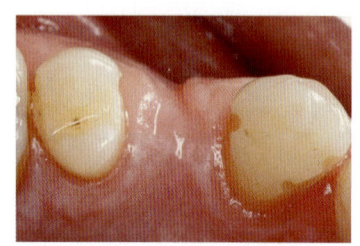
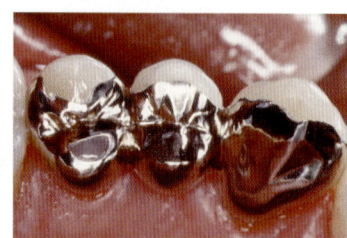
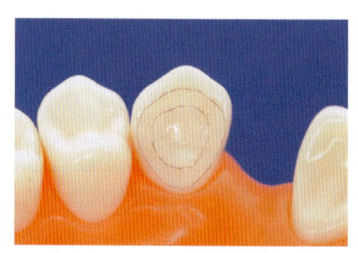

図5　52歳，男性．⌈4 欠損症例 ⌈3 は3カ所に隣接面溝を形成，⌈5 は隣接面，咬合面および舌側を形成

図6　タイプ4金合金製接着ブリッジを装着した状態

図7　⌈3 のドーナツ型（リング型，O字型）形成

## （2）前歯基底結節付近のホール形成

　下顎犬歯の舌側面は対合歯との咬合接触がない[60]．基底結節付近にホールを形成すると，支台装置の維持と装着時の位置決めに有効である（**図3，4**）．

## （3）上顎前歯の隣接面溝形成

　上顎前歯舌側面は対合歯との咬合接触がある[61]．ピンレッジ，3/4クラウンに似た形成となるが，歯質削除が可及的にエナメル質の範囲内であることを目指す（**図5，6**）．

## （4）上顎犬歯のドーナツ型（リング型，O字型）形成

　咬合接触が犬歯誘導である患者は多い．したがって，犬歯を支台歯とする場合，少なくとも咬頭嵌合位と前方位において咬合接触が確保されるよう，円形に近い形成を行うことがある（**図7**）．症例によっては，中心舌側面隆線が発達しているためその部位は可及的に残し，支台装置がU字型となるよう形成することもある．

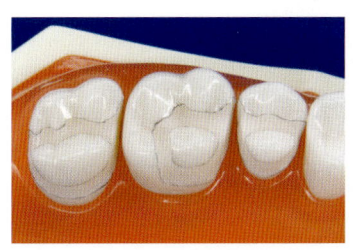

図8 ⎣5, 7⎦のD字型支台歯形成
⎣5は遠心側, 7 6⎦は近心側に欠損
があると仮定した場合の形成

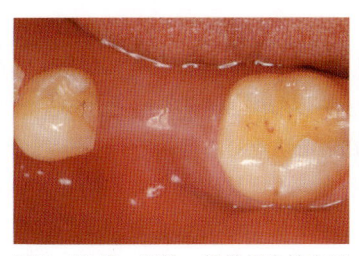

図9 27歳, 男性. 慢性根尖性歯周
炎の継発で歯根破折に至り, ⎣6 が抜
歯となった症例
⎣7 は中心溝, 舌側面および舌側面
溝を形成

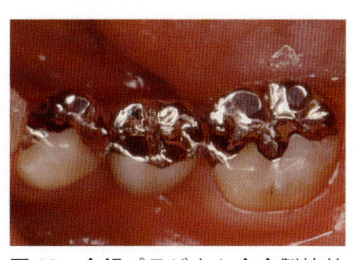

図10 金銀パラジウム合金製接着
ブリッジを装着した状態

表5 接着ブリッジの製作に用いられる合金

| 合金 | 接着ブリッジ用合金としての特徴 |
|---|---|
| 金銀パラジウム合金 | 硬化熱処理可, 銅含有量が多い合金を推奨, 健康保険適用 |
| タイプ4金合金 | 硬化熱処理可, 貴金属合金のなかでは高強度 |
| Co-Cr 合金 | 高強度, 陶材焼付可能な組成あり, 咬合調整が困難 |
| Ti-6Al-7Nb 合金 | 高強度, プライマーの処理効果が Co-Cr に比して劣る |

### 2) 臼歯支台歯形態と形成

　臼歯の場合は前装冠とともに全部金属冠, 部分被覆冠としては 4/5 クラウン
とアンレーが比較の対象となるが, 表4 の記載事項に大きな変更はない. 臼歯
は基本的に咬合接触が3点接触 (ABC コンタクト) (144 頁, 図66) となるため,
大多数の症例で支台歯形成が必要である. 臼歯接着ブリッジ支台装置と MOD イ
ンレー, 4/5 クラウンなどとの相違は, 欠損側以外の隣接面に齲蝕がない場合,
その部位は形成を行わず, 接触点を残すことである. また, 機能咬頭 (中心支持
咬頭) は削除することなく, 咬頭嵌合位での接触関係を保全する.

#### (1) 小臼歯における中心溝と舌側面を連ねるD字型形成

　中心溝を近遠心的にエナメル質の範囲内で形成する. 舌側もエナメル質の範
囲内で形成するが, 研究診断用模型上でサベイヤーを使用し, 形成で減じられた
豊隆の部分に装着される支台装置の厚さ 1 mm 強を考慮し, 結果的に過度なオー
バーカントゥアとならないように設計に注意する (図3 〜 6, 8).

#### (2) 大臼歯における中心溝, 舌側面溝および舌側面の形成

　大臼歯においては, 中心溝と舌側面に加えて舌側面溝にも形成を施し, 支台装
置の強度を確保する (図8 〜 10) [62].

## 3. 製作法

### 1) 接着ブリッジの製作に用いられる合金

　接着ブリッジに適用できる合金を表5 に示す. 適合性, 接着性能, 咬合管理
への対応などを総合的に判断すると, 金銀パラジウム合金での製作が推奨される.

## 2）装置の製作

　ブリッジの製作は通法に従うが，支台装置の原型は変形しやすいため，ワックスパターン形成ではワックスとパターンレジンを併用する．硬化熱処理が可能な合金を使用した場合，支台装置の変形を防止する目的で，必ず硬化熱処理を行う．試適後に接着面の処理を行うため，歯科技工士が診療室へ接着ブリッジを納品する際，試適後の処理が必要であることを確認しておく．

## 3）支台装置の形態

　支台歯形成は口腔内環境を考慮した保持形態の付与が必要であることが多いが，支台装置装着後の外観は辺縁部の位置によって規定される．前歯部においては，金属の被覆範囲はピンレッジに近い．一方，臼歯部では形成部位と同じくD字型の外観となることが多い（図8）．

## 4. 接着面処理と装着操作

### 1）支台装置の接着面処理

　接着ブリッジ装着までの，表面処理と接着の流れを図11に示す．接着ブリッジが技工室から診療室へ届けられる際には，作業用模型上に装着されている．診療室では，ブリッジを清拭してから支台歯への試適を行う．適合の確認，咬合調整終了後の仕上げ研磨までは通法通りに行うが，この時点では，金属の接着面には唾液成分，ハンドピースから飛散したオイル，水分などが付着している可能性が高い．したがって，試適後，装着直前に技工用**ブラスター**で支台装置接着面に**アルミナ**（**酸化アルミニウム**, $Al_2O_3$）砥粒を噴射する．この処理は**ブラスト処理**（アルミナブラスト処理）と呼ばれ，1）接着面の機械的清掃と，2）微視的な接着面積の増加による機械的維持の向上が目的である．

　さらに，合金の種類に応じた金属接着プライマーを塗布して支台装置側の接着面処理を終える．ブリッジが金銀パラジウム合金を含め貴金属合金製である場合，有機硫黄化合物（チオン，チオール，ジスルフィドなど）である機能性モノマーを含むプライマーを使用する．

　一方，ブリッジが非貴金属合金製である場合，酸性化合物（リン酸エステル，ホスホン酸，カルボン酸など）である**接着機能性モノマー**を含むプライマーを使用する．エナメル質および金属の接着に有効な化合物を，**表6**と**図12**に示す．

### 2）支台歯の接着面処理

　プロビジョナルレストレーションを使用していた場合，支台歯表面から仮着材を機械的に除去する．仮着用カルボキシレートセメントは注水下，ブラシコーンを使用することで除去できる．なお，フッ素化合物を含まない研削材をブラシコーンと併用してもよい．清掃後，ラバーダムを装着できる症例では装着し，支台歯接着面に37〜40％のリン酸ゲルを塗布して30〜60秒間のエナメルエッチング（酸処理）を行い，十分水洗して乾燥する．エナメル質接着のための**プライマー**あるいは**ボンディング材**が指定されている場合，歯面に塗布する（**図11**）．

ブラスター
airborne particle abrader

アルミナ
alumina

酸化アルミニウム
aluminum oxide

ブラスト処理
airborne-particle abrasion,
air-borne particle abrasion

接着機能性モノマー
adhesive functional
monomer

プライマー
primer

ボンディング材
bonding agent

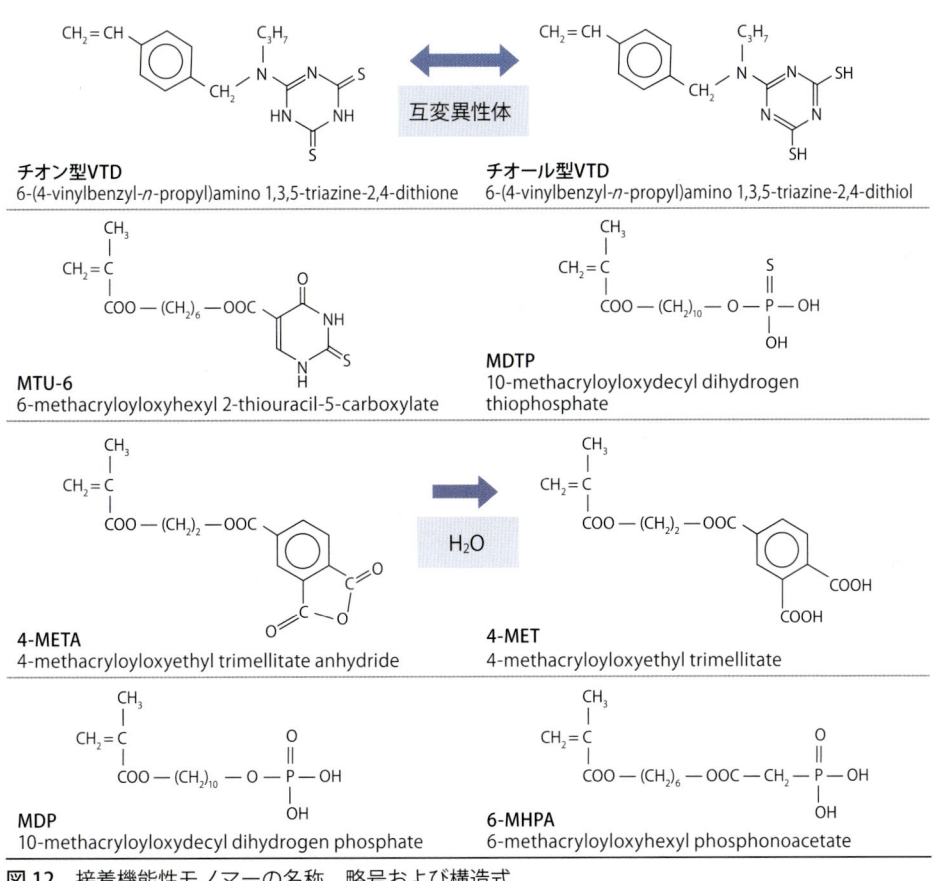

図11 接着ブリッジの試適から装着までの流れ

| 接着ブリッジ本体 | 口腔内 |
|---|---|
| 装着当日の試適と調整 | 装着当日の試適と歯面清掃 |
| アルミナブラスト処理<br>（機械的維持効果） | エナメル質のリン酸エッチング<br>（機械的維持効果） |
| 金属接着プライマーの塗布<br>（接着効果）<br>貴金属用または非貴金属用 | 接着材の塗布（接着効果）<br>酸性機能性モノマー |

4-META/MMA-TBBレジンまたはレジン系装着材料で装着
（金属の接着は常温化学重合型の装着材料を使用）

10-MDDT
10-methacryloxydecyl 6,8-dithiooctanoate (MDDT)

チオン型VTD
6-(4-vinylbenzyl-n-propyl)amino 1,3,5-triazine-2,4-dithione

チオール型VTD
6-(4-vinylbenzyl-n-propyl)amino 1,3,5-triazine-2,4-dithiol

互変異性体

MTU-6
6-methacryloyloxyhexyl 2-thiouracil-5-carboxylate

MDTP
10-methacryloyloxydecyl dihydrogen thiophosphate

4-META
4-methacryloyloxyethyl trimellitate anhydride

4-MET
4-methacryloyloxyethyl trimellitate

$H_2O$

MDP
10-methacryloyloxydecyl dihydrogen phosphate

6-MHPA
6-methacryloyloxyhexyl phosphonoacetate

図12 接着機能性モノマーの名称，略号および構造式

## 3）装着材料と装着操作

接着ブリッジの試適から装着までの流れを，**図11**，**図13〜18**に示す[63]．接着ブリッジは金属製の支台装置を歯に接着するため，光重合型装着材料の使用は推奨されていない．**装着材料**の代表例はアクリル系の 4-META/MMA-TBB レジン（スーパーボンド）であり，**筆積み法**で装着操作を行う．液剤成分中の 4-META（**図12**）は本来中性化合物であるが，**メタクリル酸メチル**（**MMA**）溶液中で微量の水分と反応し，接着材料として使用される際には，酸性の 4-MET に変化している

装着材料
luting agent

筆積み法
brush-dip technique

メタクリル酸メチル
MMA
methyl methacrylate

表6 各種被着体に対して有効な接着機能性モノマーの例

| 被着体 | 化合物一般名 | 官能基名 | 官能基構造式 | 接着機能性モノマーの例 |
|---|---|---|---|---|
| 貴金属合金 | チオン | チオキソ基 | =S | MTU-6，チオン型VTD，MDTP |
| | チオール | メルカプト基 | -SH | チオール型VTD |
| | ジスルフィド | ジスルフィド基 | -S-S- | 10-MDDT |
| 非貴金属合金 | リン酸エステル | ホスホリル基 | $-OP(=O)(OH)_2$ | MDP |
| | 芳香族カルボン酸 | カルボキシル基 | -COOH | 4-MET |
| | ホスホン酸 | ホスホニル基 | $-P(=O)(OH)_2$ | 6-MHPA |
| エナメル質 | 主成分がヒドロキシアパタイトであるため，非貴金属合金に有効なモノマーとほぼ同じ化合物が有効 | | | |

各モノマーの構造式は**図12**を参照

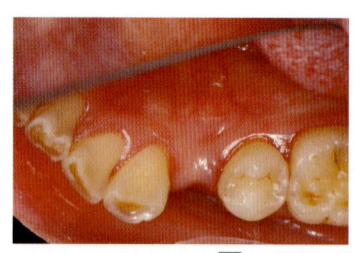

**図13** 61歳，男性．$\overline{4}$ 欠損症例

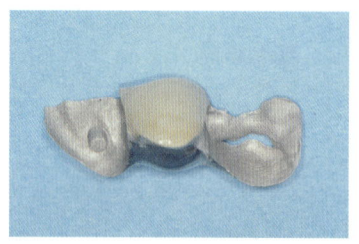

**図14** 試適後にアルミナブラスト処理を終えた支台装置の接着面

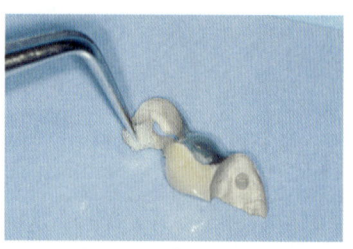

**図15** 金属接着プライマーの塗布

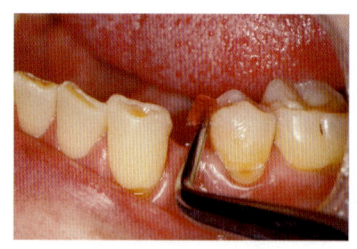

**図16** 支台歯エナメル質のリン酸ゲルによるエッチング

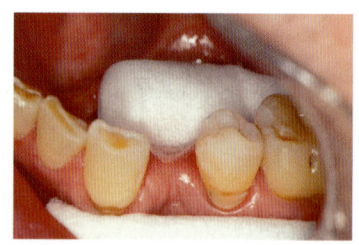

**図17** ボンディング材塗布前の簡易防湿

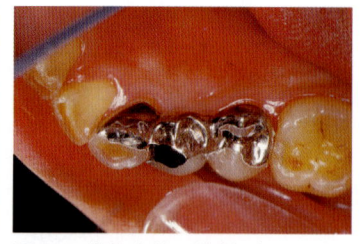

**図18** 装着直後の接着ブリッジと辺縁部に少量付着したオペーク色の装着材料

ことが明らかにされている．重合開始剤としては，**トリ-_n_-ブチルホウ素（TBB）**の部分酸化物を用いる．

4-MET は**酸性機能性モノマー**であり，エナメル質と非貴金属に接着性能を示す．したがって，歯質に筆で塗布されたモノマー - キャタリスト混和液は 4-MET（元 4-META）を含み，ボンディング材と装着材料双方の機能を有する．粉末成分は PMMA が主成分であるが，オペークの粉末（白色）を使用すると，金属色が歯質を透過する現象を抑制できる．硬化に際し，餅状，ゴム状，固形物と変化するため，硬いゴム状となった段階で，余剰レジンを除去する．

一般に，レジン系装着材料は光 - 化学重合型の製品が多い．一方，オペーク効果が強く，常温化学重合を主とする材料（パナビア V5 オペークなど）も市販されており，この種の材料は接着ブリッジの装着に使用できる．パナビアはプライマー中に酸性機能性モノマー MDP（**図12**）を含むため，エナメル質への接着が可能である．

トリ-_n_-ブチルホウ素
TBB
tri-_n_-butylborane

酸性機能性モノマー
acidic functional monomer

174

# 歯冠継続歯（ポストクラウン） 7

## 一般目標

1. 歯冠継続歯の支台歯形態を理解し，歯の切削術式を学習するとともに，製作方法，また，装着方法などの臨床術式を学習する．

## 到達目標

1. 歯冠継続歯の特徴と，適応症を説明できる．

## 1. 歯冠継続歯

### 1) 臨床的意義

歯冠継続歯（ポストクラウン），
post and core crown,
post-core crown

**歯冠継続歯（ポストクラウン）**は，歯冠部歯質の崩壊の著しい歯に対して，歯冠部およびポスト部からなる補綴装置で修復する治療法である（**図1**）．歯根に対して維持を求めるため，根管処置が行われた歯根長が十分ある前歯および小臼歯が対象となる．多くの症例では支台築造後に歯冠補綴が行われているが，通常のクラウンでは対応できない症例では現在も歯冠継続歯が応用されているため，重要な治療法の1つである．また，歯冠高径の低い大臼歯にも臨床応用されている．なお，現在は保険診療の適応外となっている．

#### （1）支台歯形態

根面形態
form of root surface

支台歯形態は**根面形態**と呼ばれ，歯根内面に形成される内側性のポスト孔の部分と歯冠部を形作る外側性の部分からなるため，支台築造形成におけるポスト部の維持と抵抗，着脱性，また，クラウンの形成における帯環効果の獲得と審美性への配慮，良好な適合性や辺縁歯肉への配慮[64]といったように，支台築造とクラウンの両方の特徴が要求される（**図2**）．

唇側の支台歯辺縁部は審美性を考慮し，歯肉縁下とする．特に特徴的なハーフバンド（半帯環）と呼ばれる部位により，咬合力の加わる方向をも考慮し，口蓋側に形成して，保持形態を付与する必要がある．

また，通常の外側性補綴装置であるクラウンと比較してポスト孔のみでは補綴装置が回転する恐れがあるため回転防止のための補助的窩洞（回転防止溝）の付与が必要である．

#### （2）欠点

支台歯に内側性の部分と外側性の部分が混在するため，支台歯形成後の印象採得から作業用模型の製作，ワックスパターン形成，鋳造といった従来からの一連の製作ステップにおける材料の収縮と膨張の両方が混在し良好な適合を得ることが難しい．現在応用されているCAD/CAMによる製作ではこれらの変形が影響しないため今後が期待されている．歯冠部とポストが一体となっているため，適正に支台歯形成がされないと，咬合力が直接ポストに加わり鋳造物の変形といった形で歯根部へ応力が集中してしまう[65]．

また，再製作の際にはクラウンの除去だけではなく，ポスト部の除去が必要とされるため歯根破折のリスクがある．さらにブリッジにも応用されるが，歯根内面に形成されるポストの方向性は現在歯によりある程度決められるため，平行性が得られる適合範囲は狭いといった欠点[66]があり，支台築造とクラウンによる修復処置が主流となっていった．

### 2) 適応症

現在では支台築造とクラウンによる修復処置が主流となっているが，**表1**の症例については通常の歯冠修復処置では十分な処置が難しいため歯冠継続歯の適応が必要となる．

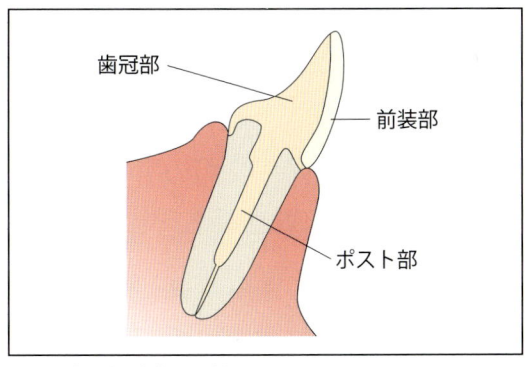

図1　歯冠継続歯の形態

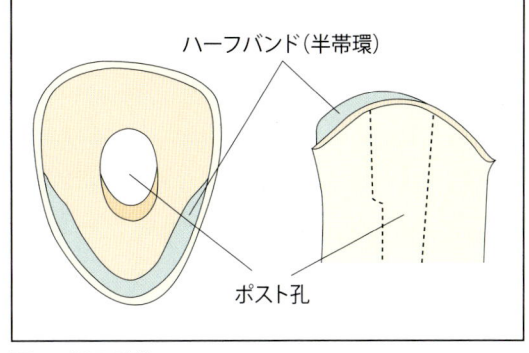

図2　根面形態

表1　歯冠継続歯の適応症

1. 唇舌径が薄く，支台築造と歯冠補綴による処置では十分な厚みを確保できない症例

2. 支台築造では歯冠高径が低く，十分な保持を得られない症例

3. 治療回数を少なくしたい症例

4. 開口量が少なく対象歯へ歯科器具の到達が困難で，十分な支台歯形成が行えない症例

# ブリッジによる補綴処置

## 磁性アタッチメントを用いた支台装置 | **8**

### 一般目標

1. 可撤性ブリッジにおける磁性アタッチメントの臨床的意義を理解する.

### 到達目標

1. 磁性アタッチメントの特徴を説明できる.
2. 磁性アタッチメントの臨床応用について説明できる.

## 1. 臨床的意義

　磁性アタッチメントは磁石の力を利用して補綴装置を支台歯に連結し，その維持・安定を図る維持装置の一つであり，小型高性能な希土類磁石の開発と腐食対策によって広く応用されるようになった．通常，磁石構造体をオーバーデンチャーに，それに吸着するキーパーを根面板に設置して用いる（図1）[67, 68]．

　歯冠部歯質が著しく崩壊した歯において，ポスト部に維持を求める補綴装置としてポストに維持を求める支台築造とクラウンとの組み合わせによる歯冠修復や，歯冠継続歯が考えられるが，それらを有床義歯の支台歯として用いる際にはクラスプなどの義歯の支台装置を介した側方力や回転力が問題となる．

　それに対して，磁性アタッチメントを有床義歯の根面アタッチメントとして用いた場合，根面板を可及的に低く設計することにより支台歯が受ける側方力や回転力に対する抵抗を少なくし，義歯に加わる大きな外力を支台歯に伝達しないため支台歯の保護に有利である．また，複雑な構造になりにくいことや，クラスプなどに比較して審美的にも優れている．

　さらに，有床義歯のみならず，支台歯に十分な負担能力があり，欠損部の顎堤の吸収が著しく鞍状型や有床型ポンティックなどを適応とする際の可撤性ブリッジのアタッチメントとしても利用することができる．

　その際，支台歯が無髄歯の場合はテレスコープクラウンが応用できる（図2）．磁性アタッチメントの維持力の発揮は磁力であるため，摩擦力で維持力を発揮させるといった高度な技術を要するコーヌステレスコープクラウンやキーアンドキーウエイなどのアタッチメントと比較して臨床上有利である[67]．

　その構造は内外冠に磁石構造体とキーパーをそれぞれ組み込むが，対合歯との垂直高径によっては磁石構造体を内冠に設置することもある．

　また，歯冠内アタッチメントとしての使用が困難な場合や，支台歯が有髄歯の場合は歯冠外アタッチメントとしての応用も可能である[67]．

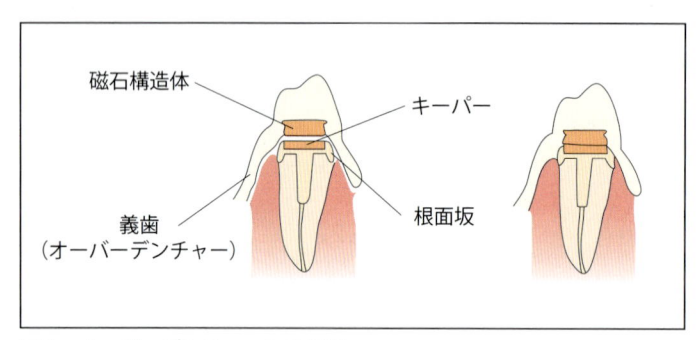

図1　オーバーデンチャーへの応用

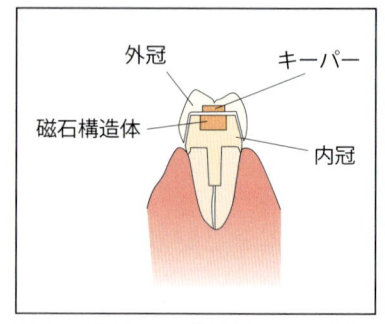

図2　テレスコープクラウンへの応用

## 2. 支台歯形態

　根面アタッチメントとして応用する場合は，歯冠継続歯と同様根面形態であるが，磁石構造体を設置するためのスペースを義歯に確保するため，キーパーを含めた根面板と対合歯とのクリアランスを5mm以上となるように形成する[67]．また，根面板を装着する際のずれを防止するために回転防止溝も設置することが望ましい．

**section 4　文献** ⋯⋯⋯⋯⋯⋯⋯⋯⋯⋯⋯⋯⋯⋯⋯⋯⋯⋯⋯⋯⋯⋯⋯⋯⋯⋯⋯⋯⋯

1)　日本補綴歯科学会：歯科補綴学専門用語集 第 4 版 . 91, 東京：医歯薬出版 , 2015.

2)　Rosenstiel S, Land M, Fujimoto J: Contemporary Fixed Prosthodontics, 4th ed. 97, Toronto: Mosby, Elsevier, 2006.

3)　新谷明喜 , 石上友彦 , 森戸光彦 編：歯科補綴マニュアル（第 4 版）. 50, 東京：南山堂 , 2006.

4)　矢谷博文 , 三浦宏之 , 細川隆司ほか編：クラウンブリッジ補綴学 第 5 版 . 89-91, 東京：医歯薬出版 , 2014.

5)　Liu CL: Use of a modified ovate pontic in areas of ridge defects: A report of two cases. J Esthet Restor Dent 16: 273-283, 2004.

6)　内山洋一 , 石橋寛二 , 吉田恵夫ほか：クラウンブリッジ実習マニュアル基礎編 . 108-111, 東京：医歯薬出版 , 1984.

7)　熱田　充 , 松村英雄：レジン前装鋳造冠 . 石橋寛二 , 川添堯彬 , 川和忠治ほか編：クラウンブリッジ補綴学 第 3 版 . 132-199, 東京：医歯薬出版 , 2005.

8)　矢谷博文 , 松村英雄 編：プロソドンティクス第 I 巻 . 180-185, 京都：永末書店 , 2012.

9)　末瀬一彦 , 松村英雄 , 丸茂義二ほか：歯冠修復技工学 . 101-141, 東京：医歯薬出版 , 2007.

10)　鈴木一臣 , 楳本貢三 , 岡崎正之ほか編：スタンダード歯科理工学ー生体材料と歯科材料ー 第 4 版 . 210-211, 東京：学建書院 , 2009.

11)　宮川行男：金属・陶材焼付界面における X 線解析（第 1 報）市販金合金・陶材焼付界面 . 歯理工誌 18: 296-306, 1977.

12)　長山克也：金属焼付ポーセレンに関する研究ー陶材焼付用合金の表面が焼付界面に及ぼす影響ー . 歯材器誌 38: 359-389, 1981.

13)　宮﨑　隆 , 中嶌　裕 , 河合達志ほか編：臨床歯科理工学 . 188, 東京：医歯薬出版 , 2006.

14)　小倉英夫 , 高橋英和 , 宮﨑　隆ほか編：コア歯科理工学 . 92-93, 東京：医歯薬出版 , 2006.

15)　田村勝美 , 森　博史 , 妹尾輝明 編：歯科技工卒後研修講座 6 セラモメタルクラウン . 24-32, 東京：医歯薬出版 , 1991.

16)　田村勝美 , 森　博史 , 妹尾輝明 編：歯科技工卒後研修講座 6 セラモメタルクラウン . 32-39, 東京：医歯薬出版 , 1991.

17)　田村勝美 , 森　博史 , 妹尾輝明 編：歯科技工卒後研修講座 6 セラモメタルクラウン . 59-87, 東京：医歯薬出版 , 1991.

18)　田村勝美 , 森　博史 , 妹尾輝明 編：歯科技工卒後研修講座 6 セラモメタルクラウン . 89-126, 東京：医歯薬出版 , 1991.

19)　押鐘　篤 編：歯科ハンドブック 手技編 . 東京：文京書院 , 1979.

20)　Rosenstiel SF, Land MF, Fujimoto J（藤本浩平監訳 , 岡村光信 , 廣瀬正法 , 錦織　淳訳）：Contemporary fixed prosthodontics 5 th ed.（クラウンブリッジの臨床 . 278-287, 東京：医歯薬出版 , 2018）, 2015.

21)　Karlsson S, Nilner K, Dahl LB 編（岡本　浩 , 竹内泰子監訳）：A Textbook of Fixed Prosthodontics: The Scandinavian Approach（スカンジナビアンアプローチ　クラウンブリッジの臨床 . 159-180, 東京：クインテッセンス出版 , 2004）, 2000.

22)　矢谷博文 , 三浦宏之 , 細川隆司ほか編：クラウンブリッジ補綴学 第 5 版 . 133-144, 東京：医歯薬出版 , 2014.

23)　Rosenstiel SF, Land MF, Fujimoto J（藤本順平 監訳 , 岡野昌治 , 菅野英也 , 千ヶ崎乙 文訳）：Contemporary fixed prosthodontics 4th ed（クラウンブリッジの臨床 . 393-425, 東京：医歯薬出版 , 2010）, 2006.

24)　日本補綴歯科学会編：歯科補綴学専門用語集 第 4 版 . 16, 33-34, 93-94, 東京：医歯薬出版 , 2015.

25)　Academy of Prosthodontics : The Glossary of Prosthodontic Terms（GPT-9）. J Prosthet Dent 117: e56, 2017.

26)　モデル・コア・カリキュラム改訂に関する連絡調整委員会 , 専門研究委員会：歯学教育モデル・コア・カリキュラムー教育内容ガイドラインー 平成 22 年度改訂版 . 37, 2011.

27)　厚生労働省医政局歯科保健課：歯科医師国家試験出題基準 平成 26 年版 . 9, 49, 50, 2013.

28)　歯科大学学長 , 歯学部長会議：平成 19（2007）年改訂 歯科医学教授要綱 . 135, 東京：医歯薬出版 , 2008.

29)　菅沼岳史：クラウン・ブリッジ補綴学サイドリーダー 第 4 版 . 42-55, 東京：学建書院 , 2009.

30)　長谷川成男 , 坂東永一：臨床咬合学事典 . 280-334, 東京：医歯薬出版 , 1997.

31)　矢谷博文 , 三浦宏之 , 細川隆司ほか編：クラウンブリッジ補綴学 第 5 版 . 20-26, 151-161, 東京：医歯薬出版 , 2014.

32)　石橋寛二 , 伊藤　裕 , 川和忠治ほか：クラウンブリッジテクニック . 81-90, 東京：医歯薬出版 , 2008.

33)　細井紀雄 , 平井敏博 , 大川周治ほか：無歯顎補綴治療学 . 143-156, 東京：医歯薬出版 , 2010.

34)　矢谷博文 , 松村英雄 編：プロソドンティクス第 1 巻 . 256, 京都：永末書店 , 2012.

35)　佐藤　亨 , 羽賀通夫 , 腰原　好：クラウン・ブリッジ補綴学 . 88, 東京：学建書院 , 2003.

36）藍　稔：補綴臨床に必要な顎口腔の基礎知識 . 99, 東京：学建書院 , 2002.

37）日本補綴歯科学会編集：歯科補綴学専門用語集 . 東京：医歯薬出版 , 2004.

38）矢谷博文 , 三浦宏之 , 細川隆司ほか編：クラウンブリッジ補綴学 第 5 版 . 146-150, 東京：医歯薬出版 , 2014.

39）萩原芳幸：必ず上達　歯冠修復（下）. 東京：クインテッセンス出版 , 2010.

40）田端恒雄 , 内山洋一 , 石橋寛二ほか編：クラウンブリッジ実習マニュアル 第 2 版 基礎編 . 65-79, 東京：医歯薬出版 , 1990.

41）全国歯科技工士教育協議会編：最新歯科技工士教本 歯科技工実習 第 1 版〈第 1 刷〉. 51-54, 東京：医歯薬出版 , 2017.

42）Matsumura H, Mori S, Tanoue N: Fabrication of a maxillary posterior fixed partial denture with a type 4 gold alloy and a dual-polymerizing indirect composite. J Oral Sci 50: 113-116, 2008.

43）宮崎　隆 , 中嶌　裕 , 河合達志ほか編：臨床歯科理工学 . 267, 361-362, 東京：医歯薬出版 , 2006.

44）畑　好昭：臼歯半固定性ブリッジ . 歯科ジャーナル 21(3)：299-304, 1985.

45）Rosenstiel SF, Land MF, Fujimoto J: Contemporary fixed prosthodonthics. 4th ed. St.Louis: Mosby, 2006.

46）清水栄太郎 , 岡本和彦 , 野露浩正ほか：中間支台歯を有する半固定性ブリッジの力学的検討 . 明海歯学 38 (2) 133-144, 2009.

47）矢谷博文 , 三浦宏之 , 細川隆司ほか編：クラウンブリッジ補綴学 第 5 版 . 81-82, 東京：医歯薬出版 , 2014.

48）宮﨑　隆 , 中嶌　裕 , 河合達志ほか編：臨床歯科理工学 . 194, 東京：医歯薬出版 , 2006.

49）小倉英夫 , 高橋英和 , 宮﨑　隆ほか編：コア歯科理工学 . 220-221, 東京：医歯薬出版 , 2006.

50）川上道夫：新歯科材料・器械 第 2 版 . 200-205, 東京：医歯薬出版 , 1994.

51）佐藤　亨 , 羽賀通夫 , 腰原　好：クラウン・ブリッジ補綴学 第 4 版 . 115-118, 東京：学建書院 , 2014.

52）矢谷博文 , 三浦宏之 , 細川隆司ほか編：クラウンブリッジ補綴学 第 5 版 . 150, 東京：医歯薬出版 , 2014.

53）遠藤忠治 , 永井成実 , 石橋寛二：Dental Esthetics に関する意識調査－患者サイドの要求事項について－ . 歯科審美 9: 223-226, 1997.

54）石橋寛二 , 大平千之：歯冠色を科学する . 日本歯科医師会雑誌 63: 1051-1061, 2011.

55）小田中康裕監修：若手歯科医師・技工士のためのシェードテイキング超入門 . QDT 別冊 . 東京：クインテッセンス出版 . 2014.

56）日本色彩学会編：新編色彩科学ハンドブック 第 2 版 . 東京：東京大学出版会 , 1998.

57）城　一夫：カラー版 徹底図解 色のしくみ―初期の光学理論から色彩心理学・民族の色彩まで . 東京：新星出版社 , 2009.

58）田中卓男 , 田上直美 , 永野清司ほか：新素材による接着ブリッジの臨床　テクニックのすべてと保険適用への効果的対応 . 8-10, 東京：ヒョーロン・パブリッシャーズ , 2008.

59）Matsumura H, Hosoya Y, Tanoue N, et al: A three-unit mandibular resin-bonded fixed partial denture seated after closing anterior open spaces: A clinical report. Int Chin J Dent 8: 29-32, 2008.

60）Monya Y, Matsumura H, Atsuta M: A two-stage resin-bonded fixed partial denture seated in conjunction with post-extraction healing of the alveolar socket: A clinical report. J Prosthet Dent 80: 4-8, 1998.

61）Nakamura M, Matsumura H: Fifteen-year clinical performance of a resin-bonded fixed partial denture seated with a thione primer and a tri-n-butylborane-initiated luting agent. J Oral Sci 55: 263-266, 2013.

62）Nakamura M, Koizumi H, Matsumura H: Repair of a resin-bonded fixed partial denture 16 years after seating: a case report. Asian Pac J Dent 12: 45-48, 2012.

63）松村英雄 , 熱田　充：新世紀の歯科診断と歯科治療－接着－ . 日歯医学会誌 20: 25-31, 2001.

64）下総高次 , 六人部慶夫：歯冠継続歯における補綴的処置の不備による歯肉変化 . 補綴誌 6: 111-120, 1962.

65）玉澤佳純 , 木村幸平：ポーセレン・ジャケット・クラウン装着後 12 年間経過観察した一臨床例の検討 . 補綴誌 35: 855-862, 1991.

66）割田研司：方向の異なるポストの印象精度に関する研究―寒天―アルジネート連合印象－ . 補綴誌 31: 997-1010, 1987.

67）田中貴信：磁性アタッチメント　磁石を応用した新しい補綴治療 . 医歯薬出版 , 1992.

68）石上友彦：磁性アタッチメントの履歴と指針 . 日補綴会誌 6: 343-350, 2014.

# 新しい医療機器による補綴処置

## オールセラミッククラウン | 1

### 一般目標

1. オールセラミッククラウンについて理解する.

### 到達目標

1. オールセラミッククラウンの臨床的意義を説明できる.
2. オールセラミッククラウンの利点と欠点を説明できる.
3. オールセラミッククラウンの適応症と禁忌症を説明できる.
4. オールセラミック材料の強化法による分類を説明できる.
5. オールセラミッククラウンの代表的なシステムの特徴と製作方法を説明できる.
6. オールセラミッククラウンの装着法を説明できる.

## 1. 臨床的意義

**オールセラミッククラウン**とは，従来から口腔内で多く用いられてきた金属を使用せず（メタルフリー），セラミック材料のみによって製作されたクラウンのことである．一般的に歯科用セラミック材料は光透過性がある[1]ため，高度な審美性が得られるのが大きな特徴である．また，金属アレルギーを回避できる[2]ことからも臨床的意義は大きい（**図1, 2**）．

オールセラミッククラウン
ceramic restoration,
all-ceramic crown,
all-ceramic restoration

### 1）利点と欠点／適応症と禁忌症

オールセラミッククラウンの利点と欠点を**表1**に，適応症と禁忌症を**表2**に示す．

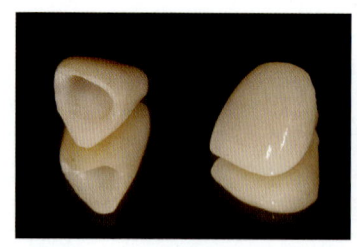

図1　オールセラミッククラウン

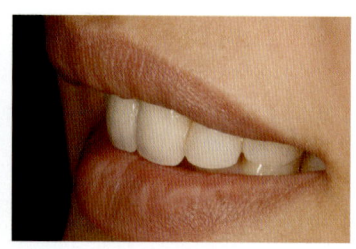

図2　前歯部に装着されたオールセラミッククラウン

表1　オールセラミッククラウンの利点と欠点

| 利点 | 欠点 |
|---|---|
| 審美性に優れる | 衝撃に対して破折しやすい（脆性材料であるため） |
| 着色しにくい（表面が滑沢であるため） | 歯質削除量が多い（クラウンの強度と審美性確保のため） |
| 変色しにくい（吸水性がないため） | 対合歯を過度に摩耗する可能性がある（硬く，耐摩耗性が高いため） |
| 金属による歯根や歯周組織の変色がない | システムによって技工操作が煩雑なものもある |
| 生体親和性に優れる | 高価な機材が必要である |
| 金属アレルギーを回避できる | 多くのシステムがあり，それぞれの特徴や適応を把握しなければならない |
| プラークが付着しにくい（表面が滑沢であるため） | |
| 歯周組織への為害作用が少ない | |
| 歯髄への影響が少ない（熱伝導率が低いため） | |

表2　オールセラミッククラウンの適応症と禁忌症

| 適応症 | 禁忌症 |
|---|---|
| 高度な審美性が要求される症例 | ブラキシズムやクレンチングのある患者の症例 |
| 単冠や少数歯欠損のブリッジ症例 | 生活歯の支台歯形成により，露髄の可能性がある症例 |
| 金属アレルギーを有する患者の症例 | 多数歯欠損のブリッジ症例 |
| | 歯冠長が短いなど，適切な形成量が確保できない症例 |

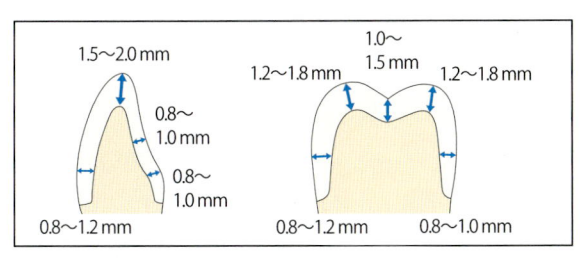

図3 歯質削除量

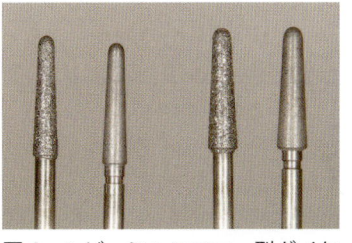

図4 ヘビーシャンファー型ダイヤモンドポイント

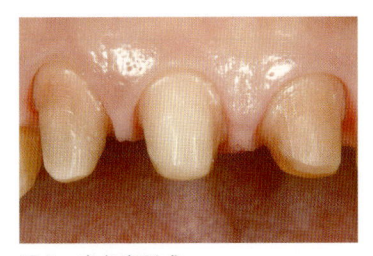

図5 支台歯形成

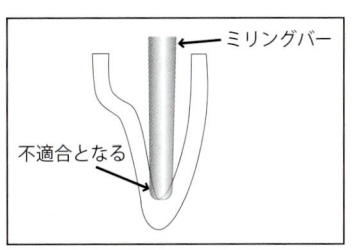

図6 CAD/CAM システムでは，鋭利な形態があると，クラウン内面を適切に加工できず，不適合となる.

sec. 5
新しい医療機器による補綴処置
1. オールセラミッククラウン

## 2. 支台歯形態

切縁・咬合面および軸面の形成量を**図3**に示す.

辺縁形態はヘビー（ディープ）シャンファーとする[3]（**図4**）.

鋭利な部分があると破折や適合不良の原因となるので，全体的に丸みを帯びた形態とする（**図5**）. 特に **CAD/CAM** システムを応用する場合には，クラウン内面の鋭利部の切削ができず不適合となるので注意する[4]（**図6**）.

CAD/CAM
computer aided design/
computer aided manufacturing

## 3. オールセラミック材料の強化法による分類

セラミックスは脆性材料であるため，種々の方法で強化され，臨床応用されている. その強化法の分類として，1）分散強化型ガラスセラミックス，2）ガラス浸透型セラミックス，3）高密度焼結セラミックスがある[5].

その強度は一般的に，分散強化型ガラスセラミックス＜ガラス浸透型セラミックス＜高密度焼結セラミックスとなる[3]（**図7**）.

### 1）分散強化型ガラスセラミックス

長石，リューサイト，二ケイ酸リチウムなどの結晶粒子をガラスマトリックスに分散させることによって，ガラスマトリックスに発生した亀裂の進展を抑制し，強度を向上させたものである（**図8a**）.

### 2）ガラス浸透型セラミックス

アルミナやスピネル，ジルコニアの多孔質コアを耐火模型上やCAD/CAMによって製作し，その多孔質の空間にランタンガラスを浸透，焼結させ，フレームの強度を向上させたものである（**図8b**）.

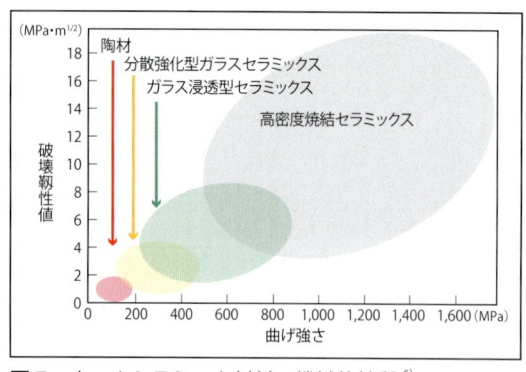

図7　オールセラミック材料の機械的性質[6]

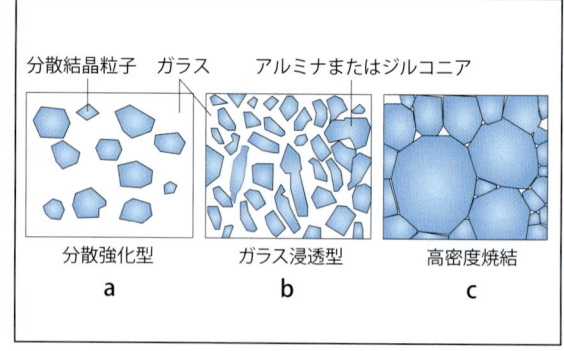

図8　セラミックスの強化法の模式図[5]

### 3）高密度焼結セラミックス

　高靱性，高強度のアルミナやジルコニアを高密度にプレスした状態で焼結（シンタリング）することにより，緻密な結晶体となる（図8c）．

　完全焼結体は非常に硬く切削加工が困難であるため，快削性のよい半焼結体や未焼結体を切削加工し，その後，最終焼結を行うものが一般的である[7]．

　最終焼結によって，アルミナで約16％，ジルコニアで約20％収縮する．

　工場において厳密な温度管理のもと，CAD/CAMシステム用のブロックやディスクとして提供されているため，非常に安定した特性を発揮できる．

## 4. 構造と色調再現

　オールセラミッククラウンの構造と色調再現について，**表3**に示す[3]．

## 5. オールセラミック修復システムによる分類

　オールセラミック修復システムによる分類を，**表4**に示す．

### 1）耐火模型を用いるシステム

　作業用模型の複印象から製作した耐火模型を使用する．

①陶材を耐火模型上に多層に築盛し，焼成し完成させる方法（ラミネートベニア，インレーに応用）

②耐火模型上でガラス浸透型セラミック製フレームを製作し，その上に陶材を築盛・焼成して完成する方法（In-Ceram, Vita）

　コア用材料として，アルミナ，スピネル，ジルコニアの3製品があり，症例によって選択する．

　スリップキャストとは，セラミック粉末と水を混ぜた泥漿（スラリー）を吸水性のある模型材上に築盛し，乾燥させ，セラミック粉末のフレームを製作する方法である．

### 2）ロストワックス法を用いるシステム

　ロストワックス法を用いるシステムの特徴を，**表5**に示す．

表3 オールセラミッククラウンの構造と色調再現

| | 単層構造のクラウン | 2層構造のクラウン |
|---|---|---|
| | | |
| | クラウン全体を単一の材料で製作し，表面にステイン用陶材を塗布して焼成 | 高強度のコーピングを製作し，その上に前装用陶材を積層築盛して焼成 |
| 色調再現法 | ステイニング法 | レイヤリング法 |
| 審美性 | ○ | ◎ |
| 主な適応部位 | 臼歯部 | 前歯部，臼歯部 |

表4 オールセラミック修復システムによる分類

| 製作方法 | | 商品名 | メーカー | 結晶構造 |
|---|---|---|---|---|
| 耐火模型上で築盛 | スリップキャスト | In-Ceram | Vita | アルミナ，スピネル，ジルコニア |
| ロストワックス法 | 鋳造 | クリセラ | 九耐デントセラム | リン酸カルシウム |
| | 加圧成形型 | IPS e.max | Ivoclar Vivadent | 二ケイ酸リチウム |
| 機械切削 | CAD/CAM | Cerec3 | Sirona | 長石，リューサイト，二ケイ酸リチウムほか |
| | | Aadva | ジーシー | 長石，リューサイト，ジルコニアほか |
| | | Zenotec | Wieland | ジルコニア |
| | | Procera | Nobel Biocare | アルミナ，ジルコニア |
| | | Cercon smart Ceramics | Degu Dent（デンツプライ三金） | ジルコニア |
| | | Lava | 3M ESPE | ジルコニア |
| | | カタナ | クラレノリタケデンタル | ジルコニア |
| | | KZR-CADナノジルコニア | YAMAKIN | ジルコニア（セリア系） |

表5 ロストワックス法を用いるシステムの特徴

1. 歯冠形態のワックスパターン形成を行う．形態の付与が容易に行える
2. 完成したワックスを専用埋没材に埋没する
3. ワックスの焼却を行い，その空洞に軟化状態のガラスセラミックスを流し入れる　この方法には鋳造と加圧成形による方法がある

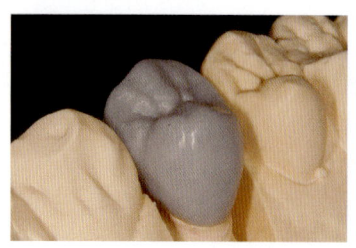

図9 IPS e.max を使用したオールセラミッククラウンの製作工程. ワックスパターン形成

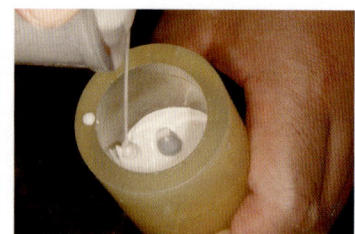

図10 専用埋没材で埋没

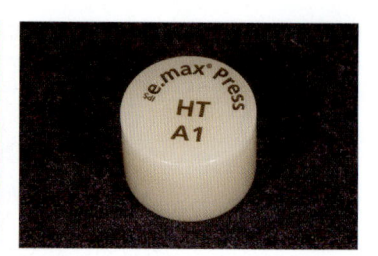

図11 ニケイ酸リチウムガラスセラミックスのインゴット

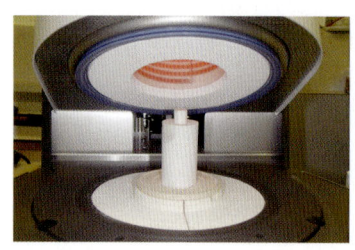

図12 インゴットを溶融し, 鋳型に圧入

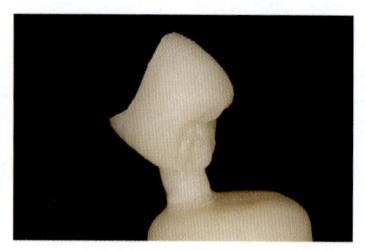

図13 加圧成形されたクラウン

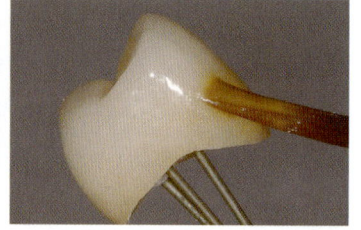

図14 ステイニング法で色調再現

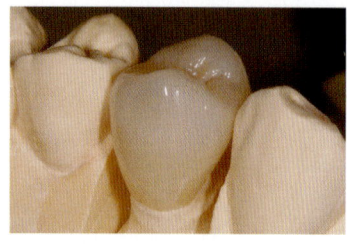

図15 完成したクラウン

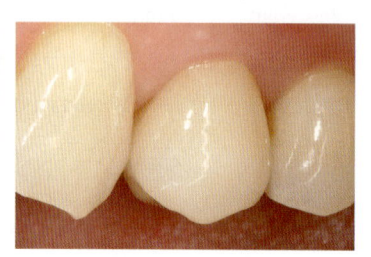

図16 装着されたクラウン

## （1）鋳造

鋳造（クリセラ）の手順は以下のとおりである.

1. ガラスインゴットを 1,300 ℃以上の高温で溶融し, 遠心鋳造器で鋳型に鋳込む.
2. 鋳造されたガラスクラウンを慎重に埋没材から掘り出し, 数時間の結晶化熱処理（セラミング）を行う. このときにリン酸カルシウムの結晶が析出し, 機械的強度や色調が向上する.
3. ステイニング法あるいはレイヤリング法で色調再現を行い完成する.

## （2）加圧成形型

加圧成形型（IPS e.max）の手順は以下のとおりである.

1. ニケイ酸リチウムの結晶化されたガラスセラミックスのインゴットを加熱し, 鋳型に加圧することによって成形する.
2. 埋没材からクラウンを掘り出した時点で, 高強度のクラウンが得られる（結晶化熱処理の工程は不要）.
3. ステイニング法あるいはレイヤリング法で色調再現を行い, 完成する.

IPS e.max を使用したオールセラミッククラウンの製作工程を, 図9 〜 16 に示す.

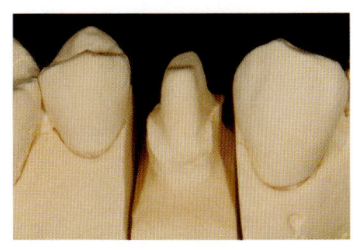

図17　カタナを使用したオールセラミッククラウンの製作工程. 作業用模型の製作

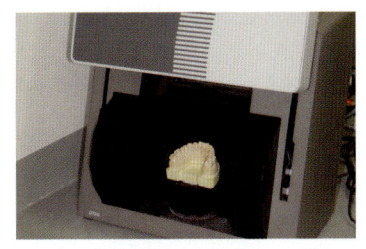

図18　非接触式でスキャニング

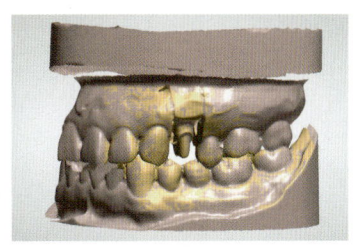

図19　上下顎模型のスキャンデータ

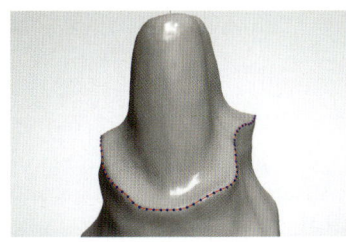

図20　フィニッシュラインの設定

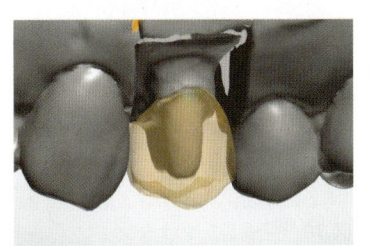

図21　クラウンの設計

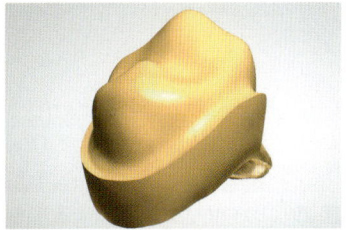

図22　コーピングの設計

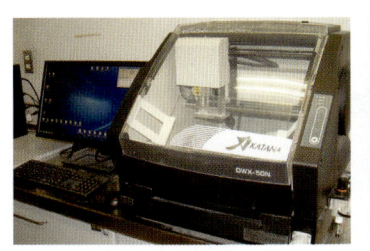

図23　ミリング加工機

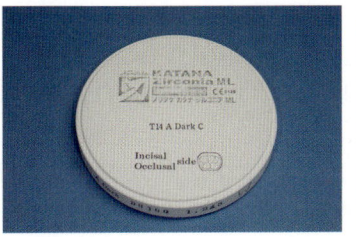

図24　ジルコニアディスク

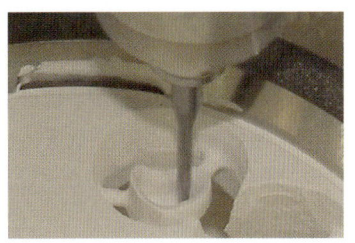

図25　ミリング

### 3）機械切削を用いるシステム（CAD/CAM）

　コンピュータによる計測・設計（CAD）とミリングシステム（CAM）によって，均質材料であるセラミックブロックを機械的に加工するシステムである.

　高密度焼結セラミックスであるジルコニアブロックが一般的であるが，分散強化型ガラスセラミックスやガラス浸透型セラミックスのブロックもある.

　製作の手順は以下のとおりである.

1. **作業用模型の三次元計測（スキャニング）**：レーザーや LED などの光を投影し，反射光を受光部でとらえ，計測する方法が一般的である.
2. **設計（CAD）**：スキャニングデータから専用ソフトウェアを用い，コンピュータ上でクラウンやコーピングの設計を行う.
3. **ミリング加工（CAM）**：CAD データから粗加工 → 中加工 → 仕上げ加工と複数のツールを交換して切削加工を行う[7].
4. **最終焼成：**
   a. 半焼結型または未焼結型ブロックでは，最終焼結を行い，強度を向上させる. このとき約 20% 収縮する[8].
   b. 分散強化型ガラスセラミックブロックでは，結晶化熱処理し，結晶

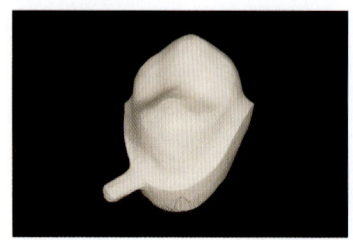
図26　ミリングが終了したコーピング

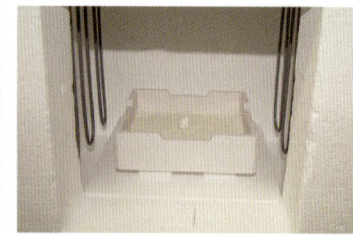
図27　最終焼結. 約20%収縮する

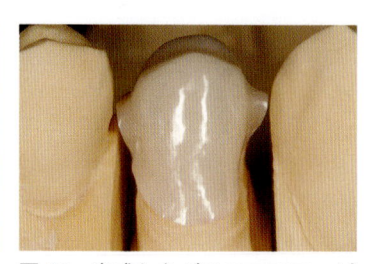
図28　完成したジルコニアコーピング

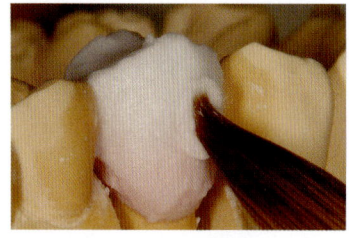
図29　レイヤリング法による形態および色調再現

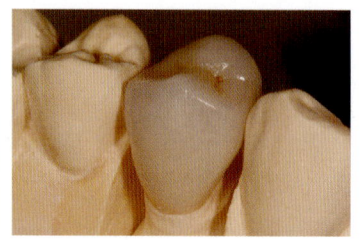
図30　完成したクラウン

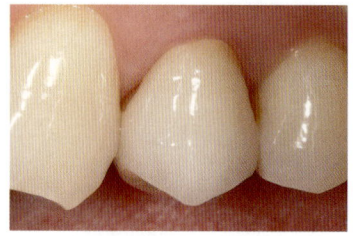
図31　装着されたクラウン

を析出させることによって，強度を向上させる.
　c. ガラス浸透型セラミックブロックでは，ランタンガラスを浸透，焼結し強度を向上させる.
5. **色調再現**：専用陶材を用いて，ステイニング法で色調再現を行ったり，レイヤリング法によって色調再現および歯冠形態を再現する.

カタナを使用したオールセラミッククラウンの製作工程を，**図17〜31**に示す.

## 6. 装着法

### 1）クラウンの内面処理

サンドブラスト処理によって，仮着セメントや汚染物を除去する. さらに機械的嵌合力を向上し，表面積を増加して，ぬれを良くする. 次に，シリカ（$SiO_2$）を含むセラミックスには，シラン処理を施す. シリカを含まないアルミナやジルコニアには，専用プライマーを使用する.

### 2）支台歯の表面処理

まず，スケーラーやフッ化物非含有の研磨ペーストを塗布した回転ブラシで，機械的清掃を行う. 次に，象牙質には，象牙質専用プライマーを，コンポジットレジンにはシランカップリング剤を，金属には金属接着プライマーをそれぞれ塗布する.

### 3）接着操作

可能なかぎりの防湿を行い，接着性レジンセメントを用いて装着する.

# 新しい医療機器による補綴処置

## ポーセレンラミネートベニア | 2

### 一般目標

1. 歯質欠損，形態異常および変色に対する歯冠修復の臨床的意義と方法を理解する．
2. 部分被覆冠の種類と特徴を理解する．

### 到達目標

1. ポーセレンラミネートベニアの意義と特徴を説明できる．
2. ポーセレンラミネートベニアの適応症と禁忌症を説明できる．
3. ポーセレンラミネートベニアの利点と欠点を説明できる．
4. ポーセレンラミネートベニアの支台歯形態と形成について説明できる．
5. ポーセレンラミネートベニアの装着にかかわる器材と装着術式を説明できる．

## 1. 概説

### 1）臨床的意義

**ポーセレンラミネートベニア**とオールセラミッククラウンの基本的相違は歯の削除量と装着システムである．ラミネートベニアの支台歯形成では歯質削除を原則としてエナメル質の範囲内とし，健全歯質を可及的に保存する．歯質の削除が少ない場合，ベニアの強度と保持形態が被覆冠に比して不十分となり，歯質，ベニアともに接着のための表面処理を施したうえでの装着が必須となる．以上をふまえたうえで装着されたポーセレンラミネートベニアは，健全歯質に対する侵襲を最小限に抑えた歯冠色修復物と位置づけることができる．

ポーセレンラミネートベニア
porcelain laminate veneer

### 2）特徴

ポーセレンラミネートベニアの適応症と禁忌症を**表1**に示す．現在では健全歯質の削除を最小限に抑えるという概念（**MI**）が浸透している．ラミネートベニアを応用することで，MIの考え方を取り入れながら歯の外形を構築して行くことが可能となる．

ポーセレンラミネートベニアをセラミッククラウンと比較した場合の利点と欠点を，**表2**に示す．

MI
minimal intervention

## 2. 支台歯形成

### 1）形態異常歯の支台歯形成

**正中離開，歯間空隙，円錐歯**などの症例では，形態が欠落している部分に歯冠の外形を付与するため，装着方向に対し，アンダーカットをなくす程度の形成にとどめ，歯質の削除を最小限とする．形成にはガイドグルーブを設けることもあるが，象牙質が露出しないよう注意を払うことが重要である（**図1〜4**）[9]．歯の色に問題のない症例では，シェードガイドなどを用いて色調選択を行う．

正中離開
diastema

歯間空隙
open space

円錐歯
cone shaped tooth

### 2）変色歯の支台歯形成

歯質の削除を最小限とし，咬合接触がある部分の削除を避ける．象牙質が露出しないよう注意を払う点は，他の症例と同様である（**図5〜6**）[10]．

## 3. 製作法

### 1）印象と模型製作

シリコーン印象材で歯列の印象を採得し，超硬石膏と硬石膏を注入して歯型可撤式模型を製作する．作業用模型を咬合器に装着する前に模型の印象を採得し，耐火模型材を注入して陶材焼成用の**耐火副模型**を製作する（**図7**）．以下，中切歯をもとに作業の流れを示す．

耐火副模型
refractory cast

### 2）陶材の焼成

ベニアが隣接面を含む場合は，チェックバイトレコードなどを用いて上下の模

**表1 ポーセレンラミネートベニアの適応症と禁忌症**

| 適応症 | 禁忌症 |
| --- | --- |
| 表在性の齲蝕 | 深在性の齲蝕 |
| 歯間空隙，正中離開 | エナメル質の接着面積が少ない歯 |
| 歯の形態異常 | 広範囲のコンポジットレジン修復がある歯 |
| 変色歯 | ブラキシズム |
| 形成不全歯 | 歯冠全体にわたるエナメル質形成不全歯 |
| 破折歯 | |

**表2 ポーセレンラミネートベニアをセラミッククラウンと比較した場合の利点と欠点**

| 利点 | 欠点 |
| --- | --- |
| 歯質削除量が少ない | 保持力が小さい |
| 形成時に局所麻酔の必要性が低い | ベニアの強度が確保しにくい |
| 支台歯隣接面を保護できる | エナメル質の接着面積が少ない場合，破折の危険性がある |
| 装着以外の術式は容易である | 接着システムに対する知識が必要である |
| 歯周組織への影響が少ない | 接着面処理と装着に技術を要する |
| 歯質保存的再治療が可能である | |

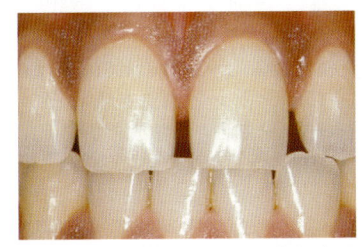

図1 27歳，男性．上顎前歯部歯間空隙による審美，発音障害の改善を希望

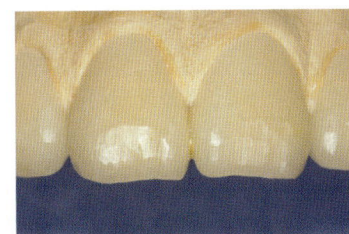

図2 患者の希望を重視して外形と色調を決定する．

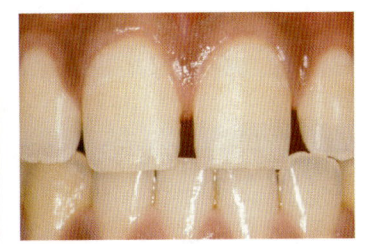

図3 エナメル質の範囲内で支台歯を形成

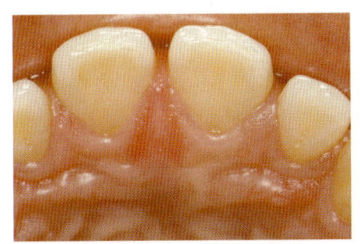

図4 形成後の舌側面観．舌面を切削していない．

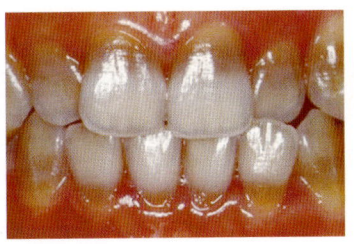

図5 18歳，女性．テトラサイクリン系抗生物質の服用履歴があり，変色が顕著

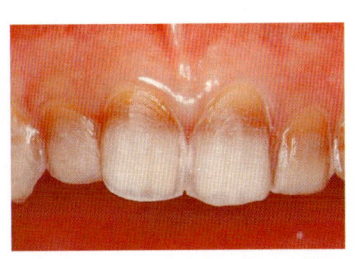

図6 エナメル質の範囲内で広範囲の形成を行ったが，接触点は確保している．

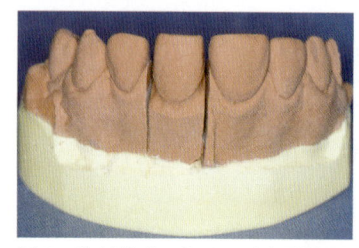

**図7** 陶材焼成のための耐火副模型

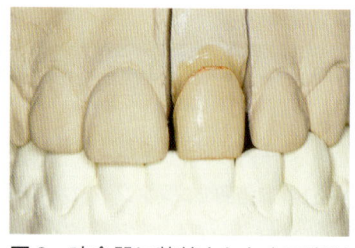

**図8** 咬合器に装着された上下歯列模型

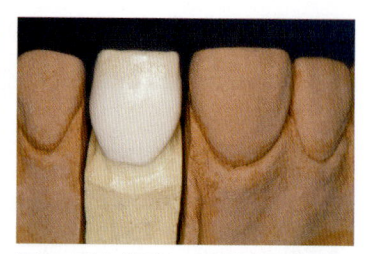

**図9** 耐火模型上での陶材の築成と焼成

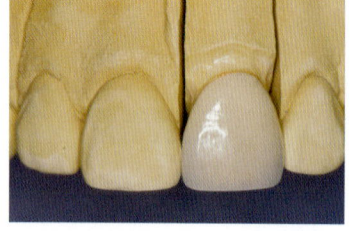

**図10** 完成したラミネートベニア

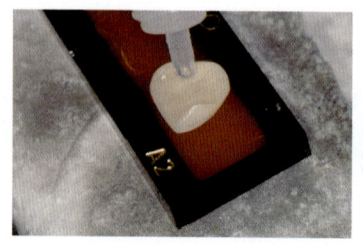

**図11** 技工室内で5〜10%フッ化水素酸ゲルによるエッチング処理

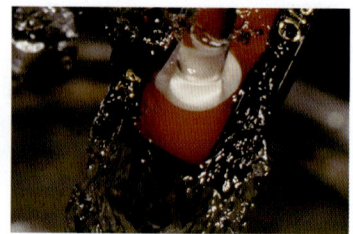

**図12** 流水下での水洗

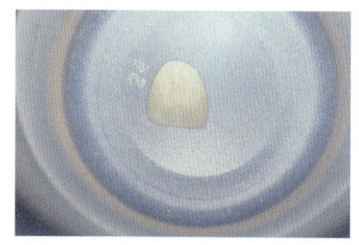

**図13** メタノールまたはアセトン中での超音波洗浄

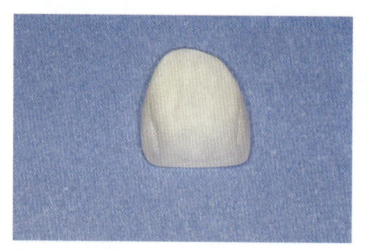

**図14** 乾燥後,診療室へ移動

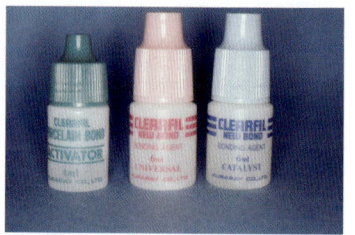

**図15** シランと歯質接着性モノマー MDP を含む3液型のボンディング材

型を咬合器に装着する（**図8**）.耐火副模型上に**焼成用陶材**を直接築盛してベニアを製作する.歯の色調を遮蔽したい場合はボディ色とオペーク色を兼ねる材料（**オペーシャスデンチン**など）を使用する.ボディ色,エナメル色の順に焼成し,形態修整後にグレージングを行う（**図9, 10**）.

焼成用陶材（長石系陶材）
feldspathic porcelain

オペーシャスデンチン
opacious dentin

## 4. 接着面処理と装着操作

### 1）試適

　形態と適合状態を検査するための試適は力が加わらないように慎重に行う.この時点では内面の耐火模型材はアルミナブラストにより除去され,ベニアは破折しやすい状態となっている.削合は低速回転のカーボランダムポイントで行う.その後,順次,仕上げ用のポイントに移行する.

　色調を装着材料で調整するために,**試適用ペースト**を使用することもある.試適用材料に含まれるグリセリンなどのアルコール成分とその他の油性成分はアセトン,メタノールなどで除去できる.変色歯以外の歯,あるいはオペーシャスデンチンで色調を調整されたベニアでは,試適用ペーストを使用しなくてもよい場合が多い.

試適用ペースト
try-in paste

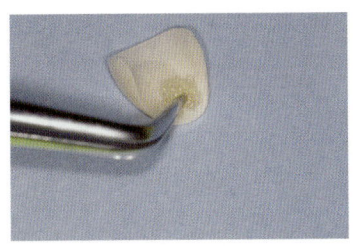
図16　ボンディング材をベニア接着面に塗布

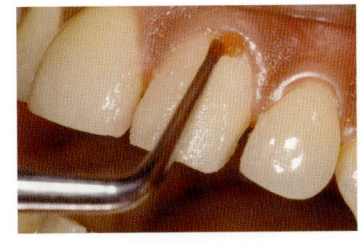
図17　リン酸ゲルによるエナメル質のエッチング処理

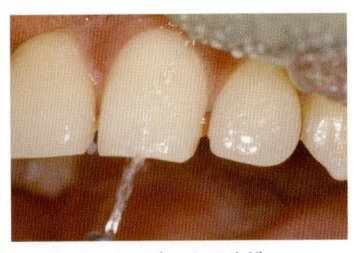
図18　シリンジによる水洗

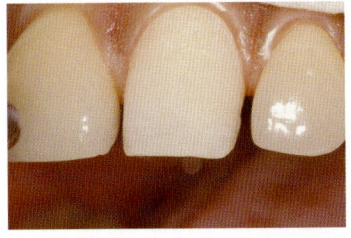
図19　乾燥後，白濁化したエッチング面

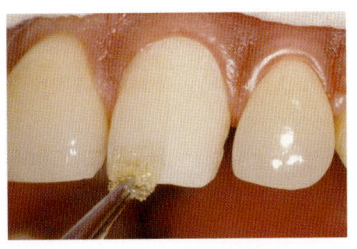
図20　ボンディング材の塗布

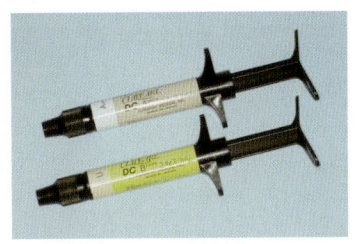
図21　光－化学重合型のレジン系装着材料

　試適を行うと内面に唾液などの接着阻害因子が接触することになるため，陶材およびエナメル質のエッチング処理は試適終了後，接着操作の直前に行われる．

### 2）焼成陶材製ポーセレンラミネートベニアの接着面処理

　完成したベニアは試適後，技工室で 5 〜 10%のフッ化水素酸ゲルで 1 分程度**エッチング**を行う（**図11**）．フッ化水素酸処理によって陶材接着面はアンダーカットをもつエッチング面となる．**フッ化水素酸（HF）**は歯質に塗布するフッ化ナトリウム（NaF）あるいはリン酸酸性フッ化ナトリウム（APF）とは異なり，毒物である．したがって，誤用を避けるため，診療室内に保管することなく，技工室内限定で使用すべき処理液である．

エッチング
etching

フッ化水素酸（HF）
hydrofluoric acid

　処理後ただちに水洗し（**図12**），水分と沈殿物を除去するため，メタノールまたはアセトンをプラスチックカップに注いで数分間超音波洗浄を施す（**図13**）．接着面を十分乾燥して診療室に移動する（**図14**）．診療室では一例として**シラン**と歯質接着機能性**モノマー** MDP を含む 3 液型の常温重合型**ボンディング材**（**図15**）を混和し，ベニアの接着面に塗布する（**図16**）．ボンディング材は装着直前に塗布し，圧縮空気で薄層とする．

シラン
silane

モノマー
monomer

ボンディング材
bonding agent

### 3）支台歯エナメル質の接着面処理

　口腔内の支台歯エナメル質形成面は低速回転ブラシによる清掃後，37 〜 40%**リン酸**ゲルで 30 秒程度のエッチング処理を行う（**図17**）．その後の水洗，乾燥により，エッチング面は均一に白濁化する（**図18，19**）．十分乾燥した表面にボンディング材を塗布し（**図20**），圧縮空気で薄層とする．

リン酸
phosphoric acid

### 4）装着操作

　ベニアと歯質にボンディング材が塗布されている間に光－化学重合の 2 ペースト型レジン系**装着材料**（**図21**）を等長練和し，ベニアの接着面に塗布する．

装着材料
luting agent

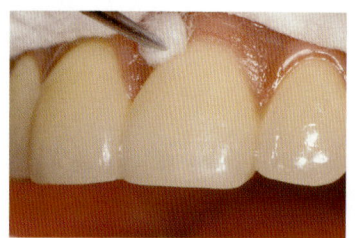
**図22** 光照射前に余剰材料の除去

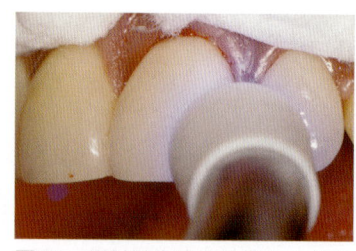
**図23** 照射器先端の位置と方向を変えて繰り返し光照射

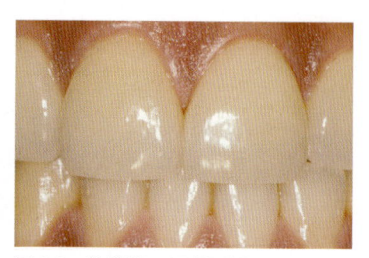
**図24** 装着後の唇側面観

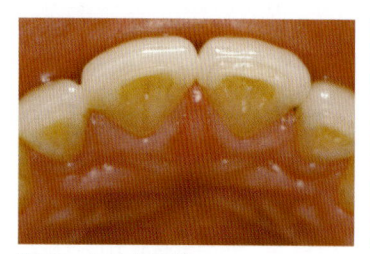
**図25** 同咬合面観

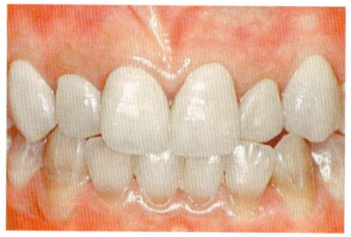
**図26** 図6の3 2 1｜1 2 3 に装着されたPLV

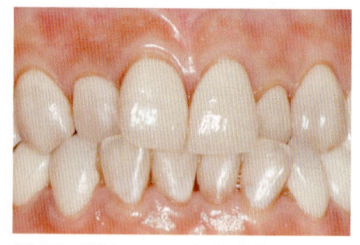
**図27** 図26の24年経過後

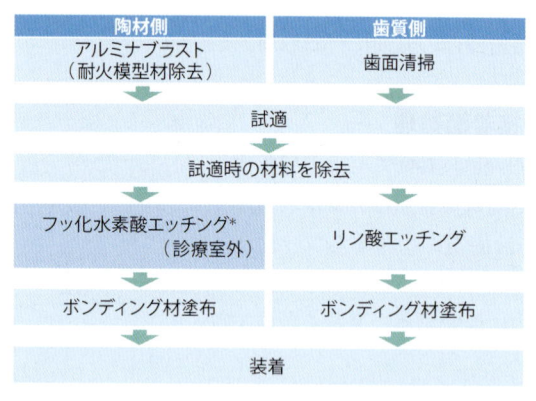

| 陶材側 | 歯質側 |
|---|---|
| アルミナブラスト（耐火模型材除去） | 歯面清掃 |
| 試適 | |
| 試適時の材料を除去 | |
| フッ化水素酸エッチング*（診療室外） | リン酸エッチング |
| ボンディング材塗布 | ボンディング材塗布 |
| 装着 | |

**図28** ポーセレンラミネートベニア装着までの流れ
＊試適後，図11〜14のような流れでエッチング処理を行う．

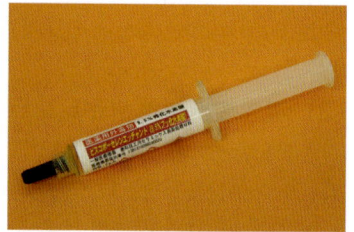
**図29** 技工室で陶材のエッチングに使用されるフッ化水素酸ゲル．技工専用であるため医療機器届出番号が表示されている．

所定の位置にベニアを装着後，余剰材料を除去する（**図22**）．その後複数方向から光線を照射する（**図23**）．セメントラインを構成する歯質と陶材の境界部には装着に用いられたコンポジットレジン系の材料が存在することから，陶材，あるいはコンポジット修復の研磨器材を使用して余剰材料の削合と研磨を行う．装着されたベニアの外観を**図24〜27**に示す．装着後も経過観察とメインテナンスを行う必要があることは他の補綴処置と同様である．試適から装着までの流れと技工室内限定で使用すべきフッ化水素酸ゲルについての説明を**図28, 29**に示す．

# 新しい医療機器による補綴処置

## コンポジットレジンクラウンと
## ファイバー補強コンポジットレジンブリッジ | **3**

### 一般目標

1. コンポジットレジンクラウンとファイバー補強コンポジットレジンブリッジの特性を理解し支台歯形成，製作法，接着技法などの臨床術式を学習する.

### 到達目標

1. コンポジットレジンクラウンとファイバー補強コンポジットレジンブリッジの臨床的意義を説明できる.

2. コンポジットレジンクラウンとファイバー補強コンポジットレジンブリッジの支台歯形成を説明できる.

3. コンポジットレジンクラウンとファイバー補強コンポジットレジンブリッジの製作方法を説明できる.

4. コンポジットレジンクラウンとファイバー補強コンポジットレジンブリッジの接着技法を説明できる.

## 1. 概説

### 1）臨床的意義

　コンポジットレジンクラウンは歯冠色の審美的な全部被覆冠である．セラミッククラウンに比べての欠点も有するが，材料の機械的性質が向上したため，大臼歯部にも応用できる．

　コンポジットレジン単体でブリッジを製作した場合，高い引張応力による連結部破折の危険性がある．連結部の補強構造体に金属の代替として**グラスファイバー**を用いることで，ブリッジの強化を図ることができる．この構造をもつブリッジが**ファイバー補強コンポジットレジンブリッジ（FRC fixed partial denture）**であり，メタルフリーの欠損補綴が可能となる．

### 2）適応症と禁忌症

　クラウンは審美性の要求される部位の歯冠修復が適応となる．ブリッジは上下顎両側第二大臼歯まで残存している場合の臼歯部中間一歯欠損症例で，1）第二小臼歯が欠損し，第一小臼歯と第一大臼歯を支台歯とするもの，2）金属アレルギー患者の場合，1）に加えて第一大臼歯が欠損し，第二小臼歯と第二大臼歯を支台歯とするものも適応となる．

　支台歯の高径が過小な場合，ブラキシズムの習癖がある患者，過度な咬合圧がかかる場合は禁忌となる．

## 2. 支台歯形成

　コンポジットレジンの厚みを確保するため，十分な切削量が必要である（図1）．また，隅角部は応力の集中を避けるため，鋭角や鋭縁がないように丸みを帯びた形成を行う．辺縁形態は**ディープシャンファー**あるいは**ラウンドショルダー**とし，辺縁部削除量は 1.0 ㎜以上，咬合面で 1.5 ～ 2.0 ㎜，軸面で 1.5 ㎜以上の支台歯形成量が望まれる．特にブリッジ咬合面には 2 種類のファイバーを設置するため，十分なクリアランス確保を行う．

## 3. 製作法

### 1）コンポジットレジンクラウンの製作法

　コンポジットレジンクラウンの製作法は，次のとおりである（図 2 ～ 5）．

1. 作業用模型の歯型歯頸部を除く部分にスペーサーを塗布
   クラウンの浮き上がり防止，セメントスペースの確保のため
2. レジン分離剤を歯型に塗布
3. オペーク，歯頸部色，デンティン色，エナメル色の順にペーストを築盛，仮光重合．歯冠形態と色調を再現する．
4. 咬合調整，形態修正，最終重合
5. 研磨．仕上げはダイヤモンド粉末配合ペーストを使用

<br>

コンポジットレジンクラウン
composite resin crown

レジンクラウン
resin crown

グラスファイバー
（ガラス繊維）
glass fiber

ファイバー補強コンポジットレジン
fiber reinforced composite resin（FRC）

ファイバー補強コンポジットレジンブリッジ
FRC fixed partial denture

ディープシャンファー
deep chamfer
finish line

ラウンドショルダー
rounded shoulder
finish line

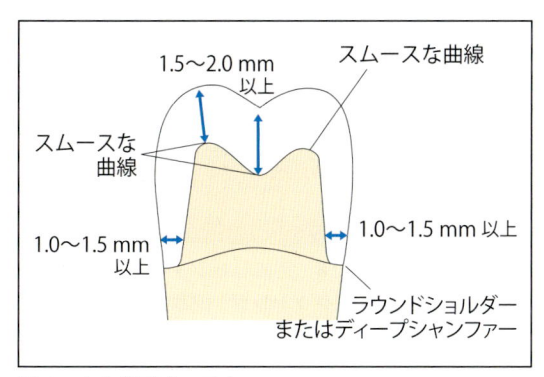

**図1** 支台歯形成の目安

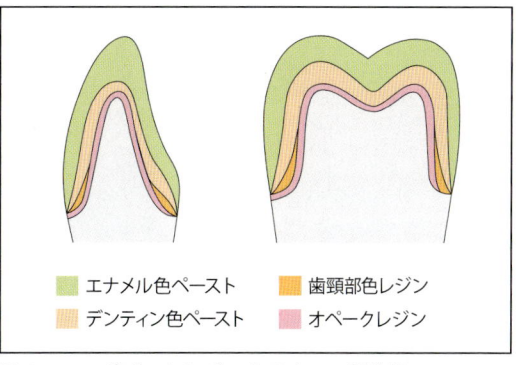

**図2** コンポジットレジンクラウンの製作法

エナメル色ペースト 　 歯頸部色レジン
デンティン色ペースト 　 オペークレジン

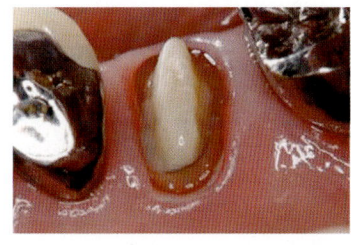

**図3** コンポジットレジンクラウンの臨床例．支台歯形成

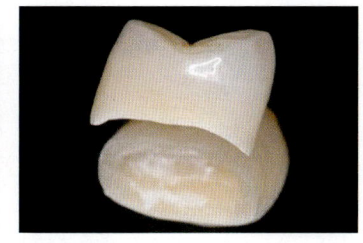

**図4** 完成したコンポジットレジンクラウン

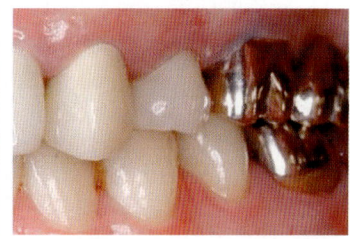

**図5** 装着したコンポジットレジンクラウン

## 2）ファイバー補強コンポジットレジンブリッジの製作法

従来のジャケットクラウンと同様に作業用模型上で直接築盛，重合が可能である．製作法は以下のとおりである．

1. ファイバーコーピングの製作
   1支台歯について，2枚のファイバーネットを約45°程度ずらして重ね，歯型に圧接して光重合を行う．次に，ファイバーネットを歯型から取り出し，マージン部より約0.5 mm短くなるように調整する．
2. メインフレームの製作
   作業用模型上でメインフレームの位置と長さを決定し裁断を行った後，歯型に圧接して光重合する．この際，メインフレームはできるだけブリッジ底部に設定する．
3. ファイバーコーピングとメインフレームの連結
   重合収縮によるブリッジの変形を考慮し，ファイバーコーピングとメインフレームの連結は，片方ずつ行うことが推奨される．
4. コンポジットレジンの築盛，重合，形態修正，研磨
   コンポジットレジンを歯冠部およびポンティック部に築盛後，光および加熱にて最終重合させる．その後，形態修正，研磨を行い，ブリッジを完成させる．

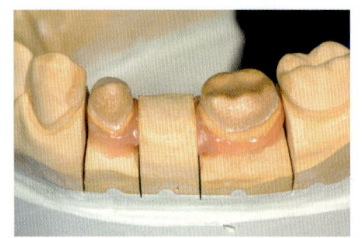
図6　ファイバーネットの調整

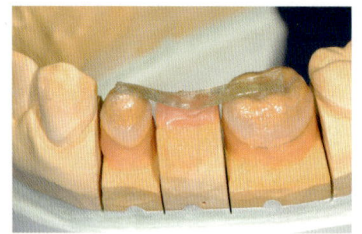
図7　メインファイバーの設置

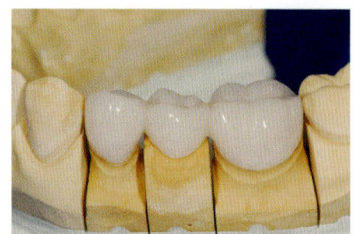
図8　完成したファイバー補強コンポジットレジンブリッジ

## 4. 接着面処理と装着操作

### 1）接着面処理（図9～10）

　ファイバー補強コンポジットレジンブリッジの装着は，支台歯とブリッジの一体化を図ることが重要なため，接着機能をもつ接着性レジンセメントを使用することが必須である．

　ブリッジ内面は，試適後の接着阻害因子を除去後，アルミナブラストし，シランカップリング剤を塗布してレジンセメントとの接着性向上を図る．支台歯に対しても被着体（象牙質，メタルコア，レジンコア）に応じたプライマー処理を行う．

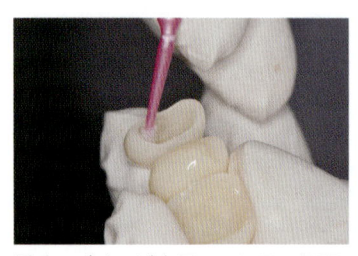
図9　ブリッジ内面へのシラン処理

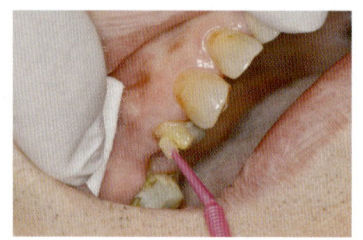
図10　支台歯へのプライマー処理

### 2）装着（図11～13）

　プロビジョナルレストレーション除去後の支台歯表面の仮着材などの汚れを完全に除去するために歯面清掃を行う．試適は金属冠と同様に行い，調整後の研磨は専用の研磨材（ダイヤモンド粉末含有）を用いて仕上げ研磨する．前述の接着面処理を行った後，レジンセメントをブリッジ内面に塗布し，支台歯に装着する．余剰セメントは半硬化させた後に丁寧に除去する．

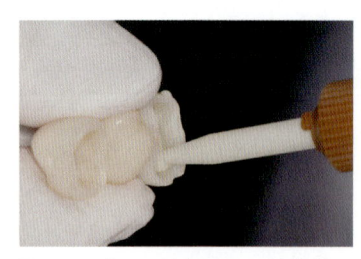
図11　ブリッジ内面への接着性レジンセメントの塗布

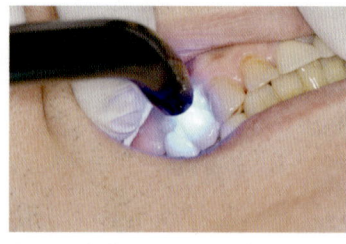
図12　余剰セメントの除去のための仮重合（タックキュア）

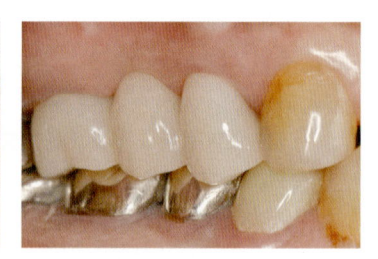
図13　装着したファイバー補強コンポジットレジンブリッジ

## CAD/CAM による歯冠補綴処置 | **4**

| 一般目標 |
| --- |
| 1. CAD/CAM と形状測定機について理解する. |

| 到達目標 |
| --- |
| 1. CAD/CAM について説明できる. |
| 2. 模型用計測器について説明できる. |
| 3. 口腔内計測器について説明できる. |
| 4. CAD/CAM ブロックについて説明できる. |

## 1. CAD/CAM システムとは

歯科用 **CAD/CAM** システムでは，はじめに口腔内の歯列や作業用模型の歯型などを対象物とし，形状測定機（スキャナー）により計測を行う．次にそのデータを基にモデルを構築する（CAD 機）．さらに，構築したモデルから機械加工で修復物あるいは補綴装置の製作（CAM 機）を行っている．

CAD/CAM
computer aided design/
computer aided manufacturing

### 1）クローズドシステムからオープンシステムへ

従来の CAD/CAM システムは単に補綴装置を製作する CAD/CAM 機器というクローズドシステムであった．現在の CAD/CAM システムは多くの工程を各種コンピュータ支援機器によるデジタルデータで構成するネットワークとしてのオープンシステムに位置づけられている．最近のオープンシステムにおけるこの技術により，補綴装置の高品質化，材料の規格化，製作工程の簡略化および技工環境の改善などが期待できる．対象は，インレー，アンレー，クラウン，ブリッジ，インプラント上部支台装置，有床義歯など多岐にわたり，素材は金属，レジン，セラミックス，ワックスとなる．このシステムは患者の口腔健康維持と咀嚼機能の回復に大きく貢献している[12]．

### 2）市販されている CAD/CAM システム

一般工業界で開発された CAD/CAM 技術は 1970 年頃から発展し，CAD 機による設計と CAM 機による切削加工により，コンピュータ支援による製作技術として普及してきた．歯科用 CAD/CAM システムである CEREC シリーズは，直接口腔内を光学印象した後，診療室で設計および加工まで行い，患者に修復物を装着する斬新な診療システムとして脚光を浴びていた．

現在臨床に導入されている代表的な歯科用 CAD/CAM システムを，**図 1 〜 4**，**表 1** に示す．これらのシステムは，CAD 機と CAM 機の一体型，CAD 機と CAM 機から構成される分離型などがある．計測法は CCD やレーザーなどが採用され，加工される装置は単独冠とブリッジなどである．

計測機としては，ラボスキャナー（模型用計測器）とイントラオーラルスキャナー（口腔内計測器）が開発されている．

## 2. 支台歯形態と削除量

### 1）支台歯形態

CAD/CAM による歯冠補綴処置では，金属よりもセラミックスや高強度コンポジットレジンによるクラウンが一般的に臨床応用されている．したがって，支台歯形態は CAD/CAM クラウンを成功させるための重要な因子である．金属クラウンに用いられている**ナイフエッジ**や**シャンファー**ではなく，**ディープシャンファー**か**ラウンドショルダー**の**フィニッシュライン**に形成する必要がある．

ナイフエッジ
knife edge

シャンファー
chamfer

ディープシャンファー
deep chamfer

ラウンドショルダー
rounded shoulder

フィニッシュライン
finish line

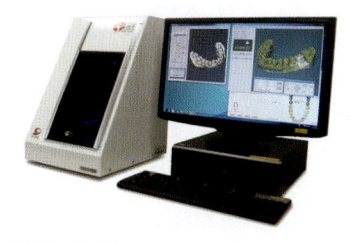

**図1　DORA**
模型スキャナー DORA と加工機
WAXY は日本の歯科医療向けに開発
された歯科用 CAD/CAM システム
で，ハードは国内で設計，製造され
ている．

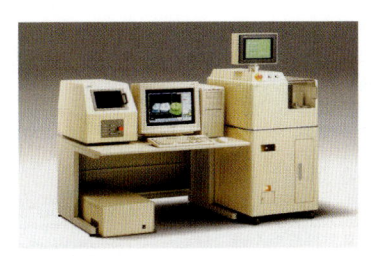

**図2　GN-1**
高品質なクラウンが製作可能．
「GM-1000」では，バージョンアッ
プされ，本格的なマシニングセン
ターを設置

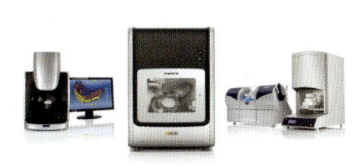

**図3　Cerec inLab**
インレーから最大 40 mm のジルコ
ニアブロックを使用したブリッジの
フレームまでもが製作可能である．

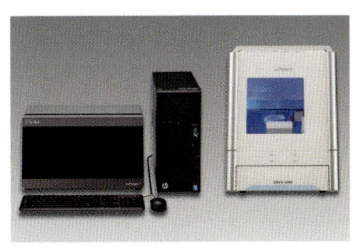

**図4　S-WAVE CAD/CAM**
加工センターとの連携も可能であり，インプラントのカス
タムアバットメントや上部構造体など，システム単体では
加工できない材料や症例にも対応可能な拡張性を有する．

**表1　市販されているラボスキャナー**

| 商品名 | メーカー | 計測 | |
|---|---|---|---|
| | | CCD/LED | CCD/レーザー |
| DORA | デジタルプロセス | ○ | |
| Aadva Scan（D710,D810）[3Shape社製] | ジーシー | | ○ |
| Aadva Scan（D2000,D850）[3Shape社製] | | ○ | |
| Aadva Lab Scan | | | |
| 松風S-WAVEスキャナー（D2000,D850）[3Shape社製] | 松風 | ○ | |
| inEos x5 | Sirona（Dentsply Sirona） | ○ | |
| inEos blue | | | |
| Cercon smart Ceramics | DeguDent | | ○ |
| CARES | Straumann | | ○ |
| NOBELPROCERA | Nobel Biocare | | ○ |
| Zenotec（D2000,D1000,D900L,D850,D750）[3Shape社製] | Wieland | ○ | |
| Zenotec（D500）[3Shape社製] | | | ○ |
| カタナ（D750,D850）[3Shape社製] | クラレノリタケデンタル | ○ | |
| ARCTICA ,Everest | Kavo | ○ | |
| Lava | 3M ESPE | ○ | |
| ceramill | AMANNGIRRBACH | ○ | |
| Hint-Els hiscan | Hint-Els | ○ | |
| SCANNER S600 ARTI | Zirkonzahn | | ○ |
| Identica | MEDIT | ○ | |
| 7Series3D Impression Scanner | dental wings | | ○ |

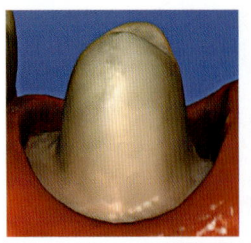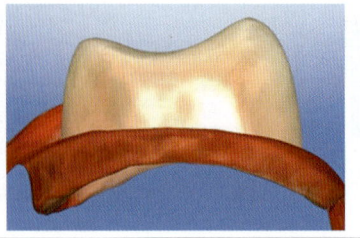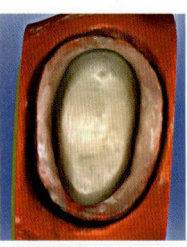

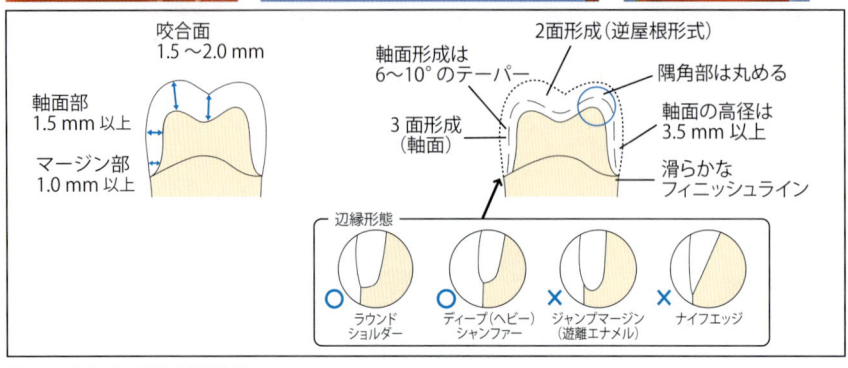

**図5** 支台歯形態と削除量

## 2）削除量

　フィニッシュラインの削除量は全周 1.0 mm 以上，軸面部は 1.5 mm 以上，咬合面は 1.5 〜 2.0 mm 以上のクリアランスの確保が求められる．テーパーは 6 〜 10°を付与する．さらに，軸面や咬合面側は鋭利な部分が生じないよう，丸みのある形態に形成する（**図5**）．鋭角な部分は応力が集中するのみならず，測定・製作時の精度低下につながる[13]．

　ボックス，グルーブ，キャビティなどは計測時や切削加工時の作業精度に影響を及ぼすので付与しない．支台歯形成には，専用の CAD/CAM もしくはオールセラミック形成用ダイヤモンドポイントを用いる．

## 3. 形状測定と設計する CAD 機と切削加工する CAM 機による工程

### 1）設計と加工の手順

1. 作業用模型をスキャナー（形状測定機）にて，デジタル計測（**図6**）する．計測時には表面が反射しないため，模型表面にパウダーを塗布する必要はない．
2. 上下顎模型の形状測定を行い，そのデータから咬合器上に模型モデルを表示し，コンピュータ上で咬合関係を調整する（**図7**）．
3. 模型モデル内の歯型をコンピュータ画面上に表示し，歯列との位置関係を確認する．この歯型にフィニッシュラインを描記する（**図8**）．さらに，その歯型上にてセメントスペースの位置と厚さを選択して，形態を決定する（**図9**）．
4. 歯型に適合するクラウン形態を画面に表示して（**図10**），咬合面，隣接面，頬側・舌側面，歯頸部の形態，位置，大きさ，傾斜などを調整する（**図11**）．

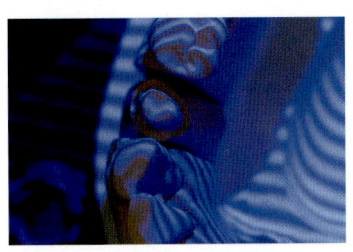

図6 形状測定，CAD設計，CAM加工などのCAD/CAM工程
下顎作業用模型をデジタル計測

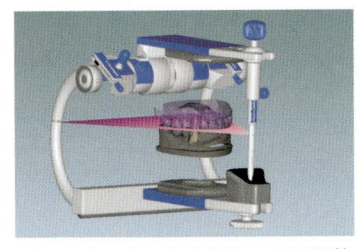

図7 バーチャル咬合器へ上下顎装着

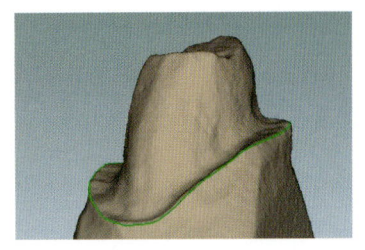

図8 滑らかなフィニッシュライン決定

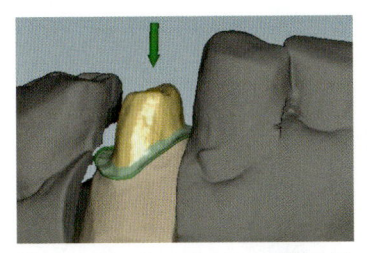

図9 セメントスペースの位置と厚さの設定

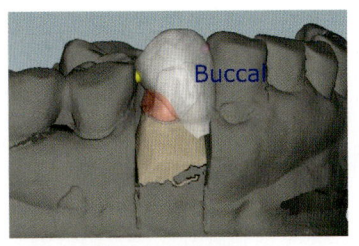

図10 修復物の最適設計

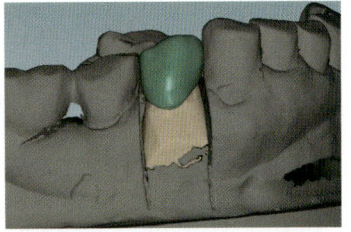

図11 デジタルクラウンの完成

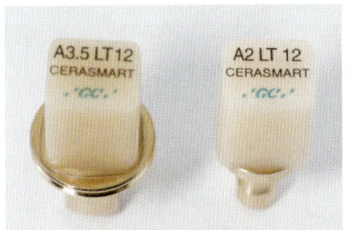

図12 CAD/CAM用コンポジットレジンブロック

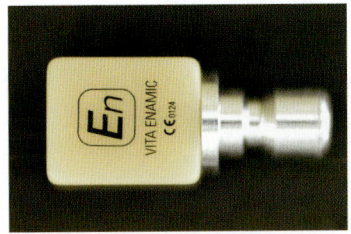

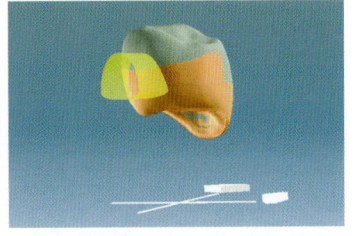

図13 最適設計したデジタルクラウン

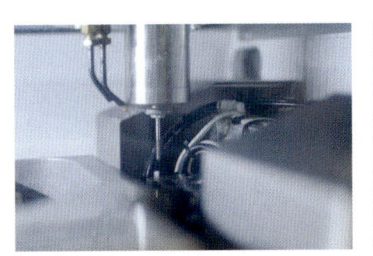

図14 レジンブロックの加工

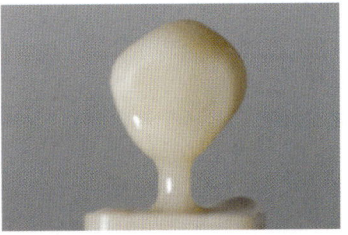

図15 加工したコンポジットレジンクラウン

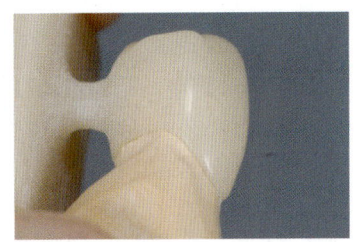

図16 辺縁部の適合状態

5. 加工用ブロックを**図12**に示す．設計したクラウンのCADデータから，加工用データに変換する．適切な歯科切削加工用ブロックを選択し，ブロックサイズ内に収まるようにクラウンの位置を決定する（**図13**）．

6. CADデータが完成したら，そのデータをCAMに加工指示する．CAMは設定された指示に従い加工を開始，自動的に補綴装置を完成させる（**図14, 15**）．

7. 削り出されたクラウンは，保持部をビッグシリコーンポイントで除去し，シリコーンポイントで形態修正，咬合調整する．最終的に仕上げは研磨材を用いて完成させる（**図16**）．

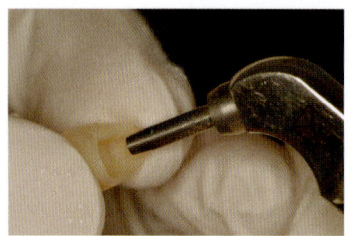

**図17** CAD/CAMコンポジットレジンクラウンの接着操作
試適後クラウン内面のアルミナブラスト処理

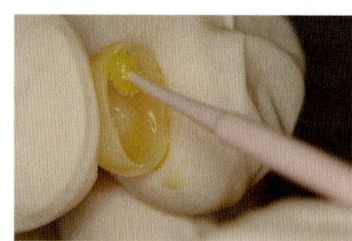

**図18** クラウン内面へのシラン処理

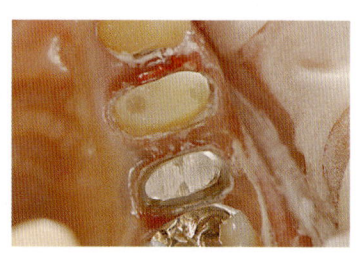

**図19** 被着体となる支台歯は象牙質，金属，レジンで構成されているため，それぞれに対して適切な前処理が必要

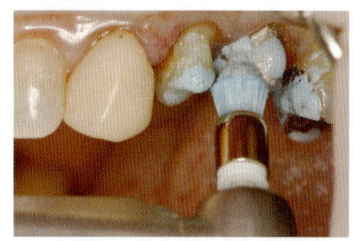

**図20** 回転ブラシを用いた仮着材と接着阻害因子の除去

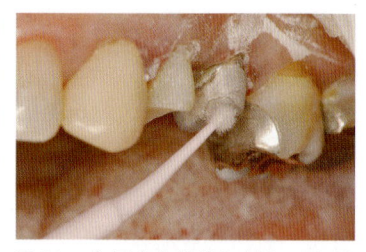

**図21** 金属支台築造に対して金属接着プライマー処理

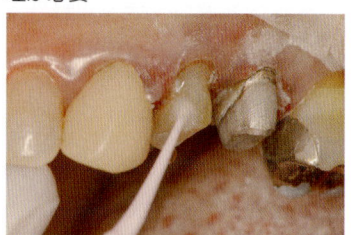

**図22** レジン支台築造に対してシラン処理

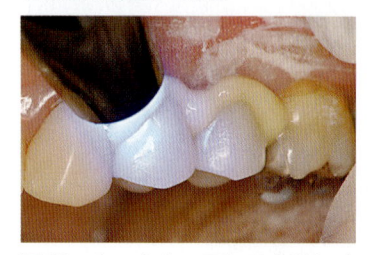

**図23** タックキュアにて余剰セメントのみを硬化させ，大きな余剰セメントを除去

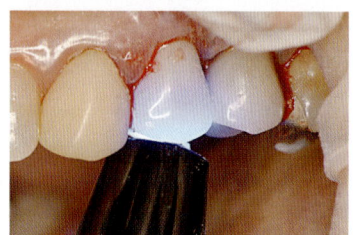

**図24** 十分な光照射を行う．

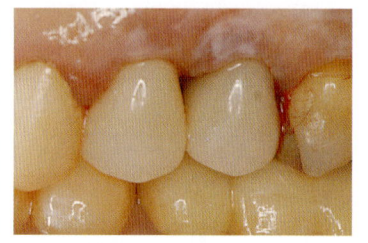

**図25** 接着を終了したクラウン
細かな余剰セメントは24時間後に除去

### 2）試適，調整，研磨および接着

　完成したクラウンは，通法に従い口腔内で試適，調整を行い，調整部位は再度バフ研磨を行い鏡面状にする．

　CAD/CAMクラウンを長期間口腔内で機能させるには，適切な接着材の使用が必須である[14]．クラウンを接着材で歯質と強固に接着し，補強効果により歯全体の強度を向上させる．

1. クラウン内面をアルミナブラスト処理にて清掃（**図17**）した後，必要に応じてアルコール超音波洗浄し，乾燥させる．
2. その後，シランカップリング剤（**図18**）を用いて表面処理を施す．
3. 一方，支台歯に対しては回転ブラシなどを用いて仮着材などの接着阻害因子を十分に除去する（**図19，20**）．その後，金属支台築造体には金属接着プライマー（**図21**），レジン支台築造体にはシランカップリング剤（**図22**）などを用い，被着体に適した表面処理を行う．
4. すべての被着面に対する適切な接着前処理を行った後に，準備したクラウン内面に接着材料を塗布して接着させる（**図23 ～ 25**）．

## 4. デジタルワークフローと光学印象

　現在の歯科臨床における印象採得は，改めて述べるまでもなく，シリコーンゴム印象材あるいは寒天とアルジネート印象材を用いた連合印象が通法とされている．一方，近年注目されているのは，口腔内スキャナーを使用した光学印象法である．光学印象法は，**図26**に示すような口腔内スキャナーを用いて，歯列の形態を画像として記録（スキャン）する方法である．口腔内スキャンによって得られた画像データはSTL形式などのデータファイルとして保存され，CAD/CAMによる補綴装置製作に使用される．光学印象法における補綴治療は，支台歯形成後の治療ステップが従来法とは全く異なるため，そのワークフローを理解しておく必要がある．

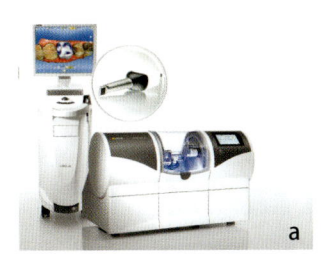
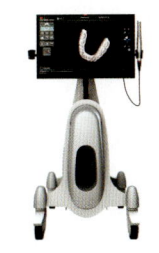
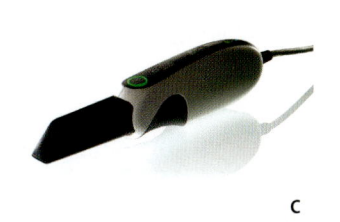

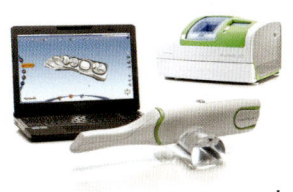

**図26** 光学印象採得装置（口腔内スキャナー）
a：Cerec Omnicam
b：True Definition Scanner
c：トロフィー3D　スキャナー
d：Planmeca FIT

　また，現状ではどちらの方法が優れているというような判断は難しく，各印象法の利点・欠点を十分に理解したうえで使い分ける必要がある．

　従来法においては，シリコーンゴム印象材などを使用して，以下のように印象採得を行い，補綴装置を製作する．

1. 歯肉圧排
2. 支台歯形成
3. シリコーンゴム印象材などによる個人トレーを用いた印象採得
4. ワックス，シリコーンなどの咬合採得材を用いて咬合採得
5. 対合歯の印象採得
6. 印象または石膏模型を技工所に送付
7. 技工所におけるセラミッククラウンの製作
　（前項 CAD/CAM システム参照）
8. 完成したクラウンは診療所に送付
9. クラウンの装着

一方，光学印象法においては，口腔内スキャナーを使用して以下のような順で操作を行う．（**図27**）

1. 歯肉圧排
2. 支台歯形成（**図27a**）
3. 歯肉圧排：ダブルコード法を推奨
4. 口腔内スキャナーによる光学印象採得（**図27b**）
5. 口腔内スキャナーによる光学咬合採得
6. 支台歯，対合歯，咬合採得時の歯列の画像データを確認（**図27c**）
7. 画像データをインターネットを介して技工所に送信
8. 技工所におけるセラミッククラウンの製作（前項CAD/CAMシステム参照）
9. 完成したクラウンは診療所に送付（**図27d，e**）
10. クラウンの装着（**図27f，g**）

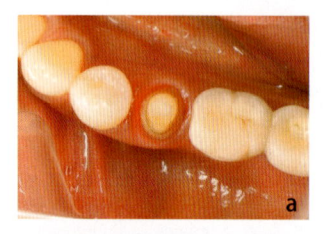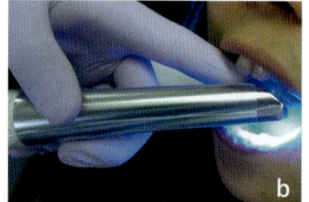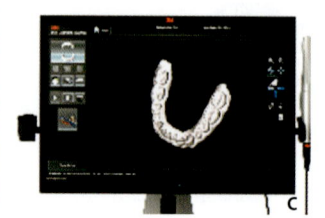
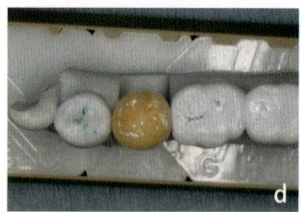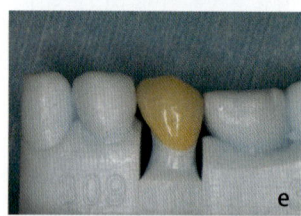
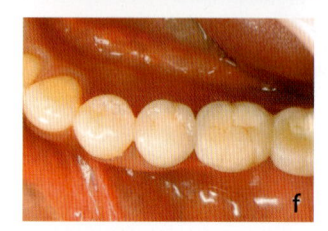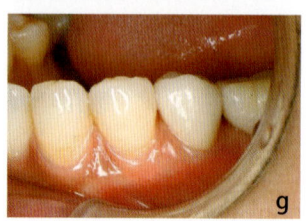

**図27** 光学印象によるセラミッククラウンの製作過程

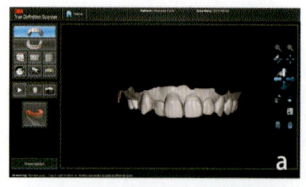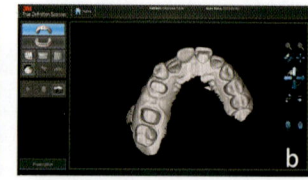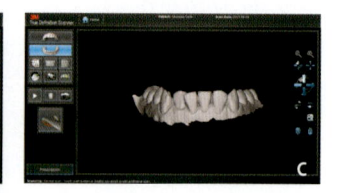
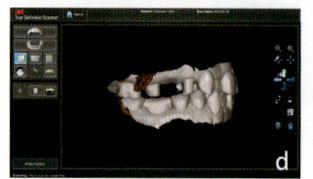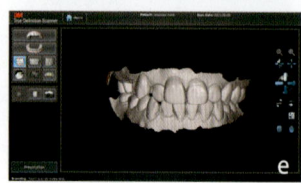

**図28** 光学印象によって得られたスキャン画像

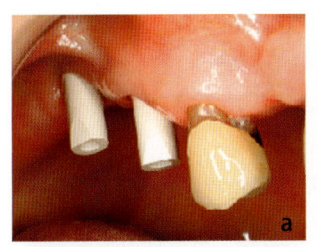
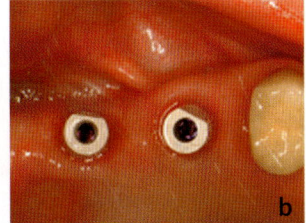
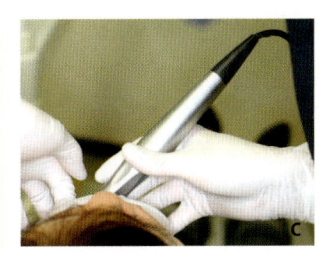
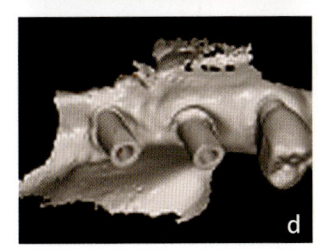
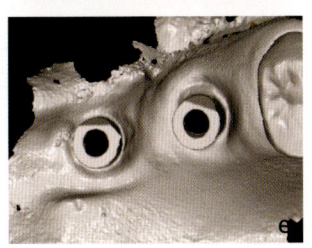

**図29　インプラントスキャンボディを使用した光学印象**
a，b：スキャンボディの装置
c：口腔内スキャン
d，e：スキャン後の画像データ

　上記のように，どちらの印象法も，支台歯形成→印象採得→補綴装置製作→補綴装置装着という治療ステップは同様に存在するが，その手技は全く異なるものであるため，それぞれの特徴を十分に理解しておかなければならない．
　光学印象法の特徴として**表2**のような利点と欠点が挙げられる．

表2　口腔内スキャナーの特徴

| 長所 | 短所 |
| --- | --- |
| 形成と印象の評価がその場で可能 | 歯肉縁下の見えない部分の印象採得は不可能 |
| 印象材を必要としない<br>　　嘔吐反射の強い患者にも適用可能<br>　　誤飲・誤嚥のリスクがない | 設備投資が高価 |
| 石膏を必要としない<br>　　石膏の硬化を待たずに技工操作を開始できるため，技工物完成までの作業時間を短縮できる<br>　　ワックスアップを行う必要がないため，技工物完成までの作業時間を短縮できる<br>　　鋳造の行程を経ずにセラミックブロックのミリングでクラウンを完成できる<br>　　その結果，One day treatment が実現<br>　　デジタルデータによる歯列形態の保管が可能となり，省スペースにつながる | 多数歯欠損の精度はまだ不確実[15] |
| 咬合採得材を必要としない | インプラント治療におけるワークフローが，日本国内においては確立されていない |
| 遊離端欠損でも咬合床を製作する必要がない | 可撤性義歯への適用は今後の課題 |
| 咬合器装着をする必要がない | |
| 開口量の小さい患者にも適用可能 | |
| 支台歯の形態をデジタルデータ化するため，いつでも再現可能 | |

口腔内スキャナーの臨床応用は，短所もあるが，歯科医師だけでなく患者にとっても有益な点が多い．今後，コンピュータおよびデジタルカメラのスペックの向上に伴い，口腔内スキャナーのスキャンスピード，精度ともにさらに向上することが予想される．そして，よりユーザーフレンドリーな口腔内スキャナーの提供が期待できる．現状，光学印象法の普及率は必ずしも高くないものの，近い将来，多くの歯科医師が日常臨床で使用することが予想される．

**section 5　文献**

1)　伊藤　裕, 阿部俊之：Chapter11 全部被覆冠, 歯冠色材料のみを用いたクラウン. 矢谷博文, 松村英雄 編. プロソドンティクス第 I 巻. 186-190, 京都：永末書店, 2012.

2)　矢谷博文, 三浦宏之, 細川隆司ほか編：クラウンブリッジ補綴学 第 5 版. 282-291, 東京：医歯薬出版, 2014.

3)　中村隆志, 宮前守寛：第 6 章 歯科用 CAD/CAM システムの臨床応用　CAD/CAM と歯冠修復技工. 末瀬一彦, 宮﨑　隆 編：日本歯科 CAD/CAM 学会, 全国歯科技工士教育協議会監修：CAD/CAM デンタルテクノロジー. 112-119, 東京：医歯薬出版, 2012.

4)　中村隆志：デジタル時代のオールセラミックレストレーション. 日補綴会誌 4: 132-139, 2012.

5)　伴　清治：Part 2 オールセラミックスの歯科理工学, オールセラミックスの歯科材料学. 藤田勝治：月刊歯科技工別冊オールセラミックスレストレーション―基礎からわかる材料・技工・臨床―. 32-43, 東京：医歯薬出版, 2005.

6)　宮﨑　隆：Part 1 ジルコニアの材料特性, 機械的特性. 三浦宏之, 宮﨑　隆, 馬場一美ほか編著：ナノジルコニアを活かしたオールセラミック修復　新たなメタルフリー修復の時代. 6-7, 東京：医歯薬出版, 2010.

7)　荘村泰治：第 3 章 歯科用 CAD/CAM システム CAM の種類. 末瀬一彦, 宮崎　隆 編：日本歯科 CAD/CAM 学会, 全国歯科技工士教育協議会監修：CAD/CAM デンタルテクノロジー. 62-65, 東京：医歯薬出版, 2012.

8)　伴　清治：第 5 章 歯科用 CAD/CAM システムで使用する材料. 末瀬一彦, 宮﨑　隆 編：日本歯科 CAD/CAM 学会, 全国歯科技工士教育協議会監修：CAD/CAM デンタルテクノロジー. 78-91, 東京：医歯薬出版, 2012.

9)　Matsumura H, Aida Y, Ishikawa Y, et al: Porcelain laminate veneer restorations bonded with a three-liquid silane bonding agent and a dual-activated luting composite. J Oral Sci 48: 261-266, 2006.

10)　Nakamura M, Matsumura H: The 24-year clinical performance of porcelain laminate veneer restorations bonded with a two-liquid silane primer and a tri-*n*-butylborane-initiated adhesive resin. J Oral Sci 56: 227-230, 2014.

11)　石橋寛二, 佐藤博信, 越智守生：カラーアトラスハンドブック　クラウンブリッジ臨床ヒント集第 1 版. 106-108, 東京：クインテッセンス出版, 2004.

12)　松田哲治, 新谷明喜, 冨田祥子ほか：Procera All Ceram クラウンの臨床と適合性について. 日補綴会誌 48: 543-548, 2004.

13)　新谷明一, 黒田聡一, 新谷明喜：保険導入された CAD/CAM コンポジットレジン冠の留意点. 東歯医師会誌 62: 737-778, 2014.

14)　河合尚子, 新谷明喜, 林　捷：トライボケミカル処理したジルコニアセラミックスに対するリン酸エステル系（MDP）接着材の接着耐久性. 日歯理工誌 30: 74-80, 2011.

15)　Fukazawa S, Odaira C, Kondo H: Investigation of accuracy and reproducibility of abutment position by intraoval scanners. J Prosthodont Res 61, 450-459, 2017.

# 固定性補綴の関連領域

## 歯周病と固定性補綴処置 | 1

### 一般目標

1. 歯周病を伴う固定性補綴治療を行ううえで
必要な固定性補綴装置の特徴を理解する.

### 到達目標

1. 補綴治療に必要な歯周治療を説明できる.
2. 歯周組織に調和した支台歯形態を説明できる.
3. 歯周治療に必要なプロビジョナルレストレーションの特徴を説明できる.
4. 歯周組織に調和した固定性補綴装置の特徴を説明できる.
5. 歯周組織に配慮した固定性補綴装置の術後管理について説明できる.

## 1. 歯周治療と補綴治療計画

### 1) 歯周治療

　最終的な固定性補綴装置装着のためには，機能および審美的要望に長期にわたり良好な状態が維持されるための健全な歯周組織確保が必要である．そのための固定性補綴装置には審美，機能面だけではなく，歯周組織と調和し，メインテナンス性に優れた補綴装置が求められる．

　このような固定性補綴治療を伴う場合の歯周治療は，基本的な治療計画は通常の歯周治療と同じである．即ち，比較的浅いポケットを伴う歯周病では，歯周初期治療であるプラークコントロール，スケーリングおよびルートプレーニングにて対応し，初期治療後に再評価を行い，必要に応じて歯周外科処置を行うこととなる．このような歯周治療を行いメインテナンスが容易となるプロービングデプスが 3.0 mm 以下になるように治療を行う．

　また臼歯部では，ポケットの深さとともに根分岐部状態の確認が必要となる．根分岐部病変が進行している場合（**Glickman の分類** [1] で 2 度以上や **Lindhe と Nyman の分類** [2] で 2 度以上）は，初期治療とともにその症状に合わせてトンネリング，歯根分割法（ルートセパレーション）や歯根分割抜去法（ヘミセクション，トライセクション）などを行いメインテナンスしやすい環境を作る必要が出てくる（**図 1**）.

　これらの治療により歯周組織状態を改善してから，最終的な固定性補綴装置の治療となる．

Glickman の分類
Glickman's furcation classification

LindheとNyman の分類
Lindhe & Nyman's furcation classification

### 2) 補綴治療計画

　歯周治療を必要とする際の固定性補綴装置治療は，健全な歯周組織への固定性補綴治療に比べ複雑な治療計画が必要となる．

　前処置として行われるプラークコントロールを含めた歯周初期治療，必要に応じて保存不可能な歯の抜歯を含めた外科処置，保存治療，矯正的処置および暫間補綴治療を行い再評価の後，必要に応じて歯周外科処置を行い，最終補綴治療開始となり，その後に術後管理となる（**図 2**）.

## 2. 歯周処置と支台歯形態

### 1) 支台歯形態

　支台歯形態は，基本的には通常の形態と変わりがない．しかし，歯周治療を必要とする場合は特に，フィニッシュラインの設定に配慮が必要である．フィニッシュラインにおける固定性補綴装置の適合性は，生物学的要件からもできるかぎり向上させたものがよい．そこで通常，フィニッシュラインは，歯肉を傷つけることなく形成でき，印象も比較的容易，かつ正確に採得可能な歯肉縁上への設定がよいとされる．これにより適合が良好で歯肉への刺激が少なく，プラークコントロールを行いやすい補綴装置が製作できる．

　しかし，前歯部の唇側のような審美的要求が強い場合，歯周治療により歯根露出がある場合，もともとの歯冠補綴装置のフィニッシュラインが歯肉縁下に設定

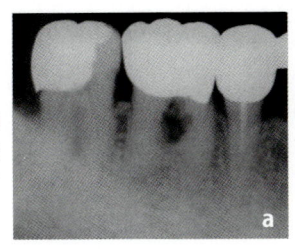
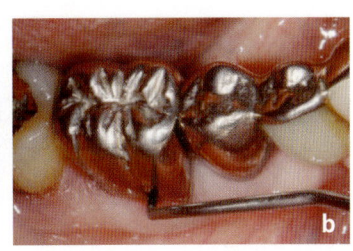

図1　根分岐部病変
a：根分岐部病変のエックス線画像
b：根分岐部病変のプローブ検査
Glickman の分類で3度，Lindhe と Nyman の分類で3度であり，進行した根分岐部病変であることがわかる．

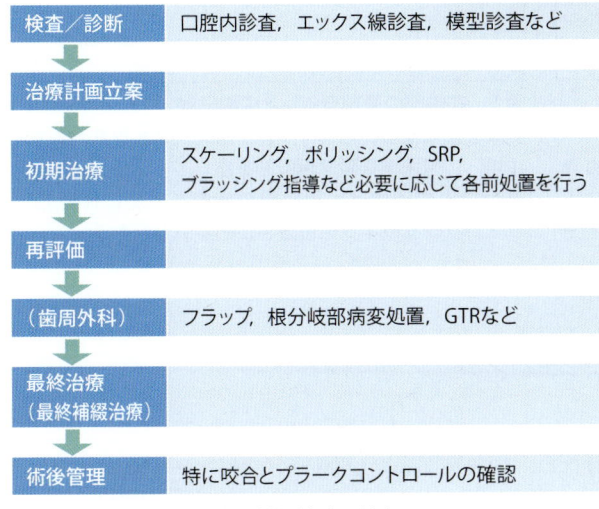

検査／診断　口腔内診査，エックス線診査，模型診査など

治療計画立案

初期治療　スケーリング，ポリッシング，SRP，ブラッシング指導など必要に応じて各前処置を行う

再評価

（歯周外科）　フラップ，根分岐部病変処置，GTRなど

最終治療（最終補綴治療）

術後管理　特に咬合とプラークコントロールの確認

図2　歯周病を伴う場合の補綴治療の流れ

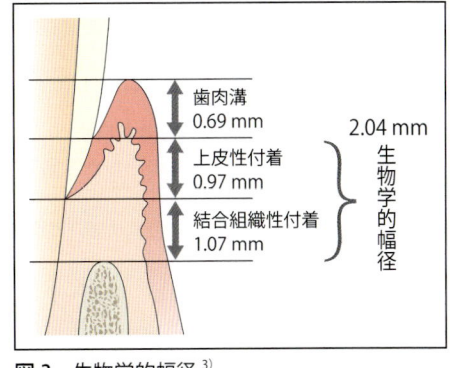

歯肉溝 0.69 mm
上皮性付着 0.97 mm
結合組織性付着 1.07 mm
2.04 mm 生物学的幅径

図3　生物学的幅径 [3]
生物学的幅径とは，上皮性付着 0.97 mm，結合組織性付着 1.07 mm の，計 2.04 mm を指す．歯周組織の健康を維持するために必要とされており，これを破壊しないように歯冠補綴装置を設計する必要がある．

されている場合や，歯質欠損が歯肉縁下に及んでいるような場合は，フィニッシュラインを歯肉縁上に設定できないことが多い．このような場合は，フィニッシュラインを歯周組織の状態をよく判定したうえで，歯肉辺縁や歯肉縁下に注意深く設定する．特に，歯肉縁下に設定する場合は，形成や印象採得の難易度が上がり，補綴装置適合の低下の可能性がある．

　こうしたことから，**生物学的幅径**（**図3**）[3] とプラークコントロールをも考慮し，歯肉溝内（0.5 mm 程度）に歯肉形態と相似形に注意深く設定する [4]．（**図4, 5**）.

　また，歯周外科処置を伴う際は，前歯でもフィニッシュラインは歯肉縁上とし，プロビジョナルレストレーションで歯肉の安定を図った後に最終形成で歯肉縁下とする．そして，マージン形態は良好な適合性を確保し，最終的に歯面とスムーズにすることが可能なシャンファーなどの形態とする．

生物学的幅径
biological width

## 2）トンネリング，歯根分割法，歯根分離抜去法

### （1）トンネリング

　**トンネリング**は下顎大臼歯に適応し，根分岐部を頰舌的に貫通させることで根分岐部の清掃性を確保する治療法である．したがって根分岐部が歯間ブラシで清掃しやすい形態の固定性補綴装置となるが，根面齲蝕が生じやすいためプラークコントロールが可能な症例に適用することが大切である．

トンネリング
tunnel preparation

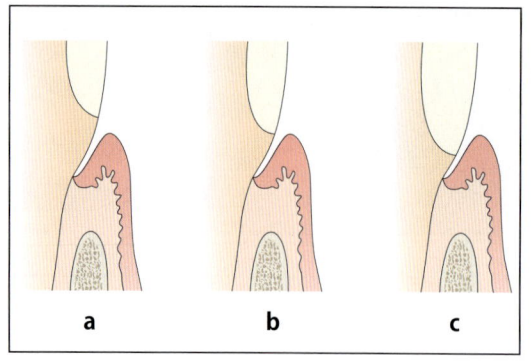

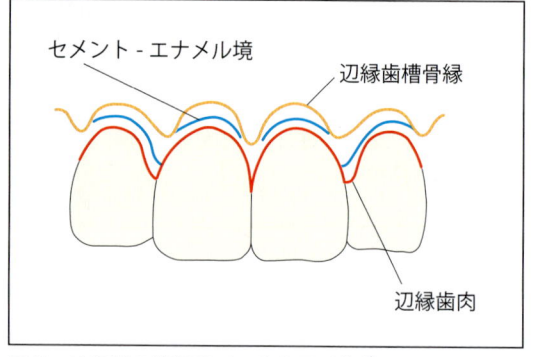

図4　フィニッシュライン
各フィニッシュラインの設定位置を示す.
a：歯肉縁上：プラークコントロールが容易であるが審
美的に問題が出やすい.
b：歯肉同縁：歯肉の状態により歯肉縁下の設定が無理
な時に用いる.
c：歯肉縁下：審美的に優れるが，プラークコントロー
ルや形成が難しい.

図5　前歯部の歯頸ラインと歯周形態[4]
健康な歯周組織の場合は，辺縁歯肉，セメント-エナメ
ル境，辺縁歯槽骨縁は相似形を描く.
支台歯形成時には歯周組織の状態を十分に確認して
フィニッシュラインの位置を決める必要がある.

## （2）歯根分割法

　**ルートセパレーション**（歯根分離法）とも呼ばれ，根分岐部病変が進行した場合に（適応は根分岐部のみに病変が限局し，骨植は良好であること），主に下顎大臼歯に適応する．根分岐部で頬舌的に分断を行い近心と遠心の歯根に分割し，この2根を連結した固定性補綴装置を装着することで，根分岐部を完全に開放することとなりプラークコントロールがしやすくなる.

ルートセパレーション
root separation

## （3）歯根分離抜去法
### ①ヘミセクション

　歯根分離抜去法のうち**ヘミセクション**は下顎大臼歯に適応し，根分岐部病変が進行し近遠心根のどちらかに病変が認められ保存不可能な際，保存不可能な半分を歯冠・歯根ともに分割抜去し残った半分を支台歯として隣在歯と連結したブリッジ形態として用いる方法である（図6）.

ヘミセクション
hemisection

### ②トライセクション

　**トライセクション**は上顎大臼歯に適応し，ヘミセクションと同様に3根のうち保存不可能な1根または2根を分割抜去し，残った部分を支台歯として隣在歯と連結したブリッジ形態として用いる方法である.

トライセクション
trisection

## 3. プロビジョナルレストレーション

プロビジョナルレストレーション
interim restoration,
provisional restoration

　**プロビジョナルレストレーション**の目的は，40頁，section 2-2『4. プロビジョナルレストレーション』で述べたが，特に歯周病を伴う場合のプロビジョナルレストレーションでは，機能，審美だけでなく清掃性を含め，歯周組織にも安定した予後を見すえたものでなくてはならない.
　特に歯周病がある前歯部唇側は，審美面を満足させるために注意が必要であ

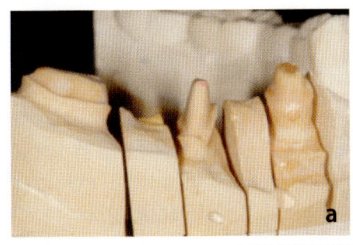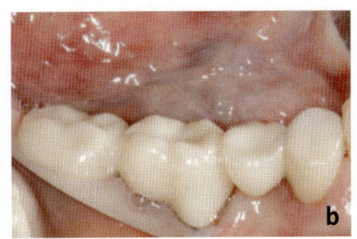

図6　ヘミセクションの最終補綴装置
a：第一大臼歯にヘミセクション後，ブリッジ補綴用の作業用模型.
b：同部位にオールジルコニアブリッジを装着. 残った半分を支台歯として隣在歯と連結したブリッジ形態として補綴を行う.

り，印象採得前までに以下に述べる最終補綴装置の歯冠形態に則り，歯周組織との調和を図る必要がある.

　また，ブリッジのポンティック部は，歯周外科処置や抜歯直後には歯肉に接触しないようにし，回復を図ることが大切である.

## 4. 歯周組織に配慮した固定性補綴

### 1）歯冠形態

#### （1）咬合面

　咬合面の形態は，機能時以外での歯周組織への咬合力負担を減らし，咀嚼時は頬舌形態と調和して食物の流れが歯周組織へ悪影響を与えないような形態を付与する必要がある.

#### （2）唇舌面

　唇舌の形態は，豊隆（カントゥア）を十分配慮して決定する. カントゥアが大きすぎても小さすぎても歯周組織に対しては影響を与えるためであり，適正なカントゥアを付与することは，食物が歯冠部頬舌側から歯肉に沿い流れることにより，辺縁歯肉を保護しつつ歯肉への生理的刺激によるマッサージ効果と，自浄性が効率良く作用できる環境を付与することとなる. つまり，頬舌形態で自浄性と清掃性（プラークコントロール）に優れた固定性補綴装置を作り上げる必要がある（図7）.

　また，歯肉縁でのS字状の形態を特に**エマージェンスプロファイル**と呼び，歯肉縁下の**サブジンジバルカントゥア**（マージンの適合性と歯周組織との調和を図る部分で，遊離歯肉をサポートしつつ密着することでプラークの侵入防止が期待でき歯周組織の健康を保つことが可能となる部分）と歯肉縁上の**スープラジンジバルカントゥア**（清掃性や審美面に影響する部分）からなり，これにより歯周組織をサポートし歯周組織の保全を図れる固定性補綴装置となる（**図8**）[5]. このためには固定性補綴装置を製作する際には，以下の隣接面部で述べるような作業用模型が大切となる.

エマージェンス
プロファイル
emergence profile

サブジンジバル
カントゥア
subgingival contour

スープラジンジバル
カントゥア
supragingival contour

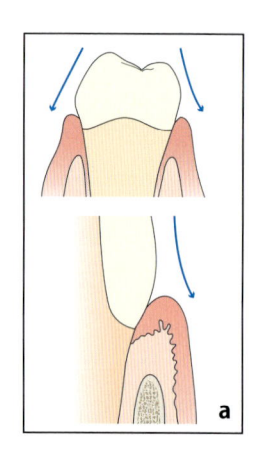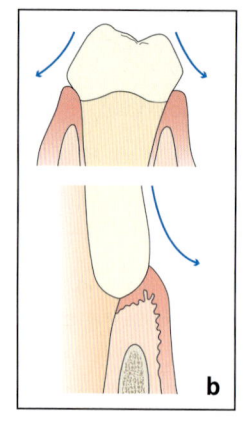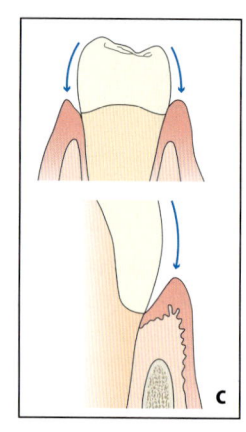

図7　カントゥア
各カウントゥアの食物の流れ
（下は拡大図）
a：ノーマルカントゥア：マッサージ効果と自浄性に優れる.
b：オーバーカントゥア：自浄性に劣る.
c：アンダーカントゥア：辺縁歯肉に刺激が起こりやすい.

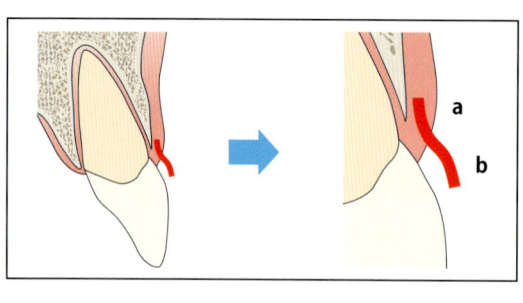

図8　エマージェンスプロファイル [5]
エマージェンスプロファイルは,
a：歯肉縁下で歯周組織との調和を図る「サブジンジバルカントゥア」と,
b：清掃性や審美性に影響する「スープラジンジバルカントゥア」からなり, S字状を呈する.

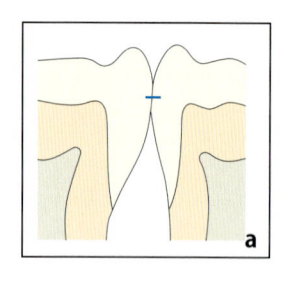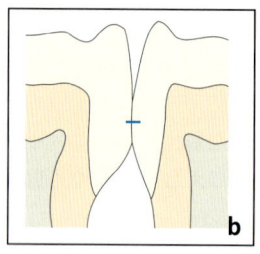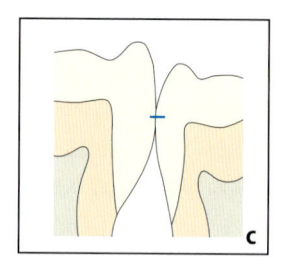

図9　隣接面部形態
適正な形態を付与すると食片圧入が抑制できる.
a：理想的な隣接面部形態
b, c：鼓形空隙の大きさや辺縁隆線の不調和などによる不適な隣接面部形態

## （3）隣接面

　隣接面部の形態は，食片圧入が起こらない形態が大切で，これには辺縁隆線と接触点の適正な付与が必要であり，歯間乳頭の形態を維持し健全な歯周組織を保持できるようにする.

　隣接面部には接触点を境に咬合面（切縁）寄りに上部鼓形空隙，歯肉寄りに下部鼓形空隙があり，どちらも適正な大きさと形を付与しないと食片圧入などの障害を生じ，歯周組織への影響が生じる. 特に下部鼓形空隙は通常は歯間乳頭により閉鎖されているため食片圧入が起こりにくいが，歯周病を伴う場合は歯肉退縮による空隙が生じることがある. こうした場合は，自浄性を考えて下部鼓形空隙を大きく開放する形態とすることがある.

　このような形態は，模型で固定性補綴装置を製作する際にも検討する必要があるが，通常の作業用模型に多い分割復位式模型では周囲歯肉が削除されるため，シリコーンガム模型や副歯型式模型などで周囲歯肉とのバランスを考えつつ製作する. この隣接面部の適正な形態を付与するには，結局は接触点の位置と強さが大切となり，歯間ブラシなどで清掃しやすい形態にすることが求められている（図9）.

## 2) 固定を目的とした歯冠補綴

固定は，咬合力の分散化，歯の動揺の軽減による歯周組織の保護，接触点の回復と食片圧入防止や咬合の安定化などの目的から行われる．最終固定として行う際には，プラークコントロールが容易で側方力の軽減など歯周組織に影響が少ない設計を重要視する．特に固定性補綴装置としては，連続全部（または一部）被覆冠による固定性外側性永久固定となるため，装着後のメインテナンスを考慮し，プラークコントロールのしやすい装置を設計する．

## 3) 欠損補綴

歯周病を伴う固定性補綴装置による欠損補綴（ブリッジを用いる治療）は，プラークコントロールが行いやすく，残存歯周組織への負担が少なくなるようにする．ブリッジを適応する場合，局部床義歯と比べプラークコントロールが難しい．したがって，デンタルフロスや歯間ブラシによる清掃が可能である形態を付与することが大切となる．

## 5. 術後管理

歯周病を伴っていた場合はプラークコントロールが重要となるが，歯根露出を伴っていたり，歯周組織の形態や性状などの面から難しいことが多い．特に前述した根分岐部病変治療後においては，清掃の困難性やポケットの再発が高いこと，および根面齲蝕が発生しやすいため，フッ化物の応用などの定期的なメインテナンスを行い，通常の固定性補綴時以上に歯科医師や歯科衛生士による術後管理が大切となる．

術後管理時には，通常行う固定性補綴装置の状態とともに歯周組織の状態確認や汚れの状態の確認を行い，必要に応じた処置を行うことが必要となる．したがって，口腔管理を行うために患者の状態に合わせたリコール期間を設定し，別記の検査項目の定期的な検査を行う（**表 1**）．

特にこのなかでも補綴装置の装着を伴う場合は，メインテナンス時に必ず咬合と清掃状態の確認を行い，必要に応じて，咬合の調整とその時の口腔内状況に合わせたプラークコントロールを指導することが大切である．

表1　術後管理に行うべき検査項目

| 歯周検査 | エックス線検査<br>歯周ポケット測定<br>動揺度検査 |
|---|---|
| ブラッシング状態の確認 | |
| 残存歯の状態確認 | |
| 補綴装置の状態 | 咬耗，摩耗<br>マージン部適合状態<br>咬合状態<br>破損などの劣化<br>二次齲蝕 |

section **6**

# 固定性補綴の関連領域

## 再生医療の 固定性補綴治療への展開 | **2**

### 一般目標

1. バイオテクノロジーの進展をふまえ，冠橋義歯補綴学に必要となる再生医療の基礎知識を理解する.

### 到達目標

1. 再生医療を説明できる.
2. 補綴前処置における再生医療を説明できる.
3. 支台歯の歯周組織の再生医療を説明できる.
4. インプラント治療における再生医療を説明できる.
5. 歯の再生研究の現状について説明できる.

## 1. 再生医療とは

### 1) 再生医療

　口腔内の粘膜は，少々の傷であれば治癒して元通りになる．このように，われわれの体は損なわれた組織を復元しようとする能力（再生能力）をもっている．この再生能力は "幹細胞" が担っているが，組織の種類によって存在する幹細胞の数や性質は大きく異なる．そのため，欠損した組織が異なればその再生能力も異なる．たとえば，歯肉は比較的多くの幹細胞を含むため，多少切除しても組織は治癒・再生するが，幹細胞をもたないエナメル質や象牙質は削ってしまうと自己による再生は期待できないし，抜いてしまった永久歯が生えかわることもない．

　一方で，歯槽骨や歯根膜等の歯周組織には，少数ながら幹細胞が存在している．そのため，小さな欠損であれば適切な環境を与えることで自然治癒力を引き出して再生に導くことが可能である．ただし，欠損部位が大きい場合には幹細胞による再生能力が及ばないため自然に元通りにはならない．

　体や組織の一部にできた自然治癒が見込めない欠損を，適切な「生体材料」，「生体活性因子」あるいは「細胞」を用いることで，自然治癒力を引き出して回復に導く治療の総称を**再生医療**と呼ぶ．また，再生医療を実現するために行われる研究全般を扱う学問分野が再生医学である．歯科領域の組織を対象とした再生医療を**再生歯科医療**，その学問分野を再生歯科医学と呼ぶ．

再生医療
regenerative medicine

再生歯科医療
regenerative dentistry

### 2) 固定性補綴治療と再生医療

　固定性補綴装置を用いた治療の目的は，失われた歯質あるいは歯の欠損に対する機能および審美性の回復である．この目的を達成するための治療アプローチには，人工代用物で "置換" する「修復治療」，あるいは自己の治癒能力を引き出して "再生" する「再生医療」がある（**表1**）．ただし，歯の硬組織という自発的な再生を望めない生体組織の欠損を対象にしているのが固定性補綴治療の特徴である．したがって，現在の医療技術のもとでは，歯の硬組織欠損の回復には，金属やセラミックスなどの人工材料を用いた修復治療法が理に適っている．

　しかしながら，固定性補綴治療で対象となる組織は歯の硬組織だけではない．

表1　固定性補綴治療における修復治療と再生医療

| | 修復治療 | 再生医療 |
| --- | --- | --- |
| 欠損部の回復形態 | 置換 | 自己治癒の誘導（再生） |
| 欠損部を補うもの | 人工材料 | 細胞，組織 |
| 対象となる治療 | 歯冠修復治療 | 補綴前処置・顎堤形成術<br>・歯周組織再生術 |
| 対象とする欠損 | 歯冠硬組織 | ・ポンティック部の顎堤<br>・支台歯の歯周組織 |
| 欠損組織 | エナメル質，象牙質 | ・顎骨，口腔粘膜<br>・歯根膜，セメント質，歯槽骨 |
| 欠損組織の自然治癒力 | なし | 乏しいながらある |
| 治癒を支える幹細胞 | 存在しない | 少数ながら存在する |

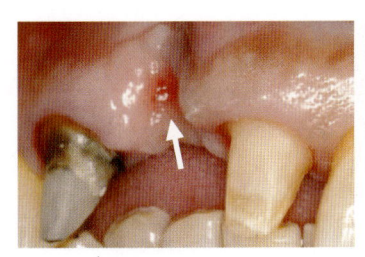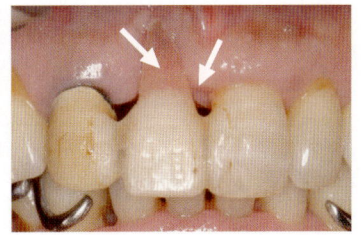

図1　1｜喪失後に生じた顎堤の吸収　図2　欠損部ポンティックの適切な基底面形態が確保できないため審美性，清掃性を損なう．

最終的な補綴歯科治療に適した口腔環境を整えるためには，歯周治療や顎堤形成術などの補綴前処置が必要となる．補綴前処置では，支台歯の歯周組織（歯肉，歯根膜，セメント質や歯槽骨）あるいは歯の喪失後の顎骨が治療の対象であり，これらの組織はある程度の再生能力を有している．したがって，これら組織の欠損を回復する治療アプローチには，再生医療という選択肢が存在し，近年めざましく進展する再生医学によってその有用性は高まっている．

## 2. 補綴前処置における再生医療

### 1）顎堤形成術

　歯の喪失後には，抜歯窩周囲の破骨細胞の活性に伴い顎堤の吸収が生じる．その結果，顎堤は垂直的（高さ）にも水平的（幅）にも萎縮した形態となる（**図1**）．また，顎堤吸収が進行した場合には，ブリッジ治療によるポンティックの適切な基底面形態が確保できないため，審美性および清掃性を損なってしまう（**図2**）．吸収した顎堤の形態を回復する**補綴前処置**として，顎骨あるいは口腔粘膜を再生する**顎堤形成術**が行われる．

### （1）骨造成

　顎堤の欠損に対して，垂直的，水平的に骨量を増やす治療を**骨造成**と呼び，欠損形態に応じてさまざまな骨造成術が考案されている．従来，広範囲の顎骨欠損の再建には，下顎骨のオトガイ部や下顎枝あるいは腸骨などから骨を採取して欠損部に移植する"骨移植術"が行われてきた．移植骨には骨芽細胞および成長因子が含まれており，移植骨片を足場にした優れた骨形成・再生が導かれるが，移植骨の採取に伴う患者の負担は大きい．そこで近年では，化学的に合成されたハイドロキシアパタイトや $\beta$-リン酸三カルシウム（$\beta$-TCP）あるいはウシ由来骨（Bio-Oss）などの骨代替材料（**骨補填材**）を用いた骨造成術が広く行われている．

### （2）口腔軟組織を用いた顎堤形成

　固定性補綴治療によって高い審美性を回復するためには，支台歯と周囲軟組織を調和させた審美補綴治療が必要となる．ブリッジ治療において，ポンティック部の吸収した顎堤を再建する方法に，口蓋部位から採取した歯肉（あるいはその結合組織）を顎堤吸収部に移植する"遊離歯肉（結合組織）移植術"がある（**図3〜5**）．移植片の採取に伴う口蓋粘膜部の欠損は，コラーゲンスポンジなどの

補綴前処置
preprosthetic treatment

顎堤形成術
alveolar ridge plastics

骨造成
bone augmentation

骨補填材
bone substitute

sec. 6
固定性補綴の関連領域

2. 再生医療の固定性補綴治療への展開

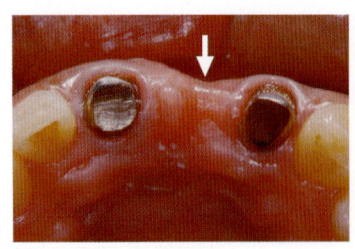
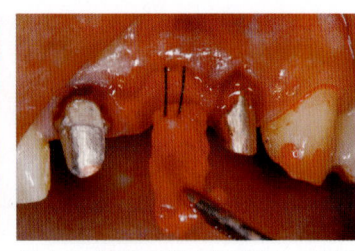
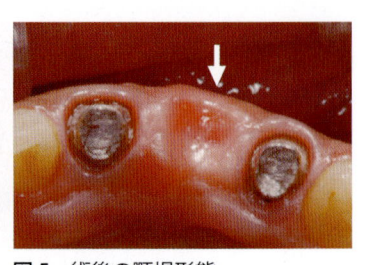

**図3** 唇舌的な顎堤吸収への歯肉移植術

**図4** 口蓋部の歯肉を採取し，顎堤吸収部に移植

**図5** 術後の顎堤形態　顎堤の唇舌幅が回復[6]

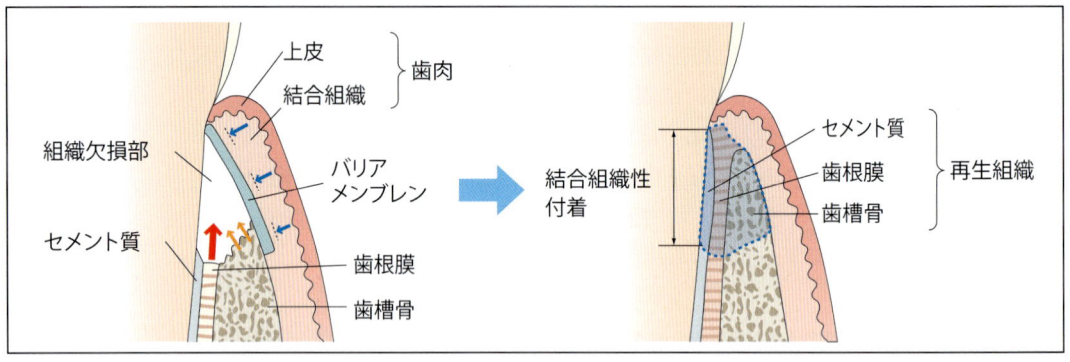

**図6** GTR 法による歯周組織再生

人工粘膜を用いることで再生される．口腔軟組織を用いた顎堤形成は，顎堤の吸収が著しい場合には骨造成術と併用される．

## 2）歯周組織再生

　歯周病の進行による炎症反応は，歯周組織を破壊し歯槽骨の吸収を引き起こす．クラウンブリッジの支台歯に歯槽骨吸収を伴う場合には，前処置として歯周病の原因除去に加えて，失われた歯周組織の再構築を目的とした再生医療も行われる．

### （1）歯周組織再生誘導法（GTR）

　**歯周組織再生誘導法**とは，歯槽骨欠損部位に，コラーゲンやポリマー製の膜（バリアメンブレン）を被せ，増殖力の高い歯肉の細胞が入り込まないように遮断しつつ，メンブレンと歯槽骨の間に歯周組織の再生を促す治療法である（**図6**）．メンブレンに覆われた歯根面には，残存する歯根膜組織から遊走した幹細胞が付着し，その結果シャーピー線維を含むセメント質および歯槽骨の再生が得られる．

歯周組織再生誘導法
GTR
guided tissue regeneration

### （2）生理活性因子を用いた歯周組織再生療法

　**生理活性因子**を用いた歯周組織再生療法は，歯槽骨欠損部位に，吸収性の足場材料とともに薬剤（生理活性因子）を入れ，歯周組織の再生を促す治療法である．現在臨床応用されている生理活性因子には，**多血小板血漿（PRP）**，エナメル基質タンパク質（エムドゲイン），血小板由来増殖因子（PDGF-BB），骨形成タンパク質（BMP-2）や塩基性線維芽細胞増殖因子（bFGF）などがある．

生理活性因子
growth factor

多血小板血漿
platelet rich plasma,
PRP

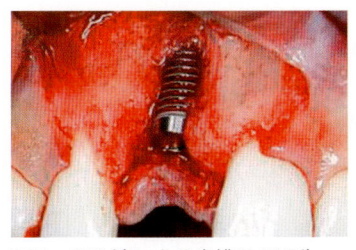

図7 GBR法による歯槽骨の再生
唇側の歯槽骨不足のため骨造成が必要となる症例[7]
（中野環先生〈大阪大学〉提供）

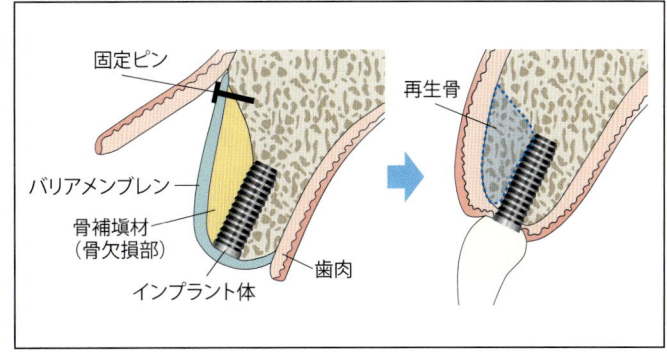

図8 GBR法

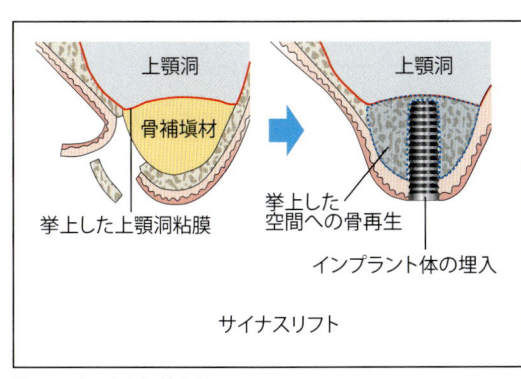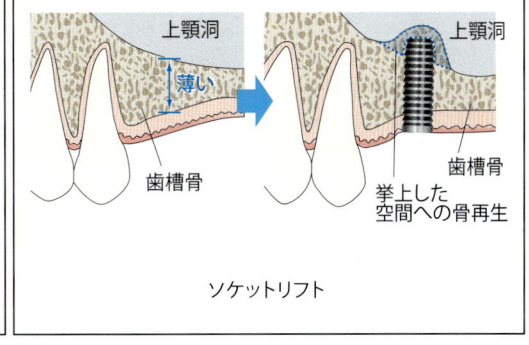

図9 上顎洞底挙上術

## 3. インプラントと再生医療

インプラント体の土台となる顎骨の吸収が著しいと，適切な位置への埋入が困難となるため，骨造成が必要となる（**図7**）．また，上顎臼歯部の歯槽頂から上顎洞底までの骨高径が短い場合にインプラント体を埋入するためには，洞底部への骨造成が必要となる．これらの骨造成術には，以下の骨再生医療が行われている．

### 1）骨再生誘導法（GBR）

**骨再生誘導法**は，インプラント体埋入部の骨欠損部位に，骨補塡材あるいは粉砕した自家骨や生理活性因子を入れてバリアメンブレンで覆い，欠損部への歯肉・歯槽粘膜由来の細胞の侵入を防ぎつつ，骨組織の再生を促す治療法である（**図8**）．特に少数歯欠損に対するインプラント治療の骨造成に有効である．

欠損部が多数歯にわたる場合，あるいは審美的な軟組織の回復を求めるインプラント治療の場合には，GBR法に加えて歯肉移植による顎堤形成術が行われることが多い．

骨再生誘導法
GBR
guided bone regeneration

### 2）上顎洞底挙上術

**上顎洞底挙上術**は，上顎臼歯部の吸収した顎堤にインプラント体の埋入が可能

上顎洞底挙上術
maxillary sinus floor
elevation

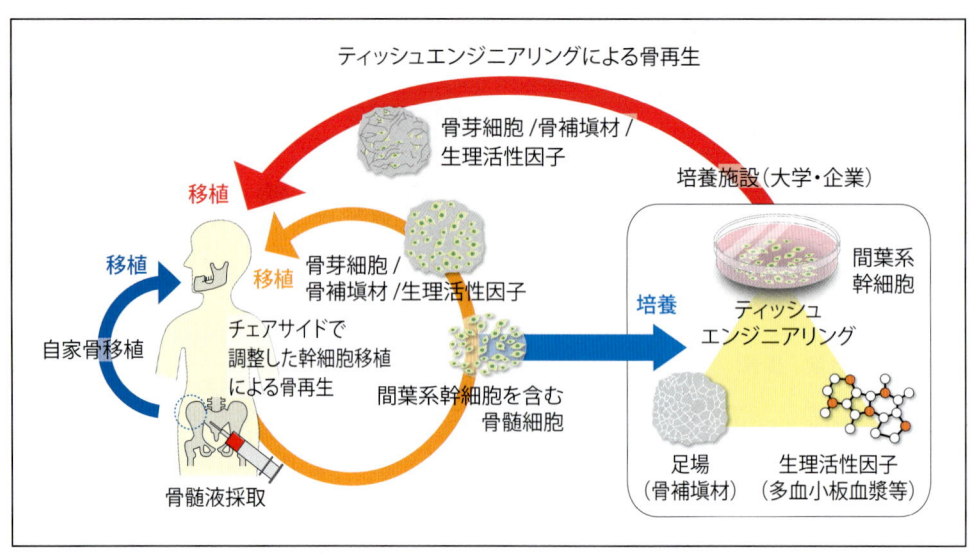

**図10** 幹細胞を用いた顎骨再生 [8]
青矢印：従来の自家骨移植術．橙矢印：歯科外来のチェアサイドで骨髄液から調整した幹細胞をその場で骨補填材と混ぜて移植に用いるアプローチ
赤矢印：骨髄液から間葉系幹細胞を培養して骨芽細胞を誘導し，骨補填材および生理活性因子とともに移植するティッシュエンジニアリングのアプローチ

な骨量を得るために，歯槽骨の上顎洞底部に骨補填材あるいは粉砕した自家骨や生理活性因子を填入し，骨組織の再生を促す治療法である（**図9**）．

　上顎洞前壁の骨を開窓し，洞底部から上顎洞粘膜を剥離挙上する側方アプローチ（サイナスリフト）と，歯槽頂から上顎洞底の挙上を行うアプローチ（ソケットリフト）がある．

### 3）幹細胞を用いた顎骨再生

　自家骨の移植術は，広範囲の顎骨欠損を回復させる優れた治療法であるが，移植骨の採取に伴う患者の負担は大きい．また，骨代替材料には自家骨と同等の再生効果は期待できないのが現状であり，一部の製品ではその原料が動物由来である点や，完全に生体に吸収されない点などの課題が残っている．これらの課題を克服するため，近年では患者自身の**幹細胞**を用いた顎骨の再生医療が行われるようになった（**図10**）[8]．

幹細胞
stem cell

### （1）ティッシュエンジニアリングによる骨再生

　**ティッシュエンジニアリング**とは，幹細胞，足場，生理活性因子を組み合わせることで組織を再生する概念である．この概念を用いて，腸骨の骨髄から採取した間葉系幹細胞を培養して骨芽細胞へと誘導し，これを足場となる骨補填材および骨形成を促す多血小板血漿等の生理活性因子とともに顎骨欠損部に移植する再生医療が行われており，優れた骨再生効果が報告されている．

ティッシュエンジニアリング
tissue engineering

### （2）チェアサイドで調整した幹細胞移植による骨再生

　ティッシュエンジニアリングによる再生医療の欠点は，採取した幹細胞を培養

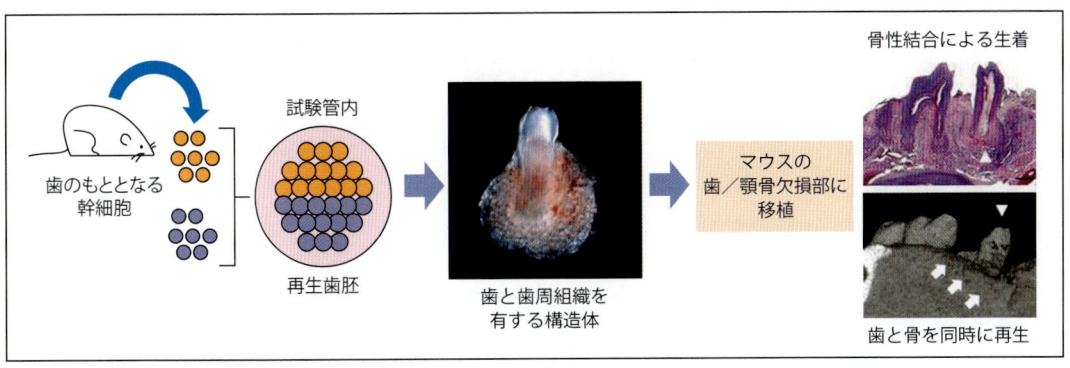

**図 11** 歯の再生研究の現状 [12)]

するために大掛かりな設備が必要となり，治療費も高額になる点である．これに対して，最近では歯科外来のチェアサイドで骨髄穿刺を行い，採取した骨髄液からその場で調整した幹細胞を，骨補填材とともに顎骨欠損部に移植する再生医療も行われている．この治療法は細胞培養を行わないため比較的容易に行うことができ，局所的な顎骨欠損では効果的に骨造成を行えることが報告されている [8)].

なお，幹細胞や PRP を用いた再生歯科医療を行うためには，「再生医療の安全性の確保等に関する法律（平成 26 年 11 月施行）」に従った手続きが必要である．

## 4. 歯の再生研究の現状

### 1) 歯根膜を付与したインプラント

インプラント治療は失われた歯の機能を回復する優れた欠損補綴歯科治療であるが，インプラント体は歯槽骨と直接的に結合（オッセオインテグレーション）するため歯根膜をもたない．そのため，インプラント治療では，咬合力の受容や緩圧，あるいは歯の生理的な移動といった本来の生理機能を完全に取り戻すことは不可能である．この課題の克服に向け，最近の幹細胞研究と組織工学技術は，インプラント体に歯根膜を含む歯周組織を付与し，生理機能を回復することを動物モデルで可能にしている [9)].

### 2) 歯の再生

インプラント体は生体親和性の高い金属であるチタンでできているが，近年チタンによる歯科金属アレルギーの症例が報告されている [10)]．インプラント治療に代わる次世代の治療法となりえる "歯の再生医療" は歯科の夢であり，急速に発展するバイオテクノロジーはその実現を後押ししている．

現在の最先端技術は，マウスの胎仔から取り出した歯のもととなる幹細胞から試験管内で歯胚を構築することを可能にしている．また，この歯胚をマウスの歯槽骨に移植すると，機能的な歯が萌出し，矯正的な歯の移動も可能であることが報告されている [11)]．さらに，この歯胚から歯だけでなく歯槽骨を含む歯周組織を有する構造体を誘導できるため，失われた顎骨と歯の再生を同時に可能にする技術に発展することが期待されている（**図 11**）[12)].

# 補綴装置（prosthesis）の分類 —米国の用語集2017から—

| 固定性全歯列義歯<br>fixed complete denture<br>・complete はcomplete-arch,<br>full-arch coverage | セメント固定式 cement retained<br>・歯根膜支持，あるいはインプラント支持の全歯列ブリッジに相当 |
| --- | --- |
| | スクリュー固定式 screw retained<br>・インプラント支持の全歯列ブリッジに相当 |
| 固定性部分歯列義歯 fixed partial denture<br>・partial は partial-arch coverage | セメント固定式 cement retained<br>・歯根膜支持，あるいはインプラント支持の部分歯列ブリッジに相当 |
| | スクリュー固定式 screw retained<br>・インプラント支持の部分歯列ブリッジに相当 |
| 可撤性全歯列義歯<br>removable complete denture<br>・complete はcomplete-arch,<br>full-arch coverage | 粘膜支持 tissue supported<br>・従来型の全部床義歯に相当 |
| | 歯根膜（インプラント）粘膜支持〈可撤性全歯列オーバーデンチャー〉<br>tooth（implant）and tissue supported〈*removable complete overdenture*〉<br>・コーピング，バーアタッチメント，ボールアタッチメント，ロケーターアタッチメント，あるいは磁性アタッチメント等使用のオーバーデンチャーに相当 |
| | インプラント支持 implant supported<br>・バーアタッチメント等を使用したインプラント支持のオーバーデンチャーに相当 |
| 可撤性部分歯列義歯<br>removable partial denture<br>・partial は partial-arch coverage | 歯根膜（インプラント）粘膜支持〈可撤性部分歯列義歯〉<br>tooth（implant）and tissue supported〈*removable partial denture*〉<br>・クラスプ，テレスコープクラウン，歯冠内アタッチメント，あるいは歯冠外アタッチメント等使用の部分床義歯に相当 |
| | 歯根膜（インプラント）粘膜支持〈可撤性部分歯列オーバーデンチャー〉<br>tooth（implant）and tissue supported〈*removable partial overdenture*〉<br>・クラスプ，テレスコープクラウン，歯冠内アタッチメント，歯冠外アタッチメント，コーピング，ボールアタッチメント，ロケーターアタッチメント，あるいは磁性アタッチメント等使用のオーバーデンチャーに相当 |
| 顎顔面補綴装置<br>maxillofacial prosthesis | 耳介エピテーゼ auricular prosthesis |
| | 頭蓋骨エピテーゼ cranial prosthesis |
| | 下顎切除部エピテーゼ mandibular resection prosthesis |
| | 外鼻エピテーゼ nasal prosthesis |
| | 栓塞子，栓塞部 obturator |
| | 義眼 ocular prosthesis |
| | 眼窩エピテーゼ orbital prosthesis |
| | 舌接触補助床／発音補助装置 palatal augmentation prosthesis/speech aid |
| | 軟口蓋挙上装置 palatal lift prosthesis |

The Glossary of Prosthodontic Terms Ninth Edition. J Prosthet Dent 117: e72, 2017. のFigure 1 を改変
complete, partial の解釈にSimon H, Yanase RT. Terminology for implant prostheses. Int J Oral Maxillofac Implants 2003: 18, 539-543. を参照

◉補綴装置：形態，機能および審美性を回復する目的で，ヒトの解剖学的構造の一部を人工的に補う装置.

◉固定性全歯列義歯：上顎あるいは下顎の全歯とそれに関連する解剖学的構造を補う固定性の歯科補綴装置．患者が装置を取り外すことはできない．どのような固定性歯科補綴装置であるかについては，保持の方法，構成，支持の種類，設計の特徴，固定の方法などの項目で説明される.

◉固定性部分歯列義歯：セメント固定，スクリュー固定，機械的アタッチメント，あるいは他の方法で，残存歯，歯根，口腔インプラント／アバットメントにしっかりと保持され，歯科補綴装置の主要な支持となり，部分無歯顎の歯列に歯を回復させる歯科補綴装置．患者が装置を取り外すことはできない.

◉可撤性全歯列義歯：上顎あるいは下顎の全歯とそれに関連する解剖学的構造を補う可撤性の歯科補綴装置．患者は，可撤性全歯列義歯を容易に装着でき，口腔内から取り外すことができる.

◉可撤性部分歯列義歯：部分無歯顎の歯列で数歯を補う可撤性義歯．可撤性部分歯列義歯は患者によって容易に装着でき，口腔内から取り外すことができる.

◉顎顔面補綴装置（MP）：顎口腔系や頭蓋顔面系の構造の一部または全部を補うための補綴装置．用語に関して，顎顔面補綴装置の分類には解剖学的部位，保持，支持，使用時期，材料，および形態から，補綴装置の種類が説明される．保持の方法は隣接軟組織，歯，口腔／頭蓋顔面インプラント，あるいはそれらの組み合わせなどで表され，軟組織保持MP，歯保持MP，インプラント保持MP，軟組織／インプラント保持MPのように用いられる．補綴装置の使用時期を表すために，外科用，暫間的，最終的の用語も用いられる.

The Glossary of Prosthodontic Terms Ninth Edition. J Prosthet Dent 117: e40, e56, e72,e75,e76, 2017. を和訳

# 固定性補綴の関連領域

## 固定性補綴の術後管理 | 3

### 一般目標

1. 固定性補綴の長期予後を良好に維持するために必要な診察，検査法とその実施時期に関する基本的な項目を学ぶ．

### 到達目標

1. 術後に必要な検査項目を列挙できる．
2. 術後に必要な検査の重要性と意義を説明できる．
3. ホームケアとプラークコントロールを説明できる．
4. リコールの意義を説明できる．
5. プロフェッショナルケアを説明できる．
6. 問題に対する対応方法を説明できる．

## 1. 術後の診察，検査

いわゆる補綴治療，特に固定性補綴装置を用いた治療の際に注意しなければ
ならないのは，装置の装着が治療の終了ではないということである．補綴装置の
寿命は術後の管理に大きく影響される．また，補綴装置に問題が起こらなくとも，
経時変化による機能障害や二次齲蝕の発生など，早めに対応すれば最小限の対処
ですむことも多い．**表1**に，術後早期にチェックすべき項目を挙げる．

補綴装置
dental prosthesis

## 2. メインテナンス

固定性補綴装置のメインテナンスは必須である．装置に使用する材料は咬合
力に耐えうる十分な強度をもっているが，経年的な劣化や摩耗による破損は決し
て珍しくない．また，補綴装置には問題がなくとも，二次齲蝕など，患歯自体に
問題が起こることもあるので，長期的な機能の維持にはメインテナンスが欠かせ
ないことを認識しておくべきである．具体的には後述する患者自身によるホーム
ケアと医療者によるリコールの際のプロフェッショナルケアによってメインテナ
ンスを行う．

## 3. ホームケア

### 1）口腔清掃の管理・習慣

補綴治療の成否は，歯科医師などの医療関係者と患者とがいかに協力できる
信頼関係を構築できるかにかかっているといってもよい．医療は医療者と患者の
共同作業である．一般に患者は歯科医師に任せておけばよいと考える傾向にある
が，実際にはいかに患者自身が口腔内を管理するかが非常に重要である．

患者自身が正しいプラークコントロールを身につけることが，歯周疾患や齲
蝕を予防し，ひいては補綴治療によって回復した口腔機能を維持することに直接

歯周組織
periodontal tissue

表1 術後早期にチェックすべき項目

| | |
|---|---|
| **歯周組織** | 歯冠補綴装置のマージンの不適合がある場合や，固定性欠損補綴装置のポンティック基底面および連結部の直下にはプラークが沈着しやすく，辺縁歯肉の炎症が起こりやすい．歯周病予防のため，プラークの沈着がある部位を患者に注意喚起する |
| **歯** | 歯冠補綴装置の装着による歯の動揺度増，患歯や隣在歯の移動，自発痛，咬合痛，冷水痛の発生，部分被覆冠は残存するエナメル質に破折がないか，患歯だけでなく対合歯を含めて確認する |
| **咬合** | 固定性補綴装置の装着時には慎重に咬合調整を行うのが鉄則であるが，患者の習慣性咀嚼癖や咬合調整時の見落としなどで，咬合の不具合が存在する可能性がある．装着後比較的早期の段階でも，咬合の再確認をする |
| **補綴装置** | 脱離や破損の有無を確認するとともに，特にマージンの不適合を再確認する |
| **機能** | 補綴装置装着後の違和感や機能障害の有無，咬合や咀嚼に関する患者の主観的評価とともに，必要に応じて顎機能検査などの客観的な評価をする．隣在歯が存在する場合には，食片圧入の有無も確認する |

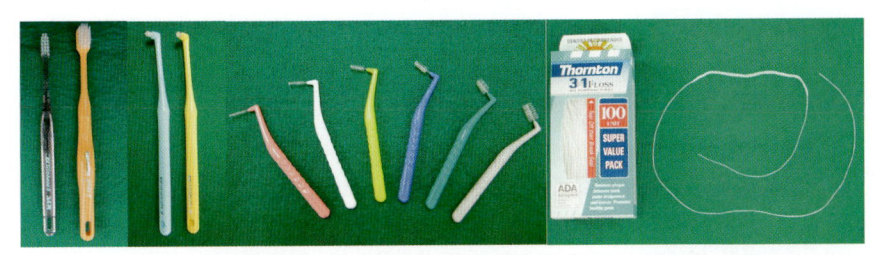

図1　左から歯ブラシ，先が細いワンタフトブラシ，歯間ブラシ，スーパーフロス

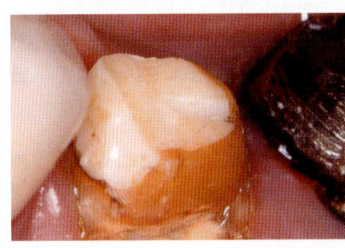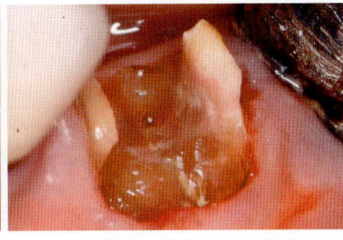

図2, 3　長期間放置された全部金属冠マージン付近に生じた二次齲蝕と除去後

つながる．特に，固定性補綴装置のマージン付近は齲蝕の好発部位である．これらを適切に清掃することができなければ，補綴装置の長期安定は望めない．

　歯磨きの習慣は一般化しているが，適切な歯磨きができていることが少ないのも現実である．まずは患者に自身の口腔内を知っていただくことから始めるべきで，患者に適切なプラークコントロールを習慣として身につけていただくよう努力すべきである．

　近年の超高齢社会にあっては，高齢者への固定性補綴装置の装着機会も増えている．高齢や，そのほか何らかの理由で手の運動制限がある場合には，電動歯ブラシの使用も有効であることが多いので，活用を心がけたい．

### 2）清掃用具

　図1に一般的な清掃用具を示す．通常の歯ブラシにもさまざまな種類があり，患者の状況に合わせて選択すべきである．また，歯間部の清掃用に先が細いブラシ，歯間ブラシ，デンタルフロスなどが各種販売されている．ポンティック周辺の清掃などには，これらの補助的清掃用具を適切に用いることが重要で，補綴装置の装着後には必ずこれらに関する直接的かつ具体的な指導が欠かせない．

## 4. リコールとプロフェッショナルケア

### 1）リコールとその間隔

　補綴装置装着後も，一定の期間ごとに患者に来院してもらうことをリコールという．患者自身が補綴装置の異常を認識できることはまれで，痛みや腫脹，排膿などがあって初めてトラブルの存在を認識することが多い．そこで，医療者は患者にトラブル発生の認識がなくとも一定期間ごとに来院を促し，口腔内の検査をして，トラブルの早期発見と対処をすることが，長期的な機能の安定には非常に重要である（図2, 3）．

　リコールは患者ごとに最適な間隔が異なると考えるべきである．プラークコン

表2　定期検査で必要な追加項目

| 二次齲蝕 | 辺縁からの二次齲蝕が，歯冠補綴が施された歯の喪失原因として最多である．特に歯肉縁下マージンの二次齲蝕は目視しにくいので，触診による慎重な検査をする |
|---|---|
| 隣接接触関係 | 装着当初は適切に調整された隣接接触関係も，経年的に変化し，食片圧入や歯間乳頭部歯肉の炎症などが起こることがある．原因としては習慣性咀嚼側の変化や対合歯の摩耗，咬合の変化なども考えられるため，短絡的に再製作を行わず，慎重に診断することが重要である |
| 咬耗 | 金属冠の対合歯の咬合接触部位がエナメル質である場合，同部位に咬耗がみられることはまれであるが，ポーセレンなどのセラミックスの対合歯では注意が必要である．また，咬合力が強い場合には金属冠そのものも摩耗し，薄い部分の穿孔が起こることがある．必要に応じて再製作やレジン充填が行われる |
| 脱離，脱落 | 注意しなければならないのはブリッジ支台歯装置の部分的な脱離である．特に接着ブリッジでは起こりやすく，ブリッジ全体の動揺がほとんどないため，患者もいわゆる片外れを認識することが難しく，慎重に検査する必要がある．片外れが起こった場合には，脱離していない支台装置の撤去を試みるが，通常外せないことが多い．その場合は再製作とする．インプラントの上部構造では，ネジのゆるみなどにも注意が必要である |
| 周辺歯肉の変化，異常 | 加齢に伴う歯肉の退縮は，それそのものに大きな問題があるわけではないが，露出した歯面がセメント質である場合には，齲蝕の発生や摩耗に注意すべきである．根尖部付近の発赤や腫脹，瘻孔（図4）がある場合には，根尖性歯周炎の存在を疑い，エックス線検査などによる診断が必要である |
| 歯の破折 | 無髄歯の場合，ポストを用いた支台築造が施されていることが多く，咬合負担が大きい歯の場合には歯根破折が起こりやすいので注意する（図5）．部分被覆冠においては，被覆されていない部分の歯質の剥離，破折の有無を検査する必要がある |

咬耗
attrition

トロールの習熟度，不潔域の範囲，支台歯の状態，歯石沈着のしやすさなどに応じて3カ月から1年に1度リコールする．患者の社会的背景，年齢，性別，歯科治療へのモチベーションなどに応じてリコール間隔に配慮することも必要である．

## 2）定期検査とその項目

　リコールの主な目的の一つは，トラブルの予防や早期発見である．しっかりとした検査項目を立てて，漏れのないようにすることが重要である．基本的には前項で挙げた術後早期の段階での検査項目であるが，加えて必要な項目を表2に示す．

## 3）PMTC

　PMTCとは，professional mechanical tooth cleaning の略で，歯科医師のみならず歯科衛生士が重要な役割を果たす専門的な歯の清掃である．長期的には必ずといってよいほど歯肉縁下を含めた歯石の沈着や，プラークの蓄積がみられる部位がある．したがって日常のセルフケアに加えて，歯科医院でしか行えない清掃を定期的に行うことが重要である．リコールの際に，各種検査と同時にこれを行うことが一般的である．通常はプラークの染め出し，清掃指導，歯石除去，機械

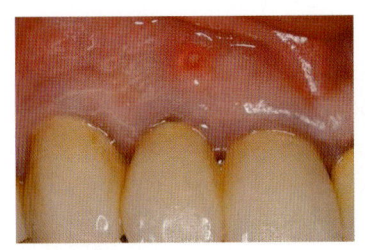

図4　瘻孔

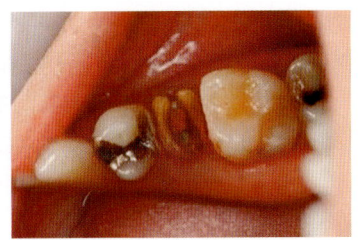

図5　歯根破折

表3　歯周組織の変化とその対応

| 歯肉の加齢変化 | 加齢に伴う歯肉の退縮は放置して差し支えないが，摩耗の進行や齲蝕がみられる場合には，充填修復を行うこともある |
|---|---|
| 辺縁歯肉の炎症 | プラークの沈着が原因であれば，患者にプラークコントロールの徹底を促し，炎症の消退を目指す．補綴装置の辺縁形態がプラーク蓄積の原因となっている場合には，マージンの形態修正や再製作を検討する．<br>そのほかにも，症候性疾患の存在や歯根破折など，辺縁歯肉の炎症の原因となりえる状況があるので，適宜エックス線検査などを行い，適切に診断する |
| 歯肉の腫脹 | まずは根尖性歯周炎の存在を疑い，エックス線検査を行う．必要に応じて歯内治療の適応となる |

表4　歯の変化とその対応

| 二次齲蝕 | 齲蝕の範囲が狭ければ，部分的なコンポジットレジン修復で対応可能．範囲が広い場合や，深部に及んでいる場合には補綴装置の再製作が必要となる |
|---|---|
| 動揺 | 動揺の原因として一番可能性が高いのは，歯周病の進行である．この場合は歯周病の治療を適切に行う．咬合検査の結果，咬合性外傷が疑われる場合は，中心咬合位だけでなく側方運動時の咬合も検査し，必要に応じて咬合調整を行う．歯根膜腔の拡大が軽度であれば，適切な咬合調整によって治癒が期待できる |
| 歯質の破折 | 部分被覆冠の場合，被覆されていない歯質に破折が起こることがある．破折の範囲が広い場合には補綴装置の再製作をするが，狭い場合には部分的なコンポジットレジン充填で対応できることもある |
| 移動・変位 | 患歯の移動や変位が起こった場合には，その原因を追究し，対処することが重要である．たとえば対合歯がない歯の挺出がみられる場合には，隣接する歯との連結や，義歯などによる対合歯の補綴治療が必要となる |
| 歯根破折 | 破折部位が浅い場合には，破折片を除去して再製作が基本である．歯根の縦破折や中央付近での横破折の場合は，抜歯が第一選択となる．しかし近年では一度抜歯して破折片を接着し，再植することによってある程度の予後が期待できるという考え方もある |

的歯面清掃などを行う．歯科医師による検査と並行して，PMTC や患者の動機づけは歯科衛生士によって行うことが可能である [13].

## 5. 問題と対応法

　術後に起こるさまざまな問題とその対応法を，それぞれ表に示す．
　歯周組織の変化とその対応（**表3**），歯の変化とその対応（**表4**），咬合の変化とその対応（**表5**），補綴装置の破損とその対応（**表6**）である．

表5 咬合の変化とその対応

| 咬合性外傷 | 経年的な顎位の変化や，ブラキシズムの発症によって，特に最後方臼歯の咬合性外傷が起こることがある．この場合，咬合調整やスプリントの適用が必要となることがある |
|---|---|
| 摩耗 | 咬合力が大きい場合，金属や歯面が摩耗し，広い咬合接触面が形成されることがある．このような場合には，患歯の負担過重を軽減するため，咬合接触点を狭くするなどの咬合調整が必要となる．摩耗によって対合歯などの象牙質が露出した場合には，知覚過敏を招く可能性があるので，症状が顕著な場合にはさらなる摩耗の防止の意味を含め，歯冠補綴装置の適用やコンポジットレジン充填を検討する |

表6 補綴装置の破損とその対応

| 破損 | 補綴装置の破損が起きた場合には，再製作が必須となる（図6, 7） |
|---|---|
| 前装部の着色，剝離，脱落，亀裂 | 経年的なレジン前装冠の前装部分の変色は避けることができない．患者の審美的要求に合わなくなった時点で再製作となる．口腔内での再前装も可能だが，色の調和が困難なことが多い．前装の部分剝離や脱落，クラックの有無も検査する．この場合，残存する前装材料の鋭縁の研磨にとどめるか，再製作もしくは再前装とするかは状況に応じて判断する |
| 脱落 | 二次齲蝕がなく装置の破損もなければ，原因を精査のうえ，再装着が可能である．脱落の原因が咬合にあることも多く，その場合には慎重な咬合調整が必要である．また，支台歯形態を原因とする保持力不足が考えられる場合には，接着力の強い合着材を用いて再装着し，再度脱落するようならば再形成して保持孔などを設け，再製作する．ポストコアの脱落時には歯根歯折を伴うことが多いので，慎重な検査を要する |

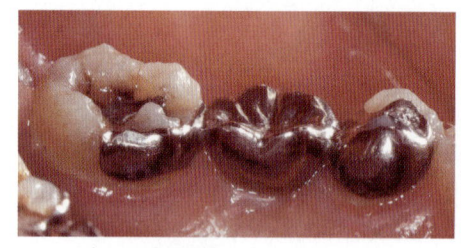

図6 ブリッジの破損

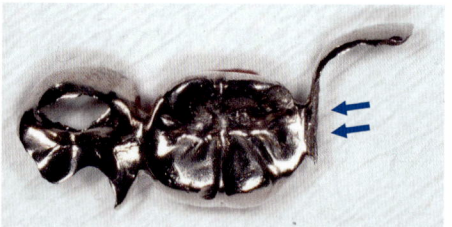

図7 矢印部分で破折が起っている．金属の厚みが不足すると，咬合力によって破折しやすいので注意が必要である．

　これらの問題のほかに，リコールによるメインテナンス期間中に，患者が食物を噛みにくくなった，食べにくくなったなどの機能低下を訴えることがある．臨床的には患者が特定の補綴装置の不具合があっても，このような表現となることが多い．歯科医師は患者のこのような訴えに対して，あらゆる可能性を排除せず，必要な検査を行って，適切な診断の下に対応することが必要である．

# 顎機能障害患者における 固定性補綴 | **4**

一般目標

1. 顎機能障害患者における固定性補綴治療を理解するうえで必要となる基礎的な知識を学ぶ.

到達目標

1. 顎機能障害の定義を説明できる.
2. 顎機能障害の病態と病因を説明できる.
3. 顎機能障害の検査と診断を説明できる.
4. 顎機能障害の治療を説明できる.

## 1. 顎機能障害（顎関節症）の定義

　日本補綴歯科学会の顎機能障害の診療ガイドラインによれば，「**顎機能障害**は顎関節雑音，顎関節や咀嚼筋の疼痛，顎運動障害を主徴とし，顎機能だけではなく，ときには全身的にもさまざまな障害をもたらす症候群で，齲蝕，歯周病に次ぐ第三の歯科疾患といわれている．顎機能障害は国際的に認知されている TMD に対する日本語疾患名であり，わが国において最も一般的な疾患名であり日本顎関節学会の正式用語である**顎関節症**と同義である．」とされている [14]．

　顎関節症は 1956 年に上野により提唱され [15]，その後，病態解明に伴い疾患概念は明確になってきた．現在，顎関節症の概念は「顎関節や咀嚼筋の疼痛，関節（雑）音，開口障害または顎運動障害を主要症状とする障害の包括的診断名である．その病態は咀嚼筋痛障害，顎関節痛障害，顎関節円板障害および変形性顎関節症である」とされており [16]，顎関節症は顎関節や咀嚼筋を中心とした顎関節周囲組織の種々の病態，疾患の集合である [17]．

顎機能障害，
顎関節症
TMD
temporomandibular
disorders

## 2. 病態と病因

### 1）病態

　顎関節・咀嚼筋の疾患分類や顎関節症の分類は国内と国外で若干の相違が認められるが，国内では日本顎関節学会分類 [16]（**表 1，2**）が使用されている．最新版の特徴は，診断の重複／併記を容認し，Ⅰ〜Ⅳ型の症型番号は括弧内に附記するように改めたこと，従来のⅤ型（その他のもの）を廃止したことなどである [16]．

　咀嚼筋痛障害の病態は不明な点が多いが，末梢における筋の侵害受容，中枢における疼痛感受，痛みに対する対処能力が関与していると報告されている [18]．顎関節痛障害は，外来性外傷や内在性外傷などの病変である [17]．顎関節円板障害は関節円板前方転位が大部分を占め，開口時に関節円板が復位するものと復位しないものに大別される [17]．変形性顎関節症は退行性病変を主徴候としており，軟骨破壊，瘢痕形成，骨吸収，骨添加，骨変性などの変化が観察される [19]．

　国際的には，1992 年に，International RDC-TMD Consortium から発表された**RDC**/TMD が事実上の標準となっている．この RDC/TMD は臨床使用を目的とした改訂が進められ，**DC**/TMD として発表された [20]．DC/TMD の特徴は状態や部位（筋症状，関節円板動態，疼痛や炎症を含む関節状態）ごとに診断を行い，診断の併記を許すとともに，Ⅱ軸診断として身体軸とともに精神・社会的要因についても評価が行われることである．

　これまでは，国内の「顎関節症」と国外の「Temporomandibular disorders」の意味するところが完全に一致していないことが多く認められた．そのため，日本顎関節学会では 2011 年に症型分類と RDC/TMD 分類の検証委員会を立ち上げ，顎関節症分類の改訂に着手した [16]．

RDC
research diagnostic criteria

DC
diagnostic criteria

表1　顎関節・咀嚼筋の疾患あるいは障害 [16]

| A. 顎関節の疾患あるいは障害 | B. 咀嚼筋の疾患あるいは障害 |
|---|---|
| 1. 先天異常・発育異常 | 1. 筋萎縮 |
| 　1）下顎骨関節突起欠損 | 2. 筋肥大 |
| 　2）下顎骨関節突起発育不全 | 3. 筋炎 |
| 　3）下顎骨関節突起肥大 | 4. 線維性筋拘縮 |
| 　4）先天性二重下顎頭 | 5. 腫瘍 |
| 2. 外傷 | 6. 咀嚼筋腱・腱膜過形成症 |
| 　1）顎関節脱臼 | **C. 顎関節症（顎関節・咀嚼筋の障害）** |
| 　2）骨折（下顎骨関節突起，下顎窩，関節隆起） | **D. 全身疾患に起因する顎関節・咀嚼筋の疾患** |
| 3. 炎症 | 　**あるいは障害** |
| 　1）非感染性顎関節炎 | 1. 自己免疫疾患（顎関節リウマチなど） |
| 　2）感染性顎関節炎 | 2. 代謝性疾患（痛風など） |
| 4. 腫瘍および腫瘍類似疾患 | 3. その他の全身性疾患（線維筋痛症，血液疾患， |
| 5. 顎関節強直症 | 　　Ehlers-Danlos症候群，破傷風など） |
| 　1）線維性 | |
| 　2）骨性 | |
| 6. 上記に分類困難な顎関節疾患 | |
| 　（特発性下顎頭吸収など） | |

註1：咀嚼筋の疾患あるいは障害については，比較的発現がみられ，鑑別可能なものだけを挙げた．
註2：2001年改訂の顎関節疾患の分類の外傷性顎関節炎は，「3. 炎症　1）非感染性顎関節炎」に含める．

表2　顎関節症の病態分類 [16]

| | |
|---|---|
| ● 咀嚼筋痛障害（Ⅰ型） | ● 顎関節円板障害（Ⅲ型） |
| ● 顎関節痛障害（Ⅱ型） | 　a：復位性 |
| | 　b：非復位性 |
| | ● 変形性顎関節症（Ⅳ型） |

註1：重複診断を承認する．
註2：顎関節円板障害の大部分は，関節円板の前方転位，前内方転位あるいは前外方転位であるが，内方転位，外方転位，
　　　後方転位，開口時の関節円板後方転位などを含む．
註3：間欠ロックは，復位性顎関節円板障害に含める．

（表1，2とも文献16を改変）

## 2）有病率と罹患率

　有病率は「ある集団における，ある一時点での特定の疾患や病態を有する人の割合」であり [21]，横断調査など明らかにされる有病患者割合である．これに対し罹患率とは「ある特定の疾患の発生の程度を示す指標である．ある集団において，ある一定期間（たとえば1年間）に新たに発生した患者数を，単位人口（曝露人口または危険人口）あたりの割合として示す．」[21]．顎関節症の有病率は対象により異なるが，10〜20％であり，男女比は1：2から1：3であることが報告されている [22-25]．顎関節痛の罹患率は年間人口100人あたり1.8〜3.9％程度と報告されている [26-29]．

## 3）病因

　顎関節症の病因は不明なことが多いが，多因子病因説が容認されている．日常生活などの環境（ストレスなど），社会因子（長時間のパソコン使用，集中する

作業，睡眠障害など），遺伝因子，宿主因子（咬合，顎関節形態，疼痛閾値，性格，習癖〈ブラキシズム〉，姿勢など），時間因子（要因への曝露時間）などが組み合わさり，閾値を超えたときに発症するという説が有力である[17]．

## 3. 検査と診断

### 1）検査

まず，通常の医療面接内容（71頁，section 3『1. 診察，検査，診断，処置』参照）のほかに，痛みや障害の程度，生活の質，社会・心理的状況，生活習慣，習癖などを聴取する．口腔外診察においては顎関節（圧痛，誘発痛，雑音の診察，下顎頭の運動量），咀嚼筋（圧痛，誘発痛，関連痛），下顎運動（最大開口量，エンドフィール，側方運動量，下顎運動経路）などを診査する．口腔内の診察においては歯・歯槽骨（歯ぎしりの影響を観察するための疼痛，歯の咬耗，歯の動揺，歯周ポケット，楔状欠損，骨隆起），咬合接触，下顎位，舌・頰粘膜の歯圧痕などを診査する．

エックス線検査として，パノラマエックス線撮影，パノラマ顎関節撮影（4分割），顎関節単純撮影，頭部エックス線規格撮影，エックス線断層撮影，コンピュータ断層撮影（CT）などが挙げられる．エックス線検査では，顎関節症に類似した疾患との鑑別すること，顎関節形態の変形（**図1**）を観察することが主なポイントである．核磁気共鳴撮像（MRI）は組織分解能が高く，関節円板を含む軟組織の異常に関する検査に有効である．

顎関節症においては顎関節円板転位（**図2**），ならびに炎症性病変と関連がある joint effusion の診査に利用されることが多い．また，慢性関節リウマチ，痛風などとの鑑別診断を行うために血液検査を行うこともある．

> joint effusion
> 関節滲出液

### 2）診断

顎関節症の診断に関しては，検査結果に基づき，**表1**に示した顎関節・咀嚼筋の疾患あるいは障害との鑑別を行い，病態の項目や**表2**に示した顎関節症病態分類に従って行う．

## 4. 治療法

### 1）治療方針

顎関節症は加療しなくても症状が緩解する患者が多いことが報告されているため[30]，経過を観察しながら治療を進めることが推奨されている．顎関節症の治療目標・管理目標は痛みを軽減すること，機能を回復させること，正常な日常生活を回復させること，病因に対する曝露時間を減少させることなどである[17]．

### 2）治療法の種類

顎関節症の治療には**表3**のようなものが挙げられる[17]．

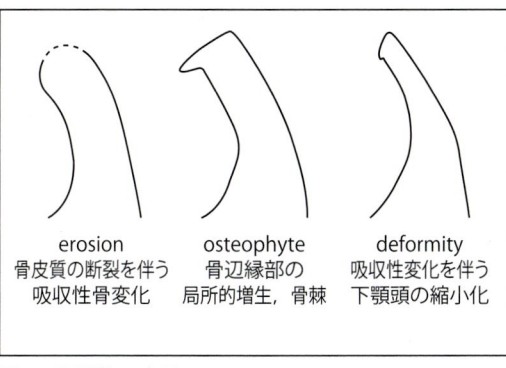

図1 顎関節の変形

erosion
骨皮質の断裂を伴う
吸収性骨変化

osteophyte
骨辺縁部の
局所的増生, 骨棘

deformity
吸収性変化を伴う
下顎頭の縮小化

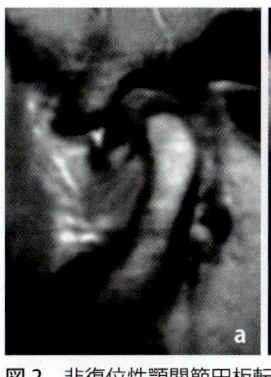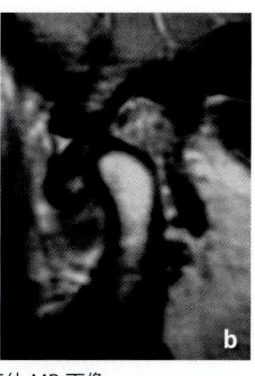

図2 非復位性顎関節円板転位 MR 画像
a：閉口時, b：開口時

表3 治療法の種類

| 生活指導 | 軟性咀嚼指導, 日中に歯を接触しないような指導など |
| --- | --- |
| 理学療法 | 温熱療法, 寒冷療法, 電気療法, マッサージ, レーザー, 鍼治療, 下顎可動化訓練など |
| 薬物療法 | 消炎鎮痛薬, 抗けいれん薬, 抗うつ薬など |
| スプリント療法[31]（図3, 4） | スタビライゼーションスプリントなど |
| 外科的療法 | パンピングマニピュレーション, 関節鏡視下手術など |
| 心身医学・精神医学的な対応 | 精神科との連携による心身医学療法, 薬物療法など |

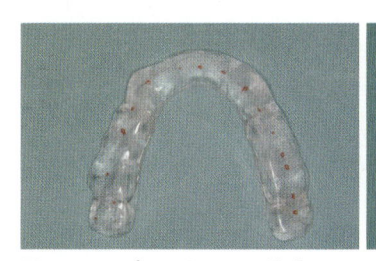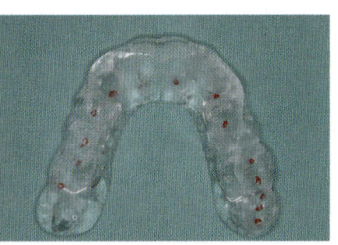

erosion
骨皮質の断裂を伴う
吸収性骨変化

osteophyte
骨辺縁部の
局所的増生, 骨棘

deformity
吸収性変化を伴う
下顎頭の縮小化

図3, 4 スプリントによる治療
スプリントの両側の小臼歯ならびに大臼歯が均等に接触していることが望ましい. スプリントの咬合接触面は, 咬合平面に平行かつフラットな平面であることが望ましいが, ゆるやかな彎曲の陥凹があってもよい. ただし, 対合歯咬合面の深い印記が残った状態は不適切である. 下顎側方滑走運動に関しては, 犬歯誘導あるいはグループファンクションを付与するのが望ましい. 平衡側臼歯は下顎偏心位において離開することが望ましい.

## 3）治療における咬合治療

　咬合治療は患者の咬合状態を変化させる治療であり, 咬合調整, 補綴歯科治療, 矯正治療などがある. 咬合治療の顎関節症に対する有効性に関しては否定的な見解が多いが, 賛否両論が存在しており, 現時点では明確な結論には至っていない.

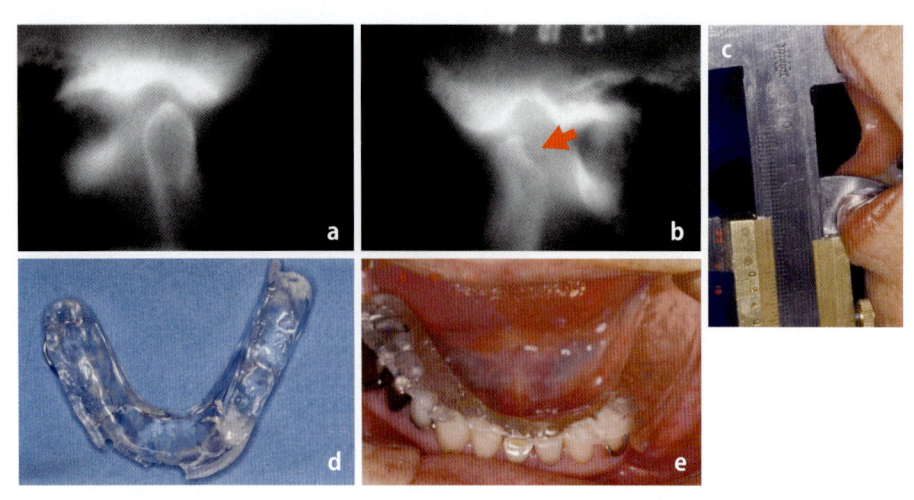

図5　顎関節症状緩解後に咬合再構成を行った症例．初診時．73歳，女性．
主訴：左側顎関節開口時痛
現病歴：初診半年前から顎関節雑音，2日前から開口時顎関節痛を認めていた．
a：右側顎関節断層エックス線画像
b：左側同画像．下顎頭の骨変形がある．
c：開口量は34 mmと制限されていた．
d：装着したスプリント
e：スプリント装着で，顎関節部の痛みが軽減．歯の咬耗やすれ違い咬合があり，咬合は不安定
であったため，スプリントにて咬合位を決定した．

### （1）スプリント療法

　可逆的治療と認識されているが，スプリント療法も咬合治療に含まれる．スプリントは夜間のみの使用に限定することが原則である．日本顎関節学会の診療ガイドラインでは，一般臨床家は，スプリントを短期間使用することが推奨されている[32]．

### （2）咬合調整

　日本顎関節学会の診療ガイドラインにおいて，「顎関節症患者において，咬合調整は有用か？」というクリニカルクエスチョンに対し，顎関節症患者に症状改善を目的とした咬合調整は行わないことが強く推奨されている[33]．
　また，咬合調整を行う場合の条件として，以下のように記されている．

> 独自の理論に基づく咬合調整を行う場合には，その根拠と害を十分に説明し，文書による同意を得たのち，医療提供者の自己責任の下に行うべきである．咬合調整が必要となった場合は，その根拠と害を十分に説明し，患者の同意の下に行うべきである．顎関節症以外（歯周病，咬合性外傷，不良義歯など）の治療目的による咬合調整は，今回の診療ガイドラインの目的とするところではない．明らかに歯科治療直後に発現した顎関節症の症状については，医学的にみてその治療の結果として生じた咬合関係の異常が症状発現の原因と考えられた場合，当該治療歯の咬合調整を妨げるものではない．

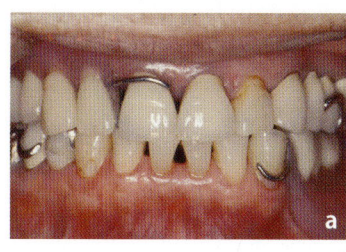
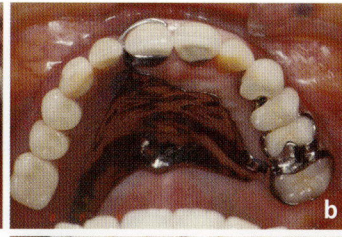
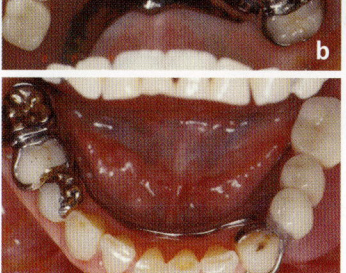
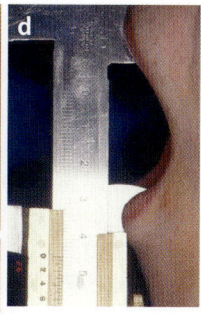
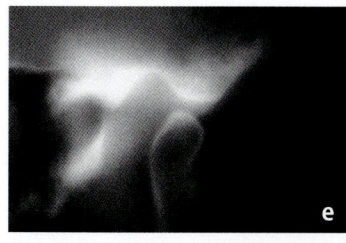
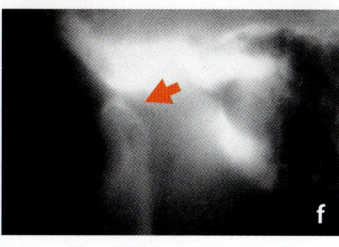

**図6** 図5と同症例．補綴歯科治療後（a〜d），初診から5年（e, f）
**a〜c**：スプリントで決定した咬合位で咬合再構成を行った．
**d**：顎関節部の痛みは軽減し，開口量は45 mmに回復した．
**e**：リコール時エックス線画像，右側顎関節断層
**f**：同，左側顎関節断層．下顎頭の骨変形は回復していた．

## （3）補綴歯科治療

補綴歯科治療は，顎関節症の症状緩和のために単独で行われることはほとんどない．顎関節症状軽減後に，咬頭嵌合位置の異常，咬頭嵌合位での咬合接触の異常，側方運動時の異常などが観察される場合に，補綴歯科治療を実施することになる（図5, 6）．

## （4）矯正治療

矯正治療に関しても補綴歯科治療と同様に，顎関節症状緩和のために単独で行われることは少ない．顎関節症状軽減後に，矯正治療が必要な場合に行われることとなる．

# 英単語でも日米に相違？

　英単語にも変遷あるいは日米における認識の相違がある．米国の歯科補綴学学術雑誌 The Journal of Prosthetic Dentistry の投稿ガイド[1] には，使用が推奨されない用語 objectionable terms と，推奨される用語の対比が掲載されている（**表**）．また同誌の発行する用語集[2] には，かつて用いられたが現在は使用されない語 obsolete terms や，俗語 slang が併記されている用語がある．

　日本では，同じ意味の場合，文字が少ない方が好まれるが，英語はアルファベットが 26 文字しかないため，意味が理解しやすい単語は文字数が多くなる傾向にある．

**表　推奨されない用語と好ましい用語の対比表**

| 推奨されない用語 | 意味 | 推奨される用語 |
|---|---|---|
| alginate | アルジネート | irreversible hydrocolloid |
| bite | 咬合 | occlusion |
| cure | 重合 | polymerize |
| final | 最終的な | definitive |
| lower | 下顎の | mandibular |
| model | 模型 | cast |
| overbite | 垂直被蓋 | vertical overlap |
| overjet | 水平被蓋 | horizontal overlap |
| prematurity | 早期接触 | interceptive occlusal contact |
| study model | 研究診断用模型 | diagnostic cast |
| take | 採得する | make（impressions） |
| upper | 上顎の | maxillary |
| x-ray, roentgenogram | エックス線写真 | radiograph |

対比表の単語は The Journal of Prosthetic Dentistry の投稿ガイドより[1] 転載

かつて用いられたが現在は使用されない語　obsolete terms の例

| obsolete terms | 意味 | 推奨される用語 |
|---|---|---|
| dentin porcelain | デンティン色陶材 | body porcelain |
| dowel | ポスト | post |
| incisal guide | 切歯指導板 | anterior guide table |
| overjet | 水平被蓋 | horizontal overlap |
| snap impression | 概形印象 | preliminary impression |

俗語　slang

| slang | 意味 | 推奨される用語 |
|---|---|---|
| bridge | ブリッジ | fixed partial denture, fixed complete denture, fixed dental prosthesis |
| check bite | 咬合記録 | interocclusal record |
| open bite | 開咬 | open occlusal relationship, apertognathia |
| overbite | 垂直被蓋 | vertical overlap |

非標準的または非公式な語　non standard or informal

| non standard/ informal | 意味 | 推奨される用語 |
|---|---|---|
| biting force | 咬合力 | occlusal force |
| black triangle | ブラックトライアングル | interdental gingival space |
| sand-blasting | ブラスト処理 | air abrasion, airbone-particle abrasion |
| night guard | ナイトガード | occlusal device |

**コラム　文献** ⋯⋯⋯⋯⋯⋯⋯⋯⋯⋯⋯⋯⋯⋯⋯⋯⋯⋯⋯⋯⋯⋯⋯⋯⋯⋯⋯⋯⋯⋯⋯⋯⋯

1）Manuscript Submission Guidelines: J Prosthet Dent119(6):A6, 2018.
ガイドラインの詳細は Web (http://www.thejpd.org/content/authorinfo#idp1771632) で閲覧できることが記載されている．

2）The Glossary of Prosthodontic Terms Ninth Edition. J Prosthet Dent 117: e01-e105, 2017.

# 固定性補綴の関連領域

## 高齢者／有病者における 固定性補綴処置 | 5

### 一般目標

1. 高齢者と有病者の全身状態の把握と固定性補綴処置時の対応について理解する.

### 到達目標

1. 高齢者における固定性補綴処置の特徴を説明できる.
2. 有病者における固定性補綴処置の特徴を説明できる.
3. 高齢者と有病者の固定性補綴処置における偶発症予防策を説明できる.

# 1. 高齢者

## 1) 高齢者の特性

### （1） 超高齢社会

　近年，日本は**超高齢社会**となり，**平均寿命**は男性 81.1 歳，女性 87.3 歳で（2017年），65 歳以上が総人口に占める割合は 27.7％を占めている（2017 年）．従来は加齢とともに歯の喪失が進み，高齢者の残存歯数は少なかったが，歯科治療の進歩，予防歯科の普及，1989 年に厚生省（当時）と日本歯科医師会が提唱して開始された **8020 運動**などにより，高齢者の残存歯数は年々増加傾向にある[34]（図1）．それに伴い，かつては可撤性補綴処置が主流であった高齢者の補綴治療でも，固定性補綴処置の必要性が高まっている．

超高齢社会

平均寿命

8020運動

### （2） 高齢者の各種能力

　高齢者では記憶力の低下など知的機能の一部は低下するが，それが病的な範囲になると認知症と呼ばれ，記憶障害，見当識障害，判断力の障害が起こる．また，運動機能の低下，感覚機能の低下が起こり，**日常生活動作（ADL）**の低下がみられる．免疫，代謝機能の低下，ストレスに対する予備能力の低下も起こる．しかし，高齢者の各種能力は若年者に比べ多様性があり，これらの加齢による変化も個人差が大きく，個別の評価が必要である．

日常生活動作
ADL
activities of daily living

### （3） 歯，顎口腔の特徴

　形態面では，咬耗，歯の変色，透明象牙質の増加，歯髄腔の狭窄，歯肉の退縮，骨密度の低下，咬合高径の低下，下顎頭，関節結節の平坦化，矢状切歯路角や矢状顆路傾斜角の減少などが挙げられる．機能面では，筋力の低下，咀嚼能力の低下，咀嚼時間の延長，唾液分泌能力の低下，咳嗽反射，嚥下反射の低下などがある．

## 2) 高齢者における歯科治療の留意点

### （1） プロブレムリストの作成

　**医療面接**（現病歴，既往歴，常用薬剤，生活歴），視診，触診などの診察，モニターなどを用いた検査を通じて，知的機能や身体機能などの全身状態を心理社会的因子も含めて観察・評価する．それに基づき，診療上の問題点を挙げ，**プロブレムリスト**を作成する．

医療面接
medical interview

プロブレムリスト
problem list

### （2） かかりつけ医との連携

　高齢者は全身疾患を有する場合が多いため，医科の担当医，かかりつけ医に病状の照会を行い，歯科治療の可否，施行する場合の注意点について確認する（図2）．

### （3） 家族，介護施設との連携

　ADL，**要介護**度，全身疾患の有無や状態に合わせ，一人で通院可能か，付き添い，往診，入院かを判断するが，家族，施設との連携が必要な場合も少なくない．また，口腔内清掃の操作を自力で行えない場合があり，患者周囲への口腔ケアの指導，働きかけが重要となる．

要介護

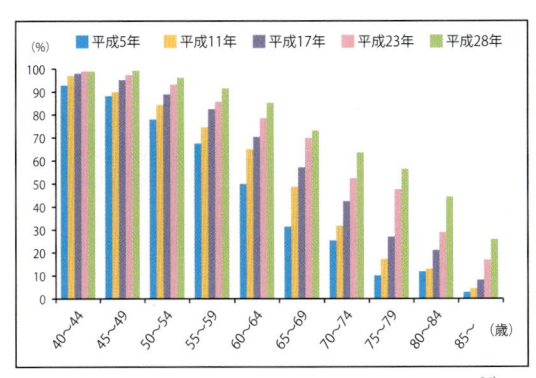

図1　20本以上の歯を有する者の割合の年次推移[34]

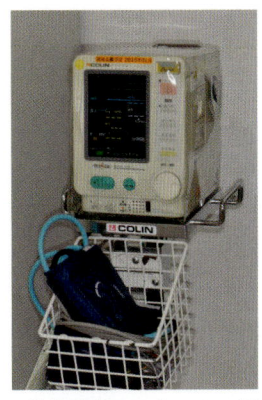

図3　生体情報モニターの一例

### 照会状

○○病院　　○○科
○○○○先生御机下

患者氏名：□□□□
性別：□　年齢：□□　　生年月日：□□□□□□□□

診断：#1. 上顎右側第一大臼歯欠損　#2. 上顎右側第二小臼歯，第二大臼歯齲蝕症　#3. 心筋梗塞の既往

　お忙しいところ恐れ入ります．
　患者さんは，歯の欠損による咀嚼づらさを主訴に○○月○○日当科を受診されました．診察の結果，上記 #1, 2 の状態で，当科的には今後，ブリッジ（橋義歯）での同部の修復が望ましいと考えております．
　治療内容としては，齲蝕部除去ならびにブリッジの土台（支台歯）に適した形にするための歯の切削が必要で，口腔内の局所麻酔も必要です．また，切削後，歯型の印象採得を行いますが，その際電気メスによる歯肉切除も必要になる可能性があります．治療時間は1回○○分程度と思われます．
　全身状態として上記 #3 の既往があり，現在貴科に定期通院中と伺いました．つきましては，現在の貴科的病態，服薬状況，また，歯科治療時の注意点等ご教示いただければ幸いです．
　何卒宜しくお願い申し上げます．

図2　歯科から医科担当医への照会状の例

## （4）治療中の全身管理

　高リスク高齢患者では，治療時に**生体モニター**（図3）を用いて**バイタルサイン**（血圧，心拍数〈脈拍〉，動脈血酸素飽和度など）のチェックを行い体調の変化を的確に把握できるようにする．また，高齢者はストレスに対する予備能力が低下しているので，痛みによるストレス反応が出ないよう適切な除痛法を行う．必要に応じ，笑気吸入鎮静法，静脈内鎮静法などの精神鎮静法下で処置を行う．

生体モニター

バイタルサイン
vital signs

## 3）高齢者における固定性補綴処置の特徴と留意点

### （1）治療方針

　残存歯質の状態，歯周組織の状態，欠損状態，咬合状態などの一般的な条件に加え，全身状態も踏まえて補綴処置の種類，材質などを決定する．たとえば，歯の切削が難しい状況では，固定性ではなく可撤性補綴装置を選択するなど，個々の高齢者の状況に合わせた配慮が必要である．

　咬耗，下顎頭や関節結節の平坦化が進み，咬合高径の低下や矢状切歯路角，矢状顆路傾斜角の減少を認めることがある．高齢者の補綴処置では，顔貌や歯列全体の調和，顎機能障害の有無なども含めて総合的に検討し，これらの変化が為害性のある修正すべきものか，加齢変化として順応した許容できるものかを判断したうえで，補綴装置を設計する．また，高齢者は細かい口腔内清掃操作を行えない場合があり，清掃しやすいポンティック形態など，清掃性にも配慮する．

## （2）インフォームドコンセント

固定性補綴処置の種類，設計，他の選択肢などについて治療前に十分説明し，同意を得るのは若年者同様であるが，高齢者は理解力が乏しく，また，一度説明したことを覚えていない場合もあるため，家族などを含めた**インフォームドコンセント**が必要となることもある．

インフォームドコンセント
informed consent

## （3）診療時の姿勢

体の柔軟性の低下，頸部や脊柱の彎曲，腰痛などで通常の水平位での姿勢をとれない場合や，長時間の同じ姿勢の保持が困難な場合がある．診療用ユニットの傾き，ヘッドレストの位置に配慮し，補助的に枕，クッションなども活用する．場合によっては座位での診療が必要である．

## （4）支台歯形成，咬合採得，咬合調整時の留意点

舌の位置の保持や開口位をうまく制御できない場合があり，切削時にバー・ポイント類で粘膜を損傷しないよう配慮する．診療介助者の協力も得ながら口腔内バキューム，ミラー，専用の保護具などにより，舌，頰粘膜を確実に排除する．また，バキュームにより口腔内の水や唾液の吸引を確実に行うとともに，時々，休みをはさんで形成作業を進める．

高齢者では，歯肉退縮や**根面齲蝕**（図4），**楔状欠損**（図5）が存在し，その部分まで補綴装置の辺縁を延長すると歯冠部軸面の削除量が多くなり，露髄や髄症状誘発のリスクが高まることがある．その場合はすべてを補綴装置で覆わず，根面齲蝕，楔状欠損部分は別途，充塡処置で対応する選択肢もある．

根面齲蝕

楔状欠損
wedge shaped defect

顎位が不安定で，咬合採得時の顎位の決定に苦慮する場合や咬合採得時に自力での顎位保持が難しい場合などがあり，配慮を要する．

## （5）誤飲，誤嚥防止対策

咳嗽反射の低下，舌や頰，咽頭の運動機能の低下により，**誤飲，誤嚥**のリスクが高まる[35]．補綴装置の試適，合着操作時には口腔内への落下防止のための方策（補綴装置へのデンタルフロスの結紮や接着，ガーゼでのカバー，専用の落下防止カバーなど）をとる．印象材，咬合採得材の量に注意し，材料が咽頭部へ流れ込まないよう気をつける．

誤飲

誤嚥

## 2. 有病者

### 1）高齢者に多くみられる全身疾患

心疾患，**脳血管障害**，がん，糖尿病，高血圧症，高脂血症，呼吸器疾患，骨粗鬆症，認知症，**パーキンソン病**，リウマチ，廃用性症候群などがあり，複数の疾患を併発している場合も多い．いずれも，治療前の十分な診察，検査，医科担当医への照会により，十分に病態，服薬状況などを把握しておく必要がある．

脳血管障害
cerebrovascular disorder

パーキンソン病
Parkinson's disease

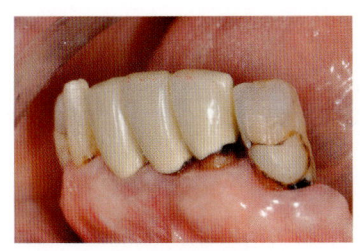
**図4** 歯肉退縮と根面齲蝕の例

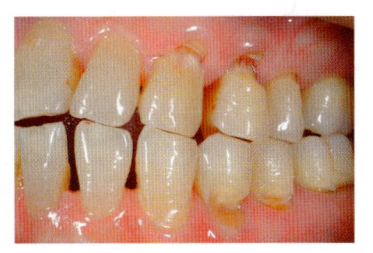
**図5** 歯頸部楔状欠損の例

## 2）固定性補綴処置での留意点

### （1）心疾患，高血圧症

　心疾患には**虚血性心疾患**（狭心症，心筋梗塞），**心不全**，不整脈などがある．心筋梗塞発症後間もない時期は，必要最小限の応急処置にとどめる．治療時には血圧，脈拍，心電図をモニタリングする．心不全の重症度分類として **NYHA** 心機能分類があり，重症の場合は座位姿勢で治療を行う．**ペースメーカー**使用患者には電気メスの使用は禁忌である．高血圧症でも血圧，脈拍のモニタリングを適宜行う．

　固定性補綴処置では，局所麻酔，支台歯形成，印象採得時にストレスがかかりやすいが，心疾患，高血圧症患者ともに，痛みのコントロールに注意を払い，必要に応じて鎮静法を使用するなど，リラックスできる治療環境を整える．また，重症の高血圧，心疾患では，**アドレナリン含有の局所麻酔薬**や歯肉圧排コードの使用は危険である．

### （2）脳血管障害

　口腔顔面部に麻痺が存在する場合，歯の切削操作時に頬粘膜，舌を損傷しないよう注意する．また，印象材の誤飲，誤嚥にも注意が必要である．適切な顎位の保持が困難で，術者による顎位誘導が必要なこともある．

### （3）呼吸器疾患

　慢性気管支炎，気管支喘息，肺気腫，肺線維症などがあり，常用薬（気管支拡張剤など）の持参，低酸素症の場合の酸素吸入器の準備，**パルスオキシメータ**によるモニターなどの対応が行われる．

## 3）固定性補綴処置で配慮すべきその他の疾患

### （1）精神疾患

　精神疾患のなかには，明らかな咬合異常がないのに異常感を訴える場合があり，妄想性障害，セネストパチー（体感症）などでみられる．また，明らかな精神疾患の診断がつかない場合でも，他覚所見のない咬合異常を訴える症例があり，日本補綴歯科学会では**咬合違和感症候群**と名づけている．このような症例については慎重な対応が必要で，患者の主観だけでなく症状に見合う客観的な咬合異常の存在を確認してから補綴治療に入るのが原則である．

　近年は，歯科治療の診断，治療方針を立てる際に身体症状の把握だけでなく，心理社会的背景も考慮に入れた多軸診断が推奨されている．日本補綴歯科学会で

虚血性心疾患
ischemic heart disease

心不全
cardiac insufficiency

NYHA
New York Heart Association

ペースメーカー
artificial cardiac pacemaker

アドレナリン含有の局所麻酔薬

パルスオキシメータ
pulse oximeter

咬合違和感症候群

**表1　多面的な評価のための 10 項目 [36)]**

1. 今回，あなたが受診することになった症状は，どのくらいの期間続いていますか？

2. 今回，あなたが受診することになった症状のために，これまで何か所の医療機関（歯科医院，他の科の医院，総合病院など）を受診しましたか？

3. 頭痛，肩，首のこり，めまい，耳鳴，手足のしびれ，背中や腰の痛みなどの症状のために医療機関（医院や病院など）で診察や検査を受けて，「異常がない」または「治療の必要がない」と言われたことがありますか？

4. 1日の起きている間，どのくらいお口のことが気になりましたか？

5. 不安を感じて緊張したことはありましたか？

6. いらいらして，おこりっぽくなることはありましたか？

7. 心配事があって，よく眠れないことはありましたか？

8. ほとんど1日中，ずっと憂うつであったり沈んだ気持ちでいましたか？

9. ほとんどのことに興味がなくなっていたり，大抵いつもなら楽しめていたことが楽しめなくなっていましたか？

10. いつもストレスを感じていましたか？

は多面的な評価のための 10 項目を提案している [36)]（**表 1**）.

## （2）歯科治療恐怖症

　不安障害，過換気症候群，パニック障害，強い**絞扼反射**などで，歯科治療に恐怖をもつ場合には，不安を軽減するよう信頼関係の構築，診療時のモニタリング，精神科などとの連携，術前投薬，鎮静法下での治療などの対応を行う.

絞扼反射
gag reflex

## （3）顎口腔の不随意運動

　不随意運動には**オーラルディスキネジア**（特発性，薬物性，錐体外路系疾患ほか），**顎口腔ジストニア**などがある. 薬物性の場合もあるので医科への対診が必要である. 支台歯形成時には粘膜を損傷しないよう注意を要する. 顎位が不安定で咬合採得や咬合調整が困難なこともある.

オーラルディスキネジア
oral dyskinesia

顎口腔ジストニア
oromandibular dystonia

# 固定性補綴の関連領域

## 口腔インプラント支台装置による補綴処置 | **6**

### 一般目標

1. 口腔インプラント治療の臨床的意義と方法を理解する.
2. 口腔インプラント補綴装置の種類とその製作方法, 装着時の注意点, また術後管理について理解する.

### 到達目標

1. 口腔インプラントの種類, 特徴, 目的および意義を説明できる.
2. 口腔インプラントの適応症と合併症を説明できる.
3. 口腔インプラントに必要な診察と検査を説明できる.
4. 口腔インプラントの治療計画, 治療手順を説明できる.
5. 埋入手術の方法を説明できる.
6. 口腔インプラントの上部構造の印象採得と咬合採得を説明できる.
7. 口腔インプラントの上部構造の製作手順と装着方法を説明できる.
8. メインテナンスの重要性を説明できる.

## 1. 口腔インプラントの基本構造

口腔インプラント（以下インプラント）は，骨内に埋入される「インプラント体」と粘膜を貫通し補綴装置の支台となる「アバットメント」ならびに「補綴装置」から構成される（**図1**）．

### 1）インプラント体

#### （1）オッセオインテグレーション

**オッセオインテグレーション**とは，骨と機能下のインプラントが直接接合する状態を指し，インプラントが補綴装置の支持固定の基盤である．すなわちインプラントには歯根膜がなく，天然歯に比して被圧変位量がきわめて小さく，感覚閾値が大きい特徴をもち，補綴設計に配慮を要する（**図2**）．

オッセオインテグレーション
osseointegration

現在臨床では，チタンあるいはチタン合金製のものが**オッセオインテグレーテッドインプラント**として利用されている．

オッセオインテグレーテッドインプラント
osseointegrated implant

#### （2）2回法インプラントと1回法インプラント

**2回法**術式では，インプラント埋入後，創を閉鎖し粘膜で被覆することでオッセオインテグレーションが達成するまでの期間，荷重や感染を防止し，治癒期間後に再度（2回目）の手術を行い，アバットメントを締結する．これに対し**1回法**では埋入手術直後からインプラント体もしくはインプラント体に連結したアバットメントが口腔内に露出する術式である（**図3**）．インプラントの臨床成績には差はみられないことが報告されている[37]．

2回法インプラント
2 staged implant

1回法インプラント
1 staged implant

#### （3）インプラント体表面性状

**Brånemark**により開発されたオッセオインテグレーテッドインプラントは，当初，機械加工の比較的滑沢な表面であったが，その後表面を適度に粗くすることが，オッセオインテグレーションの獲得を有利にすることが明らかとなり，現在は粗面構造表面（**ラフサーフェス**）が主流となっている（**図4**）．

ブローネマルク
Brånemark

ラフサーフェス
rough surface

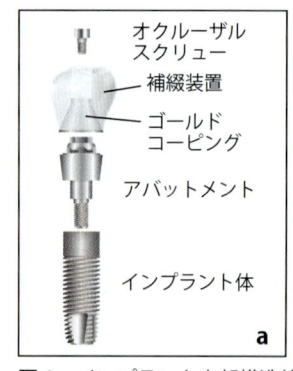 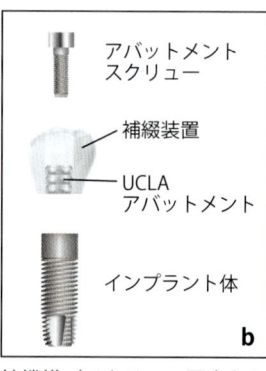 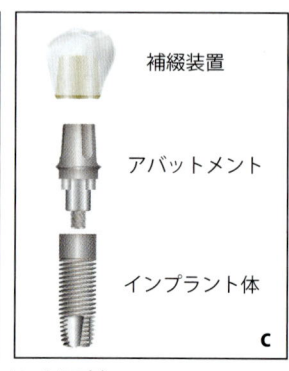

図1　インプラント上部構造維持機構（スクリュー固定とセメント固定）
a：既製スクリュー固定アバットメントを介してのスクリュー固定
b：UCLAアバットメントと上部構造を一体化させインプラント体に直接スクリュー固定
c：セメント固定用アバットメントを介してのセメント固定（セメント固定用アバットメントには，250頁『②セメント固定補綴装置』の通りさまざまな種類がある）

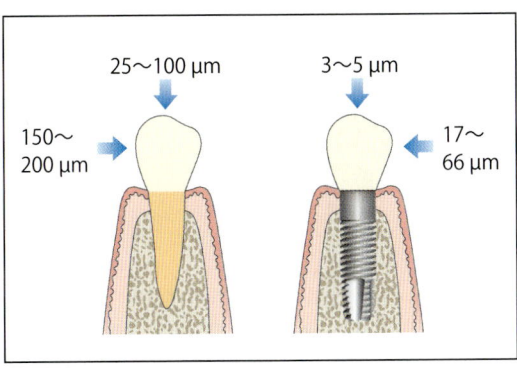

図2　被圧変位量

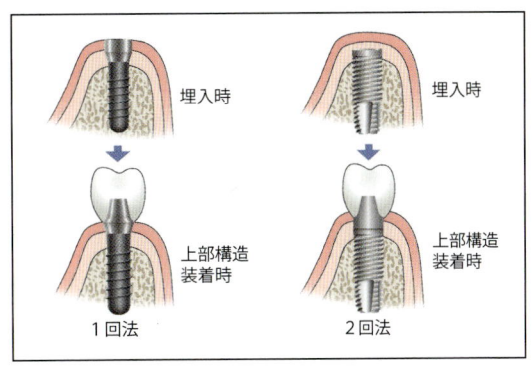

図3　1回法と2回法のインプラントの違い

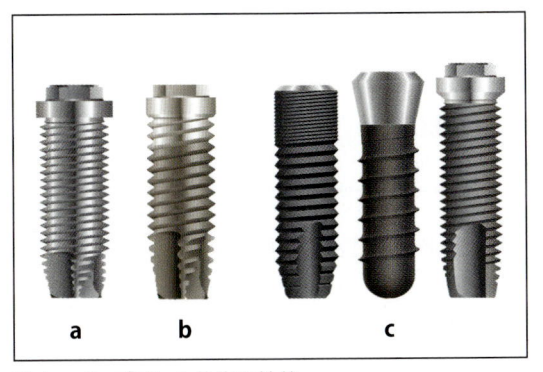

図4　インプラント体表面性状
a：機械加工表面
b：頸部は機械加工表面，下部は粗面処理
c：種々の中等度の粗面処理表面

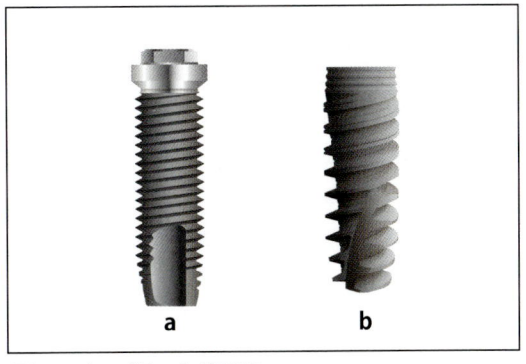

図5　インプラント体形状
a：ストレート形状
b：テーパー形状

## （4）インプラント体形状

　インプラント体は，骨内埋入時に，動揺することなく固定（**初期固定**）されなければ良好にオッセオインテグレーションを獲得できない．したがって現在では初期固定を達成しやすいネジ型のインプラント体が主流となっている．また外形は埋入深度の調整が容易であるストレート形状のものや，初期固定が得やすく，隣在歯の歯根が近接している場合に有利であるテーパー形状のものがある（図5）．

初期固定
initial stability

## （5）インプラント体−アバットメント連結様式

　インプラント体と**アバットメント**はアバットメントスクリューにより固定され，接合部に回転防止と転覆防止を図る工夫がなされている．エクスターナルジョイントはインプラント上面（プラットフォーム）に外向きの6角形の張り出しがあり，インターナルジョイントではインプラント内部に溝や多角形の凹みが付与されており，それぞれアバットメントと嵌合する．またテーパー状の接合面を持つインターナルジョイントは，インプラント体とアバットメントが摩擦抵抗により接合するためスクリューの緩みが少なく，細菌叢の要因となるマイクロギャップを生じない特徴をもつ（図6）．

アバットメント（支台）
abutment

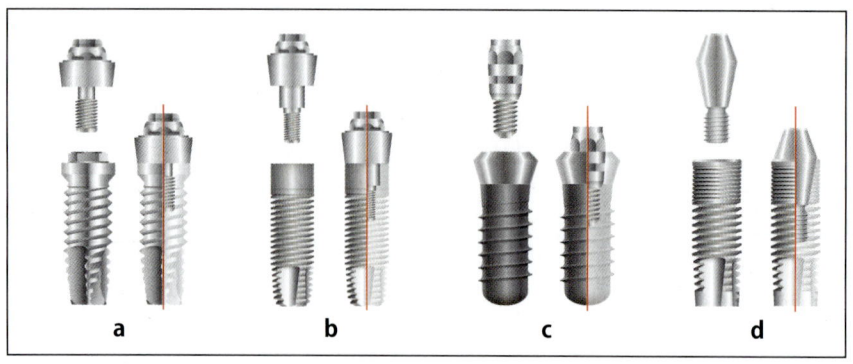

図6　インプラント体とアバットメントの連結様式
**a**：ブローネマルクインプラント〈エクスターナルジョイント，バットジョイント〉
**b**：リプレースインプラント〈インターナルジョイント，バットジョイント〉
**c**：ITIインプラント（現ストローマンインプラント）〈インターナルジョイント，テーパージョイント〉
**d**：アストラテックインプラント〈インターナルジョイント，テーパージョイント〉

### 2）インプラント上部構造（アバットメントおよび補綴装置）

#### （1）固定性補綴装置

##### ①スクリュー固定補綴装置

　インプラントの開発当初は機能性と清掃性が重要視され，ある程度審美性を犠牲にした高床式の上部構造が主流であった．また，何らかの不都合が生じた際，上部構造を取り外すことができるように（術者可撤式），スクリュー固定の補綴装置が基本とされた．これは既製品であるインプラントゆえに可能な補綴装置の固定様式で，いくつかの欠点があるものの，利点も多く（**表1**），現在でも広く使用されている．

　スクリュー固定の方法は，補綴装置がインプラント体に直接ネジ止めされる場合（**図1 b**）と，粘膜貫通部であるアバットメントを介してネジ止めされる場合がある（**図1 a**）．単独歯から全顎補綴まで応用可能であるが，単独歯の場合には回転防止機構が必要であり，大型の補綴装置の場合には高い適合精度が要求される．

　　**a. 既製アバットメントを使用したスクリュー固定**：一般的な術者可撤式上部構造の製作に使用される．複数歯のインプラント治療においては上部構造の挿入方向を変更できるなど有利な点も多く，現在も広く使用されている．

　　**b. UCLA アバットメント型スクリュー固定**：インプラントの上部構造とアバットメントを一塊の構造物として製作し，アバットメントスクリューでインプラント体に結合する方法で，UCLA（カリフォルニア州立大学）で開発された鋳接によるアバットメント製作方法を基にしていることから UCLA アバットメント型スクリュー固定と呼ばれる．

##### ②セメント固定補綴装置

　**セメント固定補綴装置**とは，スクリュー固定補綴装置の欠点を補うために（**表1**），既製もしくはカスタムメイドのアバットメントをスクリューで固定し，通常のクラウンブリッジと同様にセメントにて補綴装置を固定する方法である（**図1 c**）．補綴装置の製作が簡便であり，単独歯から全顎補綴まで応用可能である．

　近年，CAD/CAM によるカスタムメイドのアバットメントが普及したことから，

スクリュー固定補綴装置<br>screw-retained prosthesis

セメント固定補綴装置<br>cement-retained prosthesis

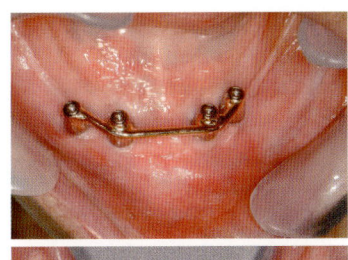
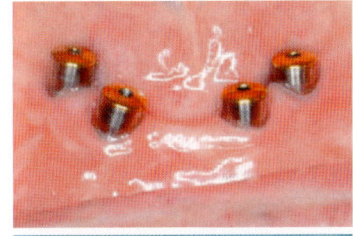
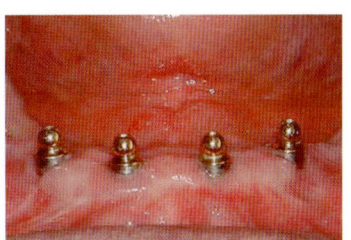
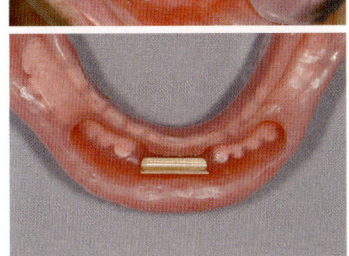
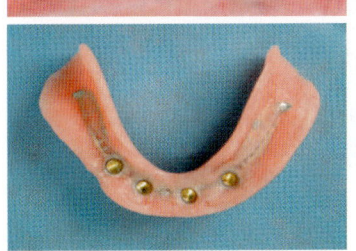
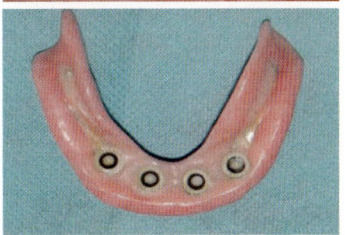

a：バーアタッチメント　　　　b：マグネットアタッチメント　　　　c：ボールアタッチメント

**図7**　インプラントオーバーデンチャーの各種アタッチメント（**b, c**：In Ho Cho 先生〈Dankook 大学〉提供）

歯の形態に近似したトランジショナルカントゥア（移行的豊隆）が求められる場合や，唇側にスクリューのアクセスホールが開口する上顎前歯部で用いられることが多い．現在は，アバットメントの材質としてチタンだけでなくジルコニアの加工も可能となり，審美領域での使用など格段に使用頻度が上がっている．

　しかしながら，セメント固定補綴装置は溢出セメントの残留が**インプラント周囲炎**を惹起する要因となるため[37]，その適用にあたっては十分な注意が必要である．術者可撤式にするために仮着用セメントが使用されることもあるが，保持力のコントロールは難しい．

インプラント周囲炎
peri implantitis

**表1**　スクリュー固定補綴装置とセメント固定補綴装置の比較[44]

|  | スクリュー固定 | セメント固定 |
|---|---|---|
| 可撤性の付与 | 確実 | 困難あるいは不確実 |
| 連結補綴装置の適合 | 精密な技工操作が必要 | セメント層がある程度補償 |
| 咬合付与 | アクセスホールが障害になることがある | 障害なし |
| 審美性 | アクセスホールが障害になることがある | 障害なし |
| 操作性・器具到達 | ドライバーによるスクリュー締結が必要 | 天然歯歯冠補綴と同等 |
| 前装材の破折 | アクセスホールの存在による構造的脆弱性 | 天然歯歯冠補綴と同等であるが修理困難 |
| 維持力 | 一定の維持力が得られる | アバットメントの軸面高さによる |
| 周囲組織への影響 | 補綴装置—アバットメント間のギャップの存在により細菌叢が危惧 | セメントの取り残しによるインプラント周囲炎の可能性 |

**表2**　オーバーデンチャーの利点

1. 治療計画，製作がシンプル（自由度高い）　⇒　経済性，手術侵襲

2. インプラントの数が少なくてすむ

3. 被蓋の改善，顔貌の審美性回復が容易

4. 発音障害（息漏れ）を生じない

5. 清掃が容易

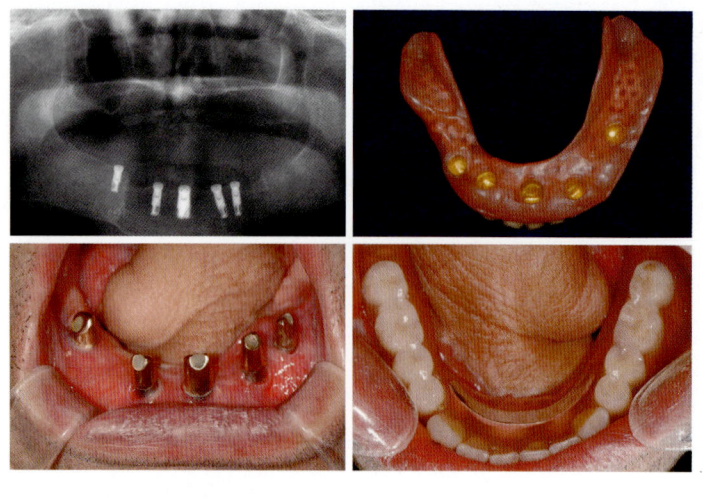

図8 広範囲顎骨支持型補綴装置
電鋳システムを応用したインプラント
支持可撤性広範囲顎骨支持型補綴装置

## （2）可撤性補綴装置（オーバーデンチャー）

　患者によって着脱が可能な補綴装置で，一般的には，無歯顎に適用される**インプラントオーバーデンチャー**がこれに相当する．オーバーデンチャーの利点は**表2**に掲げるとおりであるが，近年高齢化率の上昇に伴い，埋入本数が少なく，また清掃が容易な本法の有効性が高まっている．

　可撤性補綴装置の維持装置としては，**図7**に示されるようなアタッチメントが使用されている．

インプラントオーバーデンチャー
implant-retained
overdenture

## （3）広範囲顎骨支持型補綴装置

　顎骨再建症例で応用される特殊なインプラント補綴装置として，**広範囲顎骨支持型補綴装置**がある．適応に諸々の制限があるものの，平成24年度より保険収載された．顎骨再建部位は，既存顎堤との形態の相違や可動粘膜，皮弁，術後の拘縮などのため，従来の義顎や義歯による補綴装置では十分な機能回復や患者の満足が得られないことが多かった．しかしながらインプラントを支持固定源として用いることで，良好な機能回復を図ることが可能になってきている（**図8**）．広範囲顎骨支持型補綴装置にも，固定性と可撤性の装置があり，症例によって使い分けられている．

広範囲顎骨支持型補綴装置
long-spanned implant
retained maxillofacial
prosthesis

## 2. 口腔インプラント補綴処置をするにあたって [39-41)]

### 1）歯列の欠損による主な症候

　臼歯部の欠損では咬合接触が減少するため，短期間で咀嚼困難を自覚する．また，時間が経過すると，歯列，咬合平面の変化が生じ，隣在歯や対合歯の移動，傾斜や挺出が現れる．前歯部の欠損では，短期間でも審美的問題や構音障害が自覚される．

### 2）診察と検査

　診察と検査をするにあたって，クラウンブリッジ補綴もインプラント補綴も基本的には同じである．まずは71頁，section 3『1. 診察，検査，診断，処置』を

| 口腔インプラント埋入　術前検査項目　臨床検査表 | | | | | | | |
|---|---|---|---|---|---|---|---|
| 血液検査 | 年　月　日 | 生化 | 年　月　日 | 免疫感染症検査 | | 年　月　日 | |
| WBC | | TP | | HBs-Ag(EIA) | | | |
| RBC | ×10⁴ | Alb | | HBs-Ab(IC) | | | |
| Hb | | T-bil | | HCV-Ab(MEIA) | | | |
| Ht | | GOT | | STS | RPR（定性） | | |
| 血小板 | ×10⁴ | GPT | | | TPHA（定性） | | |
| PTT | 秒 | LDH | | | | | |
| | | γ-GTP | | 心電図 | | 年　月　日 | |
| 尿検査 | 年　月　日 | CPK | | 原本もしくはコピー | | | |
| 糖 | | CRE | | 所見 | | | |
| ケトン体 | | BUN | | | | | |
| 蛋白 | | Na | | | | | |
| 潜血 | | K | | 胸部エックス線像 | | 年　月　日 | |
| | | Cl | | 所見　　CTR≒　　％ | | | |
| 血糖 | 年　月　日 | Ca | | | | | |
| 空腹時 | | | | | | | |
| | | 医療機関 | | | | | |
| 別紙 | あり・なし | 担当医 | | | | 印 | |

**図9**　術前検査項目，臨床検査表の例

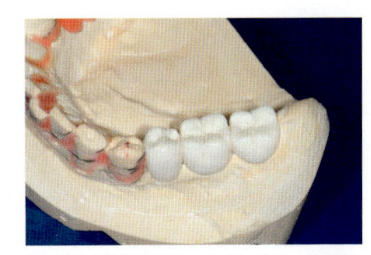

図10　診断用ワックスパターン形成

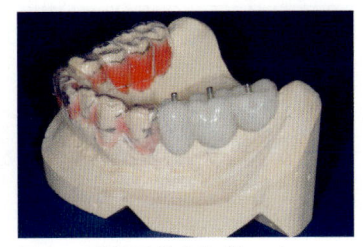

図11　診断用ガイドプレート

参照してほしい．本項では，インプラントで特別に注意しておくべき事項のみを記載する．

### （1）既往病歴の慎重な聴取と常用薬

インプラント治療は外科的侵襲を伴うので，特に循環器系の疾患（高血圧症，虚血性心疾患，先天性疾患），血液疾患，貧血，出血性素因，糖尿病，骨粗鬆症，肝・腎疾患，ウイルス性感染症，精神疾患，アレルギー性疾患，放射線治療の既往など慎重に既往病歴の聴取を行わねばならない．さらに，これらの疾患に伴う投薬の状況について詳細に聞いておくだけでなく，お薬手帳での確認や，医科の主治医に対診して全身の状況を把握しておく必要がある．また，喫煙の有無についても詳細に状況を聞いておく．

### （2）臨床検査（麻酔含む）

血液採取による血液の一般検査，生化学・血清学的検査，感染症の検査ならびに空腹時血糖検査，尿検査，心電図検査，胸部エックス線検査（後述）などが全身的臨床検査として必要である．対診先から得られた検査結果でもよいが，基本的には1カ月以内の直近のデータに限る（**図9**）．

また，静脈内鎮静法や全身麻酔を使用する際には，術前に上記の検査を基に，麻酔医による面談が不可欠となっている．

### （3）診断用模型，診断用ワックスパターン形成と診断用ガイドプレート

診断用模型を製作するとともに，咬合採得材を介して咬合器に装着する．次に，欠損部顎堤に，インプラント上部構造となる歯冠形態をインレーワックスで診断用ワックスパターン形成をする（**図10**）．ワックスパターン形成をした模型を複

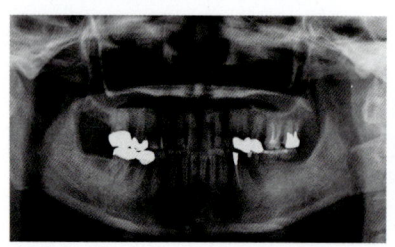

図12　パノラマエックス線検査

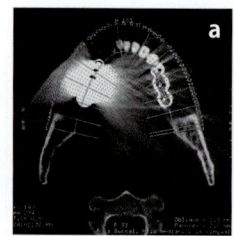

図13　CT 検査
a：ホリゾンタルクロスセクショナル画像
b：フロンタルクロスセクショナル画像
〈左から 567〉

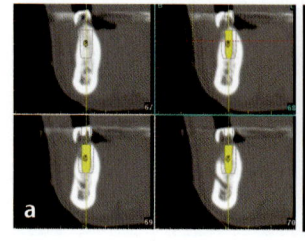

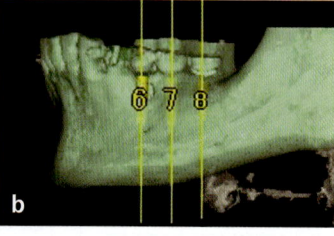

図14　SimPlant によるコンピュータシミュレーション
a：クロスセクショナル画像上でのインプラント埋入の設計
b：3D画像上でのインプラント埋入位置の微調整

製し，診断用ガイドプレート（透明の樹脂製プレートを加熱成形し，使用することが多い）を製作する．インプラントの埋入の指標とするために歯冠部中央に金属製スリーブ，金属棒あるいは金属球を埋め込み，エックス線撮影の準備を完了する（図11）．

診断用ワックスパターン形成の結果，歯冠部分がかなり長くなるときは最終上部構造が歯肉付き固定性インプラント補綴装置とするか，あるいは可撤性のオーバーデンチャーによるインプラント補綴装置とするかなど，エックス線検査などの結果と，さらに患者の希望なども踏まえて最終上部構造の設計を行っていく．

### （4）エックス線検査（パノラマエックス線検査と CT 検査）

診断用ガイドプレートを口腔内に装着し，パノラマエックス線撮影（図12）ならびに CT 撮影（図13）を行う．CT 撮影は不可欠のものであるが，撮影の際には使用する CT 装置の種類（コーンビーム CT かヘリカル CT の選択），さらに撮影範囲を絞るなど，エックス線被曝の低減に心がけなければならない．

### 3）評価と診断

#### （1）パノラマエックス線検査による評価

パノラマエックス線検査により，予備的な評価が可能となる．評価のポイントは，①顎骨の形態，②下顎管，オトガイ孔の位置，③上顎洞の大きさと形態，④骨の密度の状態，⑤周囲硬軟組織に問題となる疾患がないかなどである．

#### （2）CT とシミュレーション診断

パノラマエックス線検査と概略評価の後，診断用ガイドプレートを口腔内に入れて撮影した CT 画像を基に，コンピュータシミュレーション診断を行う．シミュレーション時には **MPR** 像（多断面構成像）を用い，特にインプラントが埋入される頬舌方向の断面を製作し，インプラントの大きさ，長さ，方向などのコンピュータシミュレーションを行う（図14 a, b）．

MPR
multi-planar reconstruction

# 3. 口腔インプラント補綴治療の術式

## 1）補綴装置の製作

### （1）印象採得

インプラントは歯根膜を欠くことから被圧変位量が小さい．そのため補綴装置とインプラントの間には，パッシブフィットと呼ばれる高い適合精度が求められる．工業的に製造されるインプラントの各コンポーネントの適合に疑いはなく，インプラントの印象採得は，インプラント体やアバットメントの三次元的位置取りをすることがその本質である．

パッシブフィット
passive fit

インプラントの印象採得は，その印象レベル（対象）により，インプラントレベルとアバットメントレベルでの印象に大別される（**図 15 〜 17**）[41]．アバットメントレベルの印象採得では，印象用コーピングとアバットメントの接合部が目視可能なことが多く，操作が容易である反面，既製アバットメントの直径やプロファイルは限られており，製作される補綴装置に審美的な制限が多い．

一方インプラントレベルの印象採得は，印象用コーピングの接合部が，骨上縁近傍，軟組織中に存在するため，軟組織の挟み込みやコーピングの不正確な締結の可能性がある反面，軟組織貫通部のプロファイルや歯頸線を天然歯に近似させることができ，補綴装置の自由度を高めることができる（**図 18**）．また昨今，CAD/CAM アバットメントが臨床応用されるとともに，セメント固定式上部構造の有用性，利便性の高さから，インプラントレベルの印象採得の機会が増加している．

インプラントの印象採得法には，印象用コーピングが印象材のなかに取り込まれるオープントレー法（いわゆるピックアップ印象）と，天然歯支台歯の印象のように印象用コーピングが口腔内に残るクローズトレー法がある（**図 19, 20**）[41]．オープントレー法では口腔内の印象用コーピングが印象材のなかに取り込まれるため，位置関係にくるいが少ないとされている．オープントレー法での印象採得

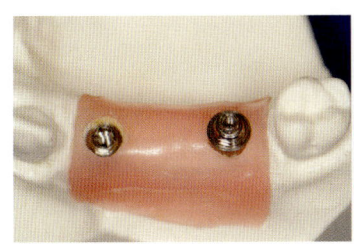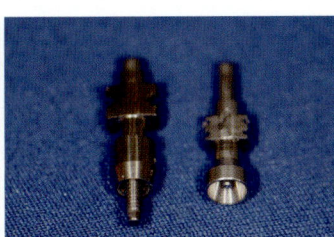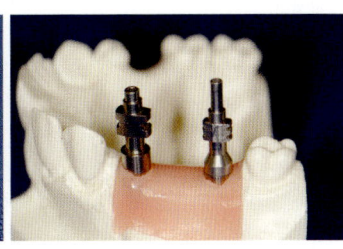

図 15, 16, 17　インプラントレベルとアバットメントレベルでの印象コーピング

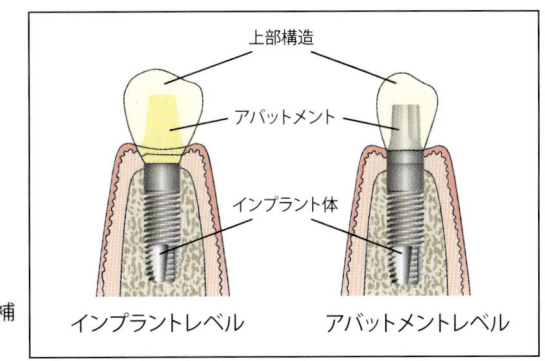

図 18　インプラントレベルとアバットメントレベルの補綴装置

255

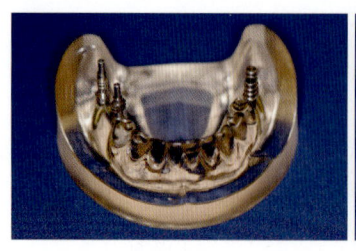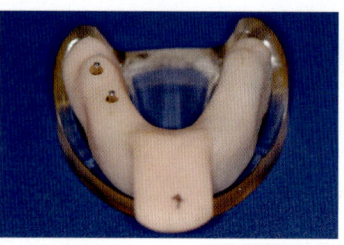

図 19, 20　オープントレー法とクローズトレー法
顎模型上，右側に締結されたオープントレー用の印象用コーピング

の場合は，印象硬化後に印象コーピングをインプラントから外せるようにトレーに貫通孔が設けられている（**図20**）．

　また，アバットメントレベルのオープントレーによる印象採得では，印象材や石膏の硬化に伴う相対的位置関係のくるいを少なくするために，複数の印象用コーピングを常温重合レジンなどで連結する方法が推奨されている[38]．

### （2）咬合採得

　インプラントの咬合採得は，天然歯の歯冠修復ならびに可撤性義歯における顎間関係の記録法に準じて行う．すなわち少数歯の修復では咬頭嵌合位を記録し，残存歯のみで咬頭嵌合位の再現が困難な多数歯欠損や無歯顎の場合には，咬合床などを用いた顎位の決定が必要である．

　インプラントに特有な点は，歯や顎堤粘膜よりも被圧変位量の小さい固定源であるインプラントに咬合床などを連結することで，再現性が高く正確な咬合採得が可能なところである[38]．これは多数歯欠損の場合に特に有用で，従来の咬合床のような顎堤粘膜の大きな被圧変位量に起因する誤差を回避できることから，効果的に活用することが勧められる．

　長期間，臼歯部の咬合を失った遊離端欠損症例や多数歯欠損症例では，下顎の変位や残存歯の位置移動をきたしていることが多い．このような場合は，本来の顎口腔系に調和するために，プロビジョナルレストレーションを用いた注意深い調整と，顎間関係の再確認が必要である．

　スクリュー固定のインプラント上部構造では，一度取り外したプロビジョナルレストレーションを寸分違わずに作業用模型に装着することが可能である．下顎位の安定が確認された段階で，一時的に患者口腔内よりプロビジョナルレストレーションを撤去し，作業用模型に装着して，咬合器への再装着を行う．

### （3）技工操作
#### ①スクリュー固定補綴装置

　スクリュー固定補綴装置の製作には，ゴールドシリンダー（ゴールドキャップ）と称される，インプラント体もしくはアバットメントに適合するコンポーネントを用いる．作業用模型上のレプリカ（アナログ）にゴールドシリンダーを固定し，その周囲にワックスパターン形成を行い，鋳接にて補綴装置のフレームワークとゴールドシリンダーを一体化する（**図21**）．その後フレームワークに前装を行い，スクリュー固定補綴装置を完成する．

　近年，CAD/CAMが，インプラント補綴装置の製作に広く応用されている．スクリュー固定補綴装置も，ワックスパターンのスキャンデータと作業用模型から

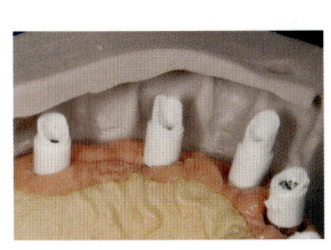
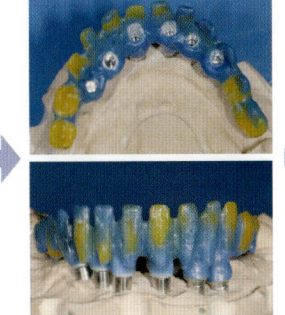
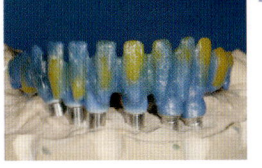
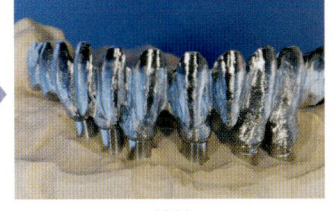

作業用模型に
ゴールドシリンダーを締結

ワックスパターン形成

鋳接

**図 21** 鋳接によるスクリュー固定補綴装置の製作（デンツプライインプラントのマニュアルより引用）

**表 3** アバットメントの種類

|  | 上部構造固定様式 | 軟組織界面 |
|---|---|---|
| 既製アバットメント | スクリュー | 機械加工の Ti |
| 形成可能アバットメント | セメント | 切削・研磨の Ti/ZrO$_2$ |
| UCLAアバットメント | スクリュー /セメント | 鋳造合金 |
| CAD/CAMアバットメント | セメント | 切削・研磨の Ti/ZrO$_2$ |

のインプラント三次元位置を統合することで，鋳造欠陥やアーチファクトのない
補綴装置を製作することができるようになった．

**②セメント固定補綴装置**

　セメント固定補綴装置のためのセメント固定用アバットメントには，以下に示
すような 4 種類の製作方法がある（**表 3**）．

　**a. 既製アバットメント：**目的とする歯冠形態に応じて，いくつかの形態が用
意されており，インプラント体にそのまま締結される．簡便に補綴装置の製
作まで行うことができるが，フィニッシュラインの調整ができないため，歯
頸部に金属が露出することが多く，審美的部位には不利なことがある．

　**b. 形成可能アバットメント：**フィニッシュラインや高径などを削合によって
多少調整することができる．インプラントレベルでの印象採得を行い，隣在
歯や対合歯に応じて手作業で削合調整するが削合のみの調整であり，また強
度を損なうほどの削合はできない．したがって近年では後述の CAD/CAM ア
バットメントが用いられることが多い．

　**c. 鋳造によるカスタムアバットメント（UCLA アバットメント）：**インプラン
トレベルのスクリュー固定補綴装置製作のゴールドシリンダーに支台歯形態
をワックスパターン形成し鋳接により製作される．理想的な支台歯形態が再
現できるため，審美的修復に好適である．しかしながら，鋳造欠陥が生じる
リスクや使用できる金属の生体親和性が臨床上問題となることがある．

　**d. CAD/CAM でアバットメント：**ワックスパターン形成されたカスタムアバッ
トメント形態をスキャンしてコンピュータに取り込む，あるいはコンピュー
タ上で直接デザインすることで製作することができる．生体親和性に優れる

チタンやチタン合金，審美性に優れるジルコニアの加工が可能であり，設計の自由度も大きいことから，近年頻用されるようになった．

セメント固定アバットメントに装着される補綴装置は，一般的なクラウン・ブリッジと同様に，鋳造法やCAD/CAMによって歯冠修復物が製作される．インプラントにおいては装着時の溢出セメントを完全に除去するため，フィニッシュラインは縁下1mm程度にとどめるべきである．

## 2）装着
### （1）口腔内試適，調整
単独歯のインプラント補綴では，既製のコンポーネントの組み合わせで補綴装置が製作されることから，1歯単位の適合は容易に達成できる．一方，欠損が複数歯にわたる場合は，回転モーメントを減らし，かつ荷重の分散を図る目的で連結されることが推奨されており，臨床ではスクリュー固定の連結補綴装置のパッシブフィットは"ワンスクリューテスト"や"回転角法"で確認する．

セメント固定の場合は，セメント層によって，"ある程度"誤差を許容してくれることから，連結補綴装置の適合に関してはスクリュー固定に比べて有利であるといわれている（表1）．

インプラントと天然歯には被圧変位量の違いがあるものの，インプラントに天然歯と同等の咬合接触を与えても良好に経過している症例が多く示されており，被圧変位量の違いが，咬合接触様式に影響を与えるかについては統一の見解に至っていない[43]．しかしながら歯根膜による生理的動揺を示さないインプラントにおいては，天然歯に比較して強めの隣接面接触関係の調整が必要といわれている．

### （2）口腔内装着
スクリュー固定補綴装置は各システムで推奨されるトルク値でネジの締結を行う．アクセルホール（ネジ孔）は，コンポジットレジン等で緊密に封鎖される．セメント固定補綴装置の装着においては，インプラント周囲炎の原因となるため，セメントの取り残しは避けなければならない．

## 4. 装置装着後管理と臨床成績

### （1）装着後の管理
#### ①プラークコントロール
インプラントは感染に対する抵抗性が劣るといわれており，臨床においても，それに起因するインプラント周囲炎の発生が，大きな問題となっている．したがってインプラントの術後管理の第一は，清掃指導とプラークコントロールである．インプラントの形状は天然歯の解剖学的形状と異なるため，清掃器具の選択と使用方法の指導と継続的なチェックが必要である．
#### ②コンポーネントのゆるみ
インプラント補綴装置はコンポーネントをスクリュー固定することを基本構

造としているため, 咬合圧負荷後のスクリューのゆるみのチェックが必要である. スクリューのゆるみはコンポーネントの破損に直結し, 補綴装置の動揺が軟組織の傷害や過咬合を引き起こす可能性がある.

### ③補綴装置の破損, チッピング

インプラントは, ショックアブソーバーである歯根膜を欠くことに加え, 天然歯に近似する審美性の追求から陶材を中心とした前装材料が頻用されるため, 破折のリスクが高いと考えられている. 陶材や硬質レジンなどの積層前装材料の破折は, 対合歯の摩耗を促進し, ひいては咬合不正を引き起こすことにつながるため, 定期的な管理が重要である

### ④咬合の管理

天然歯列は経年的な歯の摩耗を補償するために, 挺出や移動することが知られている. しかしながらインプラントは歯根膜が欠如するため, インプラントと天然歯とが混在する歯列では, 両方の挙動に不調和をきたし, 接触点の離開や, 咬合平面の乱れを引き起こすことが考えられる. したがって咬合接触状態, 偏心位での誘導様式の定期的な確認が必要となる.

## （2）臨床成績

これまでの多くの臨床研究から, インプラントの長期的な生存率の高さが示され, 「インプラント治療は高い予知性を示す」とも称されている. 2012 年 EAO（European Association for Osseointgration）のコンセンサスレポートに収載されている, 5 年以上の機能を経た固定性インプラント補綴装置の臨床結果に関するシステマティックレビュー [42] においても, インプラント体の生存率は 5 年で95.6%, 10 年で 93.1% と非常に高い値が示された. しかしながらそれと同時に, 全く問題のなかったものは, 66.4%, 約 2/3 にすぎず, 前装材の破損（13.5%）, インプラント周囲炎および軟組織障害（8.5%）, アクセスホール封鎖脱離（5.4%）, アバットメントおよびスクリューの緩み（5.3%）, セメンティング上部構造の脱離（4.7%）といった多くの併発症が報告されている. 1998 年トロント会議におけるインプラントの成功基準 [44] に照らし合わせても, インプラント治療の生存率は確かに高いものの, 成功率は決して高くなく, 生存のなかにはさまざまな併発症が包含されていることを理解しなければならない（**表4**）.

元来インプラントは異物であり, 上皮組織の連続性を断裂して存在する病態であることを鑑みても, また, それに起因するさまざまな併発症を早期発見し是正するために, 定期的な管理, メインテナンスが不可欠である.

**表4** 1998 年トロント会議におけるインプラントの成功基準 [44]

| |
|---|
| インプラントは, 患者と歯科医師の両者が満足する機能的, 審美的な上部構造をよく支持している. |
| インプラントの起因する痛み, 不快感, 知覚の変化, 感染の徴候などがない. |
| 臨床的に, 個々の連結されていないインプラントは動揺しない. |
| 機能開始1年以降の, 経年的な1年ごとの垂直的骨吸収は平均0.2 mm以下である. |

## section 6　文献

1) Glickman I: Clinical periodontology, 4th ed. 659-696, Philaderphia, London, Tronto: Saunders, 1972.

2) Hamp SE, Nyman s, Lindhe J: Periodontal treatment of multirooted teeth: Results after 5 years. J Clin Periodontol 2: 126-135, 1975.

3) Gurgiulo AW, Wents FM, Orban B: Dimension and relations of the dentogingival junctions in humans. J Periodontol 32: 261-267, 1961.

4) Nugala B, Kumar BS, Sahitya S, et al: Biologic width and its importance in periodontal and restorative dentistry. J Conserv Dent 15: 12-17, 2012.

5) Burney M: Emergence Profiles in natural tooth contour. Part I: Photographic observations. J Prosthet Dent 61: 1-3,1989.

6) 完山　学, 山崎章弘, 窪木拓男: 審美補綴のためのサージェリー. 古谷野　潔, 市川哲雄 編: 補綴臨床別冊　審美歯科・インプラントワードブック. 東京: 医歯薬出版, 2008.

7) Egusa H, Sonoyama W, Nishimura M, et al: Stem cells in dentistry-part I: stem cell sources. J Prosthodont Res 56: 151-165, 2012.

8) Egusa H, Sonoyama W, Nishimura M, et al: Stem cells in dentistry-Part II: Clinical applications. J Prosthodont Res 56: 229-248, 2012.

9) Oshima M, Inoue K, Nakajima K, et al: Functional tooth restoration by next-generation bio-hybrid implant as a bio-hybrid artificial organ replacement therapy. Sci Rep 4: 6044, 2014.

10) Egusa H, Ko N, Shimazu T, et al: Suspected association of an allergic reaction with titanium dental implants: a clinical report. J Prosthet Dent 100: 344-347, 2008.

11) Ikeda E, Morita R, Nakao K, et al: Fully functional bioengineered tooth replacement as an organ replacement therapy. Proc Natl Acad Sci USA 106: 13475-13480, 2009.

12) Oshima M, Mizuno M, Imamura A, et al: Functional tooth regeneration using a bioengineered tooth unit as a mature organ replacement regenerative therapy. PloS One 6: e21531, 2011.

13) 石橋寛二, 呂井利奈, 及川弘美: クラウン・ブリッジにおける PMTC. 福島俊士 編: クラウン・ブリッジの術後管理（メインテナンス）. 歯科医療 15(3): 5-72, 2001.

14) 河野正司, 志賀　博, 中野雅徳ほか: 顎機能障害の診療ガイドライン. 補綴誌 46: 597-615, 2002.

15) 上野　正, 岡　達, 中村充也ほか: 顎関節症の研究 第 1 報, 臨床的所見（抄）. 日口科誌 5: 284, 1956.

16) 矢谷博文, 有馬太郎, 木野孔司ほか:「顎関節症の概念（2013 年）」「顎関節症と鑑別を要する疾患あるいは障害（2013 年）」「顎関節・咀嚼筋の疾患あるいは障害（2013 年）」および「顎関節症の病態分類（2013 年）」の公表にあたって. 日顎誌 25: 177-182, 2013.

17) 日本顎関節学会: 新編 顎関節症 改訂版. 京都: 永末書店, 2018.

18) Benoliel R1, Svensson P, Heir GM, et al: Persistent orofacial muscle pain. Oral Dis Suppl 1: 23-41, 2011.

19) 顎関節研究会: 顎関節疾患および顎関節症の分類案. 第 7 回 顎関節研究会誌 135-136, 1987.

20) Schiffman E, Ohrbach R, Truelove E, et al: International RDC/TMD Consortium Network, International association for Dental Research; Orofacial Pain Special Interest Group, International Association for the Study of Pain. Diagnostic Criteria for Temporomandibular Disorders (DC/TMD) for Clinical and Research Applications: recommendations of the International RDC/TMD Consortium Network and Orofacial Pain Special Interest Group. J Oral Facial Pain Headache 28: 6-27, 2014.

21) 伊藤正男, 井村裕夫, 高久史麿 編: 医学大事典 第1版. 2514, 2456, 東京: 医学書院, 2003.

22) Matsuka Y, Yatani H, Kuboki T, et al: Temporomandibular disorders in the adult population of Okayama City, Japan. Cranio 14: 158-162, 1996.

23) 岡部良博, 藍　稔, 屋嘉智彦ほか: 日本の地域歯科医療における顎関節症患者の実態 第 1 報 予備調査結果－有病者の年齢構成と地域性. 顎咬合誌 24: 94-100, 2004.

24) 杉崎正志, 高野直久, 木野孔司ほか: 東京都内就労者における質問票による顎関節症有病率調査. 日顎誌 20: 127-133, 2008.

25) 西山　暁, 木野孔司, 杉崎正志ほか: 企業就労者の顎関節症症状に影響を及ぼす寄与因子の検討. 日顎誌 22: 1-8, 2010.

26) Heikinheimo K, Salmi K, Myllarniemi S, et al: Symptoms of craniomandibular disorder in a sample of Finnish adolescents at the ages of 12 and 15 years. Eur J Orthod 11: 325-331, 1989.

27) Von Korff M, LeResche L, Dworkin SF: First onset of common pain symptoms: a prospective study of depression as a risk factor. Pain 55: 251-258, 1993.

28) Kitani N, Takada K, Yasuda Y, et al: Pain and other cardinal TMJ dysfunction symptoms: a longitudinal survey of Japanese female adolescents. J Oral Rehabil 24: 741-748, 1997.

29) 森岡範之, 田邊憲昌, 藤澤政紀 : 心理テストを用いた顎関節症発症に関する 5 年間の前向きコホート研究 . 日歯心身 22: 3-9, 2007.

30) Kurita K, Westesson PL, Yuasa H, et al: Natural course of untreated symptomatic temporomandibular joint disc displacement without reduction. J Dent Res 77: 361-365, 1998.

31) 鱒見進一, 皆木省吾 編 : 写真でマスターする顎関節症治療のためのスプリントのつくり方・つかい方 . 東京 : ヒョーロンパブリシャーズ , 2011.

32) 日本顎関節学会初期治療ガイドライン作成委員会編 : 咀嚼筋痛を主訴とする顎関節症患者に対するスタビライゼーションスプリント治療について 一般歯科医師編 . 顎関節症患者のための初期治療診療ガイドライン 1 2010. http://www.kokuhoken.or.jp/exterior/jstmj/file/guideline_TMJ_patient.pdf 2014/7/10 アクセス .

33) 日本顎関節学会初期治療ガイドライン作成委員会編 : 顎関節症患者に対して , 咬合調整は有効か 一般歯科医師編 . 顎関節症患者のための初期治療診療ガイドライン 3 2012. http://www.kokuhoken.or.jp/exterior/jstmj/file/guideline_TMJ_patient_3.pdf 2014/7/10 アクセス .

34) 厚生労働省 : 平成 28 年歯科疾患実態調査 , 20 本以上の歯を有する者の割合の年次推移 . https://www.mhlw.go.jp/toukei/list/dl/62-28-02.pdf.

35) 下山和弘 , 大渡凡人 , 松尾美穂ほか : 歯科治療中に発生したクラウン・ブリッジの誤嚥・誤飲 . 老年歯学 27: 323-328, 2012.

36) 日本補綴歯科学会 : 歯の欠損の補綴歯科診療ガイドライン 2008. http://www.hotetsu.com/s/doc/guideline_2008.pdf.

37) Staubli N, Walter C, Schmidt JC et al: Excess cement and the risk of peri-implant disease-a systematic review. Clin Oral Imp Res. 28(10):1278-1290, 2017.

38) Brånemark PI, Zarb GA, Albrektsson T（関根　弘, 小宮山彌太郎 , 吉田浩一 訳）: Tissue-integrated prostheses: osseointegration in clinical dentistry（ティシューインテグレーション補綴療法 臨床歯科におけるオッセオインテグレイション . 241-269, 東京 : クインテッセンス出版 , 1990）, Chicago: Quintessence, 1985.

39) 細川隆司 , 中本哲自 , 松浦正朗ほか : 診察・検査・診断と治療計画の立案 . 古谷野　潔 , 松浦正朗 編 : エッセンシャル口腔インプラント学 . 74-81, 東京 : 医歯薬出版 , 2009.

40) 佐藤博信 , 城戸寛史 , 松浦尚志ほか : インプラント治療の補綴術式 . 古谷野　潔 , 松浦正朗 編 : エッセンシャル口腔インプラント学 . 120-135, 東京 : 医歯薬出版 , 2009.

41) Pjetursson BE, Thoma D, Jung R et al: A systematic review of the survival and complication rates of implant-supported fixed dental prostheses (FDPs) after a mean observation period of at least 5 years. Clin Oral Imp Res 23(6): 22-38, 2012.

42) Michalakis KX, Hirayama H, Garefis PD: Cement-retained versus screw-retained implant restorations: A critical review. Int J Oral Maxillofac Implants 18: 719–728, 2003.

43) Koyano K, Esaki D: Occlusion on oral implants: current clinical guidelines. J Oral Rehabil 42:153-161, 2015.

44) Zarb GA, Albrektsson T: Consensus report: towards optimized treatment outcomes for dental implants. Int J Prosthodont 11: 389, 1998.

この度は弊社の書籍をご購入いただき、誠にありがとうございました。
本書籍に掲載内容の更新や訂正があった際は、弊社ホームページ「追加情報」
にてお知らせいたします。下記のURLまたはQRコードをご利用ください。

**http://www.nagasueshoten.co.jp/extra.html**

第3版　冠橋義歯補綴学テキスト　　　　　　　　　　　　　ISBN 978-4-8160-1362-1

| | | |
|---|---|---|
| ⓒ 2015. 2.23　第1版　第1刷 | 編　　　著 | 石神 元ほか |
| 2017. 3.16　第2版　第1刷 | 発 行 者 | 永末 英樹 |
| 2019. 2.26　第3版　第1刷 | 印　　　刷 | 株式会社 サンエムカラー |
| | 製　　　本 | 新生製本 株式会社 |

発行所　株式会社　永末書店

〒602-8446　京都市上京区五辻通大宮西入五辻町 69-2
（本社）電話 075-415-7280　FAX 075-415-7290　　（東京店）電話 03-3812-7180　FAX 03-3812-7181
永末書店 ホームページ　http://www.nagasueshoten.co.jp